Rensen Fürs Leben geschädigt

Ben Rensen

Fürs Leben geschädigt

Sexueller Mißbrauch und seelische Verwahrlosung von Kindern

Aus dem Holländischen von
Franz J. Lukassen

TRIAS THIEME HIPPOKRATES ENKE

Gesamttypographie:
B. und H. P. Willberg, Eppstein/Ts.

Umschlaggestaltung:
Dominique Loenicker, Stuttgart

Die Deutsche Bibliothek – CIP-Einheitsaufnahme

Rensen, Ben:
Fürs Leben geschädigt : sexueller Mißbrauch und seelische Verwahrlosung von Kindern / Ben Rensen. Aus dem Holländ. von Franz J. Lukassen. – Stuttgart : TRIAS – Thieme Hippokrates Enke, 1992
Einheitssacht.: Kindesmishandeling ⟨dt.⟩

Titel der Originalausgabe:
Ben Rensen: Kindesmishandeling:
Vor Het Leven Beschadigd

Wichtiger Hinweis:

Wie jede Wissenschaft ist die Medizin ständigen Entwicklungen unterworfen. Forschung und klinische Erfahrung erweitern unsere Erkenntnisse, insbesondere was Behandlung und medikamentöse Therapie anbelangt. Soweit in diesem Werk eine Dosierung oder eine Applikation erwähnt wird, darf der Leser zwar darauf vertrauen, daß Autoren, Herausgeber und Verlag große Sorgfalt darauf verwandt haben, daß diese Angabe dem Wissensstand bei Fertigstellung des Werkes entspricht.

Für Angaben über Dosierungsanweisungen und Applikationsformen kann vom Verlag jedoch keine Gewähr übernommen werden. Jeder Benutzer ist angehalten, durch sorgfältige Prüfung der Beipackzettel der verwendeten Präparate und gegebenenfalls nach Konsultation eines Spezialisten festzustellen, ob die dort gegebene Empfehlung für Dosierungen oder die Beachtung von Kontraindikationen gegenüber der Angabe in diesem Buch abweicht. Eine solche Prüfung ist besonders wichtig bei selten verwendeten Präparaten oder solchen, die neu auf den Markt gebracht worden sind. Jede Dosierung oder Applikation erfolgt auf eigene Gefahr des Benutzers. Autoren und Verlag appellieren an jeden Benutzer, ihm etwa auffallende Ungenauigkeiten dem Verlag mitzuteilen.

Rüdigerstraße 14,
D-7000 Stuttgart 30
Printed in Germany
Satz und Druck:
Druckhaus Götz GmbH, Ludwigsburg
(Linotype System 5 [202])

ISBN 3-89373-207-1 1 2 3 4 5 6

Zu diesem Buch

Menschenrechte für Menschenkinder, das klingt so einfach, und es ist doch so komplex. Als Vorsitzender der »Defence for Children International« Niederlande unterstütze ich von ganzem Herzen die Ausführungen von Ben Rensen zur Vorgehensweise bei Kindesmißhandlung. Kindesmißhandlung ist ein Angriff auf die Integrität des Körpers und der Person des Opfers; sie ist eine Äußerung von Besitzdenken. Kindesmißhandlung macht das Kind zum Objekt, es ist nicht länger Subjekt. Kindesmißhandlung ist ein Angriff auf die Rechte des Kindes. Ben Rensen bezieht sich in seinem Buch auf Artikel 19 der UN-Kinderrechts-Konvention. Darin wird dem Staat die Aufgabe gestellt, alle gesetzlichen, administrativen, sozialen und erzieherischen Maßnahmen zu ergreifen, die notwendig sind, um ein Kind vor Mißhandlung durch Eltern, Vormünder und andere, deren Obhut ein Kind anvertraut ist, zu schützen. Auch Prävention, Hilfe, Behandlung und Nachbehandlung für das Kind gehören dazu.

Dieser Artikel ist auf Initiative der niederländischen Delegation im Verlaufe der zehnjährigen Verhandlungen in den Text der Konvention aufgenommen worden. Den Worten des Vertreters des Justizministeriums habe ich entnehmen können, daß andere Staaten hier erheblichen Widerstand geleistet haben; auf jeden Fall waren Staaten mit anderer Kultur und Ideologie gegen einen solchen »Eingriff in die elterliche Autorität«.

Der Vertrag wurde inzwischen angenommen, und etwa 100 Staaten haben ihn bisher unterzeichnet.

Die Niederlande, Initiator des Artikels zur Kindesmißhandlung, haben den Vertrag ebenfalls unterzeichnet, aber es muß noch vieles unternommen werden, um dafür zu sorgen, daß dieser Artikel 19 nach Buchstabe und Geist sowohl in die Gesetzgebung als auch in die angebotene Hilfe – de jure und de facto – einfließt und eingehalten wird.

Menschenrechte für Menschenkinder, eigentlich sollte eine eigene Kinderrechtskonvention nicht notwendig sein. Schließlich haben Kinder nicht, wie viele Menschen glauben, weniger Rechte als Erwachsene, sondern sie haben mehr Rechte. Kinder sind kleiner und schwächer als Erwachsene und in allen Bereichen sind sie abhängig: biologisch, psychologisch, rechtlich, wirtschaftlich. Es ist daher gut, daß es Erwachsene gibt, die sich für die Kinder einsetzen. Menschen wie Ben Rensen und Einrichtungen wie »Defence for Children International«. Der Umgang mit Kindesmißhandlung ist eine Angelegenheit, die sowohl das Herz als auch den Verstand fordert. Betroffenheit ist notwendig, aber sie allein reicht nicht. Für die Rechte von Kindern einzutreten, ist eine Aufgabe, die Erfahrung und

Geschick verlangt, sowohl im juristischen als auch im medizinischen und pädagogischen Bereich.

Ich hoffe, daß dieses Buch, das sich auf die Rechte des Kindes beruft und aus der vielfältigen praktischen Erfahrung von Ben Rensen als Kinderarzt schöpft, einen Beitrag zu einem humanitären Kinderbild darstellt.

Stan Meuwese

Einleitung

Die achtjährige Mary Ellen Wilson wurde auf eine New Yorker Polizeiwache gebracht, sie war schwer mißhandelt worden und wirkte verwahrlost. Ihr Fall wurde von der Presse aufgegriffen, weil man ihr nicht helfen konnte, denn es gab keinen Beweis für eine Straftat, weil es kein Gesetz gab, das die Kindesmißhandlung verbot, man schrieb das Jahr 1874. Da sie der Verantwortung ihrer Pflegeeltern unterstand, glaubte man, nichts für sie tun zu können. Nur Henry Bergh, dem Stifter der »Society for the Prevention of Cruelty to Animals« (!), ist es zu verdanken, daß das Mädchen in einem Waisenhaus untergebracht wurde. Ihre Pflegemutter wurde mit einem Jahr Gefängnis bestraft. Diensthabender Polizeibeamter war Jacob Rijs. Später schrieb er: »Ich sah, wie man ein Kind hereinbrachte, in Pferdedecken gehüllt. Dieses Kind rührte einen zu Tränen. Ich hörte die Geschichte der kleinen Mary, die die Seele einer Stadt und ein vergeßliches Gewissen der Welt in Bewegung versetzte. Und ich wußte, daß das erste Kapitel über die Kinderrechte nun geschrieben wurde.«

Er hatte recht, allerdings sollte es noch eine Weile dauern, bis seine Vorhersage eintrat. Erst 1962 fand Kindesmißhandlung die Aufmerksamkeit der Wissenschaft. Und es dauerte noch bis November 1989, bevor die Vereinten Nationen die Kinderrechtskonvention annahmen . . .

Für diejenigen, die glauben, Kindesmißhandlung sei lediglich eine Randerscheinung, hier einige Zahlen. 10% der Verletzungen bei Kindern unter 5 Jahren sind auf Mißhandlungen zurückzuführen. Die häufigste Todesursache bei Kindern zwischen einem halben und einem Jahr ist Kindesmißhandlung. 5% der Kinder unter 18 Jahren, die sterben, sterben an den Folgen von Mißhandlungen.

Unter Kindesmißhandlung verstehe ich alle Formen der Kindesmißhandlung: körperliche Mißhandlung, geistige (psychische oder emotionale) Mißhandlung, materielle oder körperliche Vernachlässigung, affektive oder emotionale Vernachlässigung sowie kognitive (intellektuelle) Vernachlässigung und sexuellen Mißbrauch.

Denn wenn allgemein von Mißhandlung gesprochen wird, ist damit ausschließlich die körperliche Mißhandlung gemeint.

Zwei bis vier Prozent aller Kinder werden mißhandelt. Vernachlässigung kommt am häufigsten vor (50–60%), dann folgt Mißhandlung (25–40%) und schließlich sexueller Mißbrauch (10–15%). Kombinationen der verschiedenen Formen kommen ebenfalls gelegentlich vor, manchmal zeitlich verschoben oder von Kind zu Kind wechselnd. Einige Kinder werden zunächst vernachlässigt, dann mißbraucht, wenn sie Wärme und

Aufmerksamkeit suchen und schließlich mißhandelt, um zum Schweigen gebracht zu werden. Dann kann man bei diesen Kindern verschiedene Signale und Symptome zu all diesen Formen beobachten. Manchmal gibt es auch mehrere Täter sowohl innerhalb als auch außerhalb der Familie. Bestimmte Kinder werden darüber hinaus immer wieder Opfer, weil sie so wehrlos oder agil sind bzw. Aufmerksamkeit im negativen Sinne auf sich lenken, daß sie die Gewalt gleichsam anziehen. Hier haben wir dann das sogenannte »schwarze Schaf« oder den »geprügelten Hund«.

Die Folgen sind bei jedem Kind anders, je nach Alter, Geschlecht, Art und Dauer der Mißhandlung.

Entschuldigungen für die Mißhandlung, den Mißbrauch oder die Vernachlässigung eines Kindes gibt es immer. Entschuldigungen wie: Herkunft aus der Unterschicht, eine unglückliche Jugend, sexuelle Überaktivität oder ein Kind, das einfach mißraten ist.

Kinder, die mißhandelt werden, laufen große Gefahr, später ihre Kinder selbst zu mißhandeln. Sie haben gelernt, daß man Konflikte mit Gewalt »lösen« kann. Ganz gewiß dann, wenn Konfliktlösung mittels Gewalt über die Medien tagtäglich verbreitet wird, sieht es so aus, als würde eine Gesellschaft dies mehr oder weniger akzeptieren. So wird die Gewalt von einer Generation an die nächste weitergegeben.

Es sieht so aus, als wüßten wir im Nuklearzeitalter immer weniger, wie mit Kindern umzugehen ist. In allen Staaten gibt es eine Zunahme der Berichte über Kindesmißhandlungen. Kinder müssen höheren affektiven und intellektuellen Anforderungen genügen, um in unserer komplizierten und sich rasch entwickelnden High-Tech-Gesellschaft mithalten zu können. Dadurch steigt der Leistungsdruck. Eine zunehmende Zahl von Eltern arbeitet, doch es gibt ein Defizit bei der adäquaten Betreuung von Kindern. Immer mehr Kinder erleben mit, wie sich ihre Eltern scheiden lassen, und immer mehr Kinder müssen Beziehungen zu Stiefeltern aufbauen. Immer mehr Kinder haben drogenabhängige Eltern (15000–20000 von harten Drogen Abhängige z. B. in den Niederlanden mit etwa 5000–8000 Kindern), wobei die Gefahr der Vernachlässigung und Mißhandlung groß ist. Die Gruppe der Alkoholiker ist vierzig- bis fünfzigmal so groß wie die Gruppe der von harten Drogen Abhängigen. Es gibt beträchtliche Überschneidungen bei Familien mit Alkoholmißbrauch und Familien mit sexuellem Mißbrauch: bei vierzig bis siebzig Prozent der Familien, in denen Mißbrauch vorkommt, spielt Alkohol eine Rolle. Dreißig bis fünfzig Prozent der beim Kinderschutzbund gemachten Meldungen haben mit Alkoholmißbrauch eines oder beider Elternteile zu tun.

Auch die Eltern haben es oft nicht leicht. Sie sind verstärkt auf sich selbst angewiesen und haben weniger Erfahrungen mit der Erziehung. Und auch die Ansichten über Erziehung ändern sich. Autoritäre Erziehung war nicht das richtige, antiautoritäre ebenfalls nicht – was ist denn nun richtig? Arbeitslosigkeit und Einkommenseinbußen führen zu Isolation, weil Verkehrsmittel, Telefon, Zeitung, Gas und Strom, Geselligkeit und Kinderbetreuung nun einmal Geld kosten.

Durch häufigere Umzüge brechen die Kontakte ab. Die Großeltern sind weit weg. In der Nachbarschaft gibt es weniger Platz zum Spielen, die Verarmung nimmt zu und Vandalismus greift um sich. Deshalb müssen die Kinder zu Hause bleiben. Soziale Kontrolle gibt es kaum noch, doch wenn Kinder im Haus lärmen, beschweren sich die Nachbarn. Die Schulen werden zu Lernfabriken, wo Lehrkräfte einander in raschem Tempo abwechseln, wo Fatalismus und vorzeitiger Schulabgang gefördert werden.

Arbeitslosigkeit und Einkommenseinbußen spielen eine wichtige Rolle. (Die Zahl der toten Kinder steigt mit dem Rückgang des Einkommens...) Aufgrund des Wohnungsmangels gibt es keine Möglichkeiten, gewalttätigen Ehepartnern oder Nachbarn aus dem Wege zu gehen, so daß der Streß zunimmt. Kinder sind aufgrund der längeren Ausbildungszeiten länger abhängig und andererseits früher reif, wodurch der Streß innerhalb der Familien zunimmt. Normen und Werte im Zusammenhang mit Gewalt und Sexualität ändern sich, auch durch den Einfluß der Medien. Pornovideos, Telefonsex und Pin-up- Clubs putschen die Väter auf, die sich dann in Ermangelung von Ausweichmöglichkeiten innerhalb der Familien abreagieren müssen. Sex außerhalb der Familie ist gefährlich, die Angst vor Aids ist groß.

Alle diese Risikofaktoren – vor allen Dingen dann, wenn sie einander durch ihre Kombination verstärken – können dazu führen, daß Frustration und Aggression am Kind abreagiert werden oder daß das Kind vernachlässigt oder eben mißbraucht wird. Es gibt allerdings zahlreiche Familien mit den gleichen Risikofaktoren, die die Kinder nicht mißhandeln. Kindesmißhandlung läßt sich nicht vorhersagen. Es gibt zwar »Kinder, die besonders gefährdet sind«, aber die Gefahr der Stigmatisierung (»diese Art Familien«) ist groß.

Manche Kinder zeigen eine erstaunliche Belastbarkeit. Trotz erheblichen Drucks funktionieren sie scheinbar gut, obgleich sich dann zuweilen sehr viel später herausstellt, daß trotz allem beträchtliche Narben zurückgeblieben sind. Hierbei spielen Schutzmechanismen eine Rolle, etwa eine stabile körperliche Verfassung, Intelligenz, ein ausgeglichenes Temperament, Unterstützung durch jemanden innerhalb oder außerhalb der

Familie und bestimmte Fähigkeiten, die dem Kind ein Selbstwertgefühl vermitteln.

Jede Situation muß also individuell beurteilt werden. Anna Karenina (die Hauptperson in Tolstois gleichnamigem Roman) sagte: »Alle glücklichen Familien sind in der gleichen Weise glücklich, und alle unglücklichen Familien sind in einer ihnen eigenen Weise unglücklich.«

Um die »Diagnose« Kindesmißhandlung zu stellen, muß man sie stellen können, sie zu stellen wagen und vor allen Dingen sie stellen wollen. Das erfordert Sachkenntnis, eine geeignete kindorientierte Einstellung und Fertigkeiten im Umgang mit Eltern, Kindern und Helfern. Angesichts der Komplexität dieser Erscheinung mit zahlreichen interaktiven Faktoren und einer Reihe von Formen und Ursachen ist es von beträchtlicher Bedeutung, daß eine klare Diagnostik betrieben wird.

Natürlich ist nicht beabsichtigt, daß wir jetzt allesamt in paranoider Weise der Frage nachgehen, wer sein oder ihr Kind mißhandelt. Wenn man als Elternteil zu Unrecht »beschuldigt« wird, ohne daß zunächst geprüft oder abgewartet wird, was genau los ist, oder ohne daß Hilfe angeboten wird, ist dies schlimm. Ein Erwachsener kann jedoch immer noch einen Anwalt hinzuziehen, um sein Recht durchzusetzen. Aber welches Kind kann schon zu einem Anwalt gehen und sagen: »Man hat mich bewußt ignoriert«? Solch ein Kind kann allerdings sein Leben lang unter der Tatsache leiden, daß es mißhandelt wurde. Leider werden siebzig bis neunzig Prozent dieser Fälle immer noch nicht »gesehen« oder gemeldet.

Hinsichtlich des Punktes »es wagen« werden wir mit unseren eigenen inzestuösen Wünschen, unserer eigenen Ansicht im Hinblick auf Sex mit Kindern, unseren eigenen aggressiven Impulsen beim Anblick erschossener Kinder, unseren eigenen aufgewühlten Kinderängsten bei der Erkenntnis, daß solch ein Kind 24 Stunden am Tag mit drohender Gewalt leben muß, unseren eigenen Ängsten vor der Aggression von Eltern und mit unserer Ohnmacht, dagegen etwas zu tun, konfrontiert.

Natürlich gibt es Kindesmißhandlung nicht nur in den »chancenarmen« Schichten. Auch in »besseren Kreisen« gibt es Vernachlässigung, wird mißhandelt und sexuell mißbraucht. Aber ein Vorurteil ist schwerer zu spalten als ein Atom, sagte Einstein. Es ist natürlich schwieriger, einen Arzt, einen Juristen oder einen Hochschullehrer darauf anzusprechen, denn nicht nur Angst, sondern auch Macht und Geld lassen schweigen.

Wann soll man im übrigen wem was melden? Und was passiert dann? In der Vergangenheit war die Macht der Instanzen, Entscheidungen über Kinder zu treffen, unbegrenzt und häufig eher eine Karikatur. Ein

Kind konnte in eine Kinderschutzeinrichtung eingewiesen werden, weil es einige Äpfel »gestohlen« hatte. Heute, mit dem Gesetz über Öffentlichkeit und Verwaltung, ist es genau andersherum. In wichtigen Augenblicken im Leben eines Kindes ist die Möglichkeit und Bereitschaft von Kinderschutzeinrichtungen, einzugreifen, äußerst gering. Auch in schlimmen Krisensituationen (drohende Mißhandlung bei psychotischen oder bei abhängigen Eltern, Selbstmordversuch eines Elternteils mit Kind, drohender Entführung) wird häufig nicht eingegriffen. »Zuerst«, so heißt es, »muß eine Gefährdung mit körperlichem oder sittlichem Untergang vorliegen.« Vom formaljuristischen Standpunkt aus gesehen mag das vielleicht richtig sein, aber sozialpädagogisch und präventiv gesehen ist das wie Senf nach der Henkersmahlzeit.

Aufgrund politischer und wirtschaftlicher Erwägungen werden viele Problemkinder von Kinderschutzeinrichtungen – und somit also vom Staat selbst – ambulanten Hilfseinrichtungen aufgebürdet. Die Schwierigkeit besteht darin, daß die Schwelle viel zu hoch ist, weil es bei der Kindesmißhandlung häufig nicht um die YAVIS (Young Attractive Verbal Intelligent and Social), sondern um die PUPPY's (Pestered Unattractive Poly Problematic Youngsters) geht. Und da wird es problematisch. Die Folgen: Eskalationen, Krisen, auseinanderfallende Familien. Folgen, die bei einer früheren Intervention und mit Präventivmaßnahmen hätten vermieden werden können. So bleiben diese Probleme auch der nächsten Generation erhalten. Wir verstecken uns dann hinter unserem Berufsgeheimnis oder hinter der pathologischen Pseudo-Intimsphäre der Familie oder hinter unserer therapeutischen Beziehung zu den Eltern oder hinter der abgewälzten und ausgedünnten Verantwortung bei dreigleisigen Vorgehensweisen, wobei sich niemand fragt, wie der Anspruch auf Sicherheit und Intimsphäre eines Kindes aussieht.

Es gibt zahllose Gründe, keine Meldung zu machen. Es gibt jedoch ebenfalls zahllose Gründe, weshalb man es doch melden sollte. Die Diskussion in den Niederlanden um die Meldepflicht lebte jüngst wieder auf. Gegner weisen auf die Gefahr hin, daß mehr Menschen zu Unrecht der Kindesmißhandlung beschuldigt werden. Und eine Meldung nur aus Gründen der Epidemiologie ohne die Möglichkeiten, Hilfe zu bieten, ist nicht nur unethisch, sondern auch für das Kind schädlich und läßt bei denjenigen, die tagtäglich mit Kindern arbeiten müssen, Fatalismus aufkommen.

Seit der Einrichtung der Büros der Vertrauensärzte (BVA's) in Sachen Kindesmißhandlung wurden zahlreiche Kinder gemeldet, und vielen konnte geholfen werden. Ebenso zahlreich sind aber auch die, die nicht gemeldet wurden und denen man nicht helfen konnte.

Die »Behandlung« von Kindesmißhandlung geht mit Gefühlen der Ohnmacht, der Übermacht, der Aggression und der Verzweiflung einher. Jedenfalls dann, wenn man sich betroffen fühlt, wenngleich man auch Distanz wahrt. Es ist eine frustrierende Tätigkeit mit nur geringem Erfolg und kleinen Schritten vorwärts und zuweilen großen Rückschritten. Außerdem ist das Eintreten für den Schwächeren nicht heroisch. Man kann keine »Punkte machen«, wenn man sich für den Schwächeren einsetzt, man wird fertiggemacht, und nie macht man es richtig. Damit haben diejenigen, die in diesem Bereich arbeiten, ihre Erfahrungen gemacht.

Kinder wählen nicht, sie haben keine Stimme, sie weinen nur, und manchmal selbst das nicht mehr... Dann sind sie depressiv, und auch die Kinderdepression ist gerade erst entdeckt worden. Wenn man schweigt, stimmt man zu oder man wird nicht bemerkt. »Ach der, um den brauchst du dich nicht zu kümmern«. Oder: »Der kann noch nicht bis zehn zählen«. Oder: »Du bist nichts, du kannst nichts, und du wirst auch nie etwas werden«. Mit solchen Bemerkungen werden diese Kinder nur allzu häufig konfrontiert.

Eine einheitliche Behandlung eines umfangreichen Komplexes und chronischen Problems wie der Kindesmißhandlung gibt es nicht. Zuweilen trotz und manchmal dank unserer Bemühungen bessert sich die Situation. Niemand kann von sich sagen, der »beste Anwalt des Kindes« zu sein. Die Behandlung von Kindesmißhandlung ist eine Sache des langen Atems und der Zusammenarbeit. Aber Zusammenarbeit ist schwierig. Außerdem wird kräftig eingespart. Solch ein ineffizientes Unternehmen wie die Bekämpfung von Kindesmißhandlung kann den Nutzen kaum geldwert zum Ausdruck bringen, man weiß nicht, was man vermeidet. Prävention steht hoch im Kurs, auch bei der World Health Organization (WHO) mit ihrem »Health for all by the Year 2000«. Aber verglichen mit dem, was für Prävention im Gesundheitswesen und im Bereich der Sozialhygiene ausgegeben wird, bleibt das, was man für Prävention bei Kindesmißhandlung aufwendet, immer nur ein Tropfen auf den heißen Stein. Wenn es dann etwas Geld zu verteilen gibt, entsteht ein Interessenstreit um die Pfründe, und das häufig über die Köpfe der Kinder hinweg. Aber daran haben wir uns ja schon gewöhnt.

In diesem Buch finden Sie eine Mischung aus persönlichen Erfahrungen, Meinungen nach jahrelanger Erfahrung mit Kindesmißhandlung und was damit zusammenhängt, täglicher Praxiserfahrung und Angaben, Einsichten oder Betrachtungen aus der Literatur. Das bedeutet, daß der Stil zwischen der direkten und klaren Sprache der täglichen Praxis bis hin zur Wissenschaftssprache reicht, wenn es um Literatur geht. Diese verschiedenen Kommunikationsstile sind äußerst wichtig, wenn man es im täglichen Umgang mit vielen verschiedenen Menschen, Kulturen, mit Erwachsenen und Kindern in den unterschiedlichsten Situationen zu tun hat. »Der Ton macht die Musik« ist ein sinnfälliges Sprichwort, wenn man diesen Teufelskreis durchbrechen will.

Ansichten über Kindesmißhandlung

Kindesmißhandlung hat es immer und überall gegeben, auch wenn die Ansichten darüber, was nun unter Kindesmißhandlung fällt und was nicht, vom Ort und von der Zeit abhängen. Was in einem Kulturkreis als normale, anerkannte Angelegenheit erscheint, ist in anderen Kulturen eine Form der Kindesmißhandlung. Außerdem entwickeln sich Kulturen und damit auch die Auffassungen über Erziehung und Kindesmißhandlung zeitgebunden. Neben diesen kulturellen und historischen Perspektiven kommen in diesem ersten, betrachtenden Kapitel Fragen zur Sprache wie etwa »Was ist eigentlich Kindesmißhandlung?« und »Wie sieht es mit den Rechten des Kindes aus?«. Das Kapitel wird mit einer Diskussion mehrerer moderner Definitionen von Kindesmißhandlung abgeschlossen.

Kulturelle Perspektiven

Was wir im Westen als Mißhandlung bezeichnen, ist von unseren impliziten ethnozentrischen Normen und Werten abhängig. Unsere Vorurteile sind mehr oder minder rassistisch befrachtet, wessen wir uns übrigens nicht immer bewußt sind. Zuweilen werden Rassismus, Diskriminierung und Vorurteile mit sogenannten »biologischen« Argumenten verteidigt: »Sie sind von Natur aus anders«. Aber auch die Erklärung des Verhaltens von Angehörigen kultureller Minderheiten nach dem Motto »Das gehört nun einmal zu ihrer Kultur« kann stereotyp wirken. In »Die Niederlage des Denkens« schreibt Alain Finkielkraut: »Wenn jedoch das biologische Argument durch das kulturelle ersetzt wird, ist der Rassismus damit nicht verschwunden, sondern einfach zum Ausgangspunkt zurückgekehrt.«

Kindesmißhandlung gibt es auch in anderen Kulturen, manchmal seltener, manchmal häufiger und in anderen Formen. Wir dürfen nicht so tun, als gehöre dies nur zu »dieser Kultur« oder uns in »Kulturrelativismus« ergehen. Und obgleich es überall vorkommt, kann es sich doch keine einzige Kultur leisten, ihren Kindern zu schaden. Kinder sind schließlich die Kulturträger für die kommende Generation.

Natürlich gibt es Gebräuche, die im Rahmen einer bestimmten Kultur als sinnvoll erlebt werden, während Angehörige anderer Kulturen solche Gebräuche als barbarisch empfinden. Beispiele hierfür sind Initiationsriten, das Sterbenlassen zu früh geborener Babys oder von Zwillingen aus kaum nachvollziehbaren Motiven, Heilungsrituale wie das vietnamesische »cao gao« (mit einem erhitzten Geldstück bei Fieber reiben).

Bei den Papuas auf Neuguinea sind Initiationsriten, Infantizid (Kindermord), erzwungene homosexuelle Handlungen und der Verkauf von Kindern zum Zwecke der Heirat oder Opferung normale Angelegenheiten. Und dennoch sind Kinder für diese Menschen ein kostbarer Besitz. In Indien sterben doppelt so viele Mädchen wie Jungen, und das Aufhängen an den Händen ist bei Masturbation eine allgemein akzeptierte Strafe. In Ostafrika, bei den Ik, ist es normal, wenn ein dreijähriges Kind bereits auf eigenen Beinen zu stehen hat. In Nordafrika kommt »Klitoridektomie« noch regelmäßig vor. Die Kikuyus töten Zwillinge. In weiten Teilen Afrikas ist es normal, wenn die ältere Schwester oder der ältere Bruder für die jüngeren Geschwister sorgt. Auf Taiwan haben außereheliche oder Adoptivkinder ein sehr hartes Leben, und in Kinderheimen herrschen »dickenssche« Zustände. In Südamerika werden Jungen zuweilen Schlaf und Nahrung entzogen, um sie zum »Mann« zu machen. Alleinstehende Frauen mit außerehelichen Kindern haben ein schweres Los.

Dennoch wären die Papuas erstaunt, wenn wir ihnen erzählen würden, was bei uns im Westen mit Kindern passiert: sie werden nicht gestillt, sondern erhalten zu festgelegten Zeiten die Flasche, man läßt sie weinen (was sehr gefährlich ist, weil durch die noch offene Fontanelle der Geist verschwinden kann), sie haben ein eigenes Kinderzimmer, in dem das Kind die ganze Nacht über allein ist (wegen böser Geister lebensgefährlich), es gibt orthodontische Stellagen in Kindermündern, Mandeln werden entfernt, es gibt eine rigide Regelmäßigkeit beim Schlafen und Wachen, die Kinder sitzen den ganzen Tag, Kinder werden viel zu dünn gehalten, während wir so reich sind.

In der polynesischen Kultur ist es üblich, Kindern leicht auf den Mund zu tippen, wenn sie einen Fehler machen. Ein Großvater, der hierbei zu hart ist und das Kind verletzt, wird zur Verantwortung gezogen (wenn wir nur solch eine soziale Kontrolle hätten).

Historische Perspektiven

In der westlichen Kultur ist die exklusive Bewertung der Eltern-Kind-Beziehung (sprich: Mutter-Kind-Beziehung, denn viele Väter sind immer noch abwesend!) jüngeren Datums. Für die sozial höhergestellten Schichten wurde dies als pädagogische Anforderung zur Zeit der Aufklärung eingeführt, etwa um 1750. Der arbeitende Stand kam erst um etwa 1900 in den Genuß des »Vorrechts« einer engeren Mutter- Kind-Beziehung.

Jean Jacques Rousseau protestierte als erster in seinem Buch »Emile« im Jahre 1762 dagegen, den Säugling von einer Amme stillen zu lassen. Er glaubte fest an die Unersetzbarkeit der mütterlichen Zuwendung und der körperlichen Nähe der biologischen Mutter. In den Niederlanden war es um etwa 1780 Betje Wolff, die die Frauen aus den oberen Schichten beschwor, die Pflege des Kleinkindes nicht als niedrige, sondern als sehr hochstehende Aufgabe zu betrachten und nicht dem Personal zu überlassen. Die zahlreichen sozialen Verpflichtungen der vornehmen Damen waren jedoch nicht der einzige Grund dafür, die Kinderpflege dem Personal zu überlassen. Ein anderer Grund war Rousseaus Behauptung, der körperliche Kontakt beim Stillen schaffe oder verstärke ein inniges Verhältnis zwischen Mutter und Kind. Und solch ein Verhältnis wollte man gerade aufgrund der hohen Kindersterblichkeit möglichst vermeiden. Erst wenn das Kind etwa drei oder besser noch fünf Jahre alt war, begann man, auf eine dauerhafte Beziehung zu hoffen.

In den unteren Gesellschaftschichten galt das nicht. Arbeiter hatten weder für eine Amme noch für Personal Geld. Muttermilch war ein Zusatznahrungsmittel auch für die älteren Kinder. Man stillte zu lange, die Milch hatte schlechte Qualität, weil die Mutter selbst unterernährt war und man gab zu spät feste Nahrung, was zu Vitaminmangel und einer schlechten Entwicklung des Gebisses führte. Dicksein war gesund, also wurden die Babys mit Brei, Mehlspeisen und Fett vollgestopft. Die Frauen arbeiteten häufig außer Haus und brachten ihr Kind zu einer »Matres«, einer privaten Kinderverwahrerin. Dabei handelte es sich meist um eine alte, bettelarme Frau, die sich auf diese Weise etwas dazuverdiente. Weil sie »Gewinn« machen mußte, geschah dies zu Lasten des Kindes. Sie hatte meist nur ein kleines Zimmer und hängte die Kinder in einem Netz oder mit Hilfe einer anderen Vorrichtung einfach unter der Decke auf. Wenn selbst für die »Matres« kein Geld da war, wurden die Kleinen zu Hause der Pflege der etwas älteren Geschwister überlassen. Und das in einer Zeit, als es offene Kamine, steile, ungeschützte Treppen, offene Fäkaliengruben vor der Tür gab. Die älteren Kinder konnten aus Verzweiflung über das anhaltende Geschrei solch ein Kind erwürgen, was daher gelegentlich tatsächlich vorkam. Oft waren sie froh, wenn wieder einmal eines starb. Die Kindersterblichkeit war hier aufgrund der unregelmäßigen Ernährung und des Schmutzes, durch Brände und Unachtsamkeit erheblich größer als in den begüterten Häusern. (In vielen Staaten der Dritten Welt, kaum acht Flugstunden von uns entfernt, ist das heute noch so.) Trotz der besseren Versorgung in den gehobenen Kreisen starben auch dort viele Babys. Babys bis zur Unbeweglichkeit einzuschnüren, war üblich, und häufig blieben sie zu lange in ihrem eigenen Schmutz liegen. Hauterkrankungen waren die Folge, und die Entwicklung der Motorik verzögerte sich erheblich. Die Kinder liefen oft erst mit etwa zwei Jahren.

Für Gefühle hatte man früher keine Zeit. Kinder wurden als lästig empfunden, Gewalt gegen Kinder gehörte zur normalen Erziehung. Pädagogen rieten, das Kind nicht zu schonen, sondern es ruhig hart anzupakken. Ohne Schläge werde aus dem ungezähmten bösartigen Kind kein angepaßtes, nützliches Mitglied der Gesellschaft. Viel Schläge, wenig zu essen, schwer verdauliche Nahrung, nicht schmusen, nicht verwöhnen mit Zärtlichkeit oder irgendeiner anderen Form des Körperkontakts, so sollte das Kind besser auf das harte Leben vorbereitet werden. Harte Betten und kalte Zimmer wurden von Doktoren und Pädagogen systematisch empfohlen. Ludwig XIII. erhielt eine mustergültige Ernährung, doch als Kleinkind wurde er mit einer Peitsche geschlagen, damit er blind zu gehorchen lernte.

Zucht war gerechtfertigt, weil auf Kindern die Erbsünde lastete. Wenn sie nicht gehorchten, machte man ihnen Angst mit Gespenster- und Spukgeschichten, mit Hölle und Verdammnis, und zuweilen setzten die Erwachsenen Masken auf, um den Kindern einen Schrecken einzujagen. Das Kind sollte vor allen Dingen keinen eigenen Willen haben. Dieser mußte stets gebrochen werden. Das Kind galt als von Natur aus schlecht, schwach und verletzlich. Kinder mußten nicht nur auf dem rechten Weg bleiben, sondern sie mußten auch aufrecht gehalten und festgebunden werden, indem man sie einschnürte. Babys wurden grob gewiegt, bis zur Bewußtlosigkeit, um sie still zu halten und zum Schlafen zu bewegen. Sie erhielten dabei einen Sauger mit etwas Süßem in den Mund, gelegentlich aber auch mit Opium oder alkoholischen Getränken.

Angst vor Unheil führte zur Magie mit Kindern. Kinder wurden auch gebrandmarkt, um sie gegen Fallsucht zu schützen. Babys wurden bei der Taufe in eiskaltes Wasser getaucht oder im Schnee gewälzt. Um den Teufel auszutreiben, war es gut, wenn das Kind laut weinte. Oft kam es zu einer Lungenentzündung und das Kind starb. Die Verstümmelung von Kindern, um sie zum Betteln zu schicken, entsprang der Armut. Auch heute noch kommt so etwas in bestimmten Staaten vor.

Infantizid (Kindermord) war im antiken Griechenland nichts Ungewöhnliches. Auch Kelten und Germanen kannten diese Art der Geburtenregelung. Nahrungsmangel und die Unwissenheit bezüglich der Fortpflanzung haben immer schon zum versteckten oder offenen Töten von Kindern geführt. Und in manchen Kulturen gibt es das heute noch.

Bis zum ersten Weltkrieg starb noch beinahe die Hälfte der Säuglinge. Das Aussetzen von Kindern war ebenfalls populär. Im London des 19. Jahrhunderts waren Babyleichen im Rinnstein nichts Ungewöhnliches. Auch in Frankreich fanden erst um etwa 1900 diese Praktiken ein Ende. Die Überlebenschancen in Armenhäusern, in Waisenhäusern und in Wohltätigkeitseinrichtungen waren kaum besser.

Kinderarbeit war lange etwas ganz Normales, so wie heute noch in Staaten der Dritten Welt. Nach dem zehnten Lebensjahr wurden Kinder fortgegeben, um zu arbeiten oder um zu lernen. Die Ausbeutung von Kindern war kein Privileg der industriellen Revolution und des Kapitalismus!

Das Kind war ein Höriger, ein Sklave, ein willenloser Untertan, Besitztum des Vaters, der mit ihm tun und lassen konnte, was er wollte. Die Eltern erwarteten Hilfe, Unterstützung, Pflege und Liebe von einem Kind, und wenn es das nicht geben konnte, stand sein Leben auf dem Spiel. So, wie man das heute noch bei Eltern von mißhandelten Kindern beobachten kann.

Dem Thema »Kinder und Sexualität« wurde bis zum 18. Jahrhundert keine Aufmerksamkeit geschenkt. Mit den Kleinsten ging man sehr frei um. Kinder machten das mit, was die Erwachsenen taten, es gab keine Geheimnisse, weil es kein Kinderzimmer gab. Ludwig XIII. durfte als kleiner Junge in aller Öffentlichkeit seinen kleinen Penis zeigen und von den Höflingen betasten und küssen lassen. Die sexuelle Benutzung von Kindern im antiken Griechenland und Rom waren normal. Vor allen Dingen Analkontakt und Fellatio von Männern mit Jungen waren üblich. Auch in der Renaissance wurden Kinder sexuell noch vielfach benutzt. Es herrschte der Aberglaube, daß Geschlechtskrankheiten durch Koitus mit einem unschuldigen Kind verschwänden.

Die grausame und harte Behandlung von Kindern machte sie zu grausamen und hinterhältigen Menschen. Anders ausgedrückt: »violence breeds violence«. Auch das Verhältnis zwischen Mann und Frau war unpersönlich, eher von Tradition und Rollendenken als von Liebe inspiriert. Eine Familie war eher eine ökonomische als eine emotionale Einheit. Die Familie wählte den Partner, Spielraum gab es nicht, man hatte seine Rolle zu erfüllen. Der Mann hatte das Recht, sowohl seine Frau als auch seine Kinder zu züchtigen und zu bestrafen. Die Mutter war mehr Arbeitskraft und Mutter als die geliebte Frau. Sexualität diente der Fortpflanzung, sie war sowohl Segen als auch Fluch. Die Ansichten über Kinder waren unter anderem von der Klasse abhängig, der man angehörte. Darüber hinaus sah man keine Zusammenhänge zwischen Störungen in späteren Jahren und frühkindlichen traumatischen Erfahrungen. Heute ist das anders.

Gegen Ende des 18. Jahrhunderts begannen Ärzte im Rahmen der medizinischen Information Schritt für Schritt die Säuglingspflege zu verbessern. Die Vorstellung, daß ein Kind Liebe, Pflege und Empathie benötigt, hat sich erst nach dem 18. Jahrhundert entwickelt.

Das Kind als Rechtsperson

Das neunzehnte Jahrhundert führte zu einer raschen Verbesserung im Hinblick auf den rechtlichen Status von Kindern. Grund für eine solche positive Entwicklung waren die Industrialisierung, die Emanzipation der Arbeiter und die der Frauen. Nach den Gesetzen, die Kinderarbeit verboten, entstanden die Gesetze zum Schutz des Kindes, zur Schulpflicht und Gesetze, die die absolute Macht der Väter beschnitten. Im neunzehnten Jahrhundert entwickelten sich die Vorläufer des heutigen Schutzes des Kindes.

Das öffentliche Leben wird immer weiter reguliert. Mit Hilfe von Gesetzen und Bestimmungen wird versucht, allgemeine Bedingungen zu schaffen, die den Wohlstand der gesamten Bevölkerung fördern. Der Staat unternimmt erste Schritte zum Schutz von Kindern. Durch einen königlichen Erlaß aus dem Jahre 1822 ist es nun möglich, Findlinge, Waisen und alleingelassene Kinder in Kinderkolonien zu schicken. In den siebziger Jahren des neunzehnten Jahrhunderts kommt es zu einem Umschwung im Hinblick auf die Ausbeutung von Kindern. Die Presse widmet sich verstärkt dem Problem der Kinderarbeit, und 1872 drängt man auf Betreiben des Niederländischen Schulbundes im Zusammenhang mit dem Schulversäumnis von Arbeiterkindern auf gesetzliche Regelungen. Schließlich wird 1874 das berühmte Kindergesetz von Van Houten verabschiedet. Obgleich das Gesetz von Van Houten ein wichtiger Meilenstein ist, hat es kaum Auswirkungen. Das Fernbleiben von der Schule geht bei Arbeiterkindern bis auf 9% im Jahr 1900 zurück, doch es bleibt bei zahllosen Klagen über die Ausbeutung von Kindern. Erst als 1889 das Gewerbeaufsichtsamt gegründet wird, gelingt es, Kinderarbeit wirklich zurückzudrängen. Die Armut jedoch bleibt. Und auch heute noch ist zu beobachten, daß Mißhandlung und Vernachlässigung in hohem Maße von der sozio-ökonomischen Lage abhängig sind.

Neben diesen gesellschaftlichen Entwicklungen kommt es auch im juristischen Apparat zu Veränderungen. Wurden früher die »Lausbuben« noch bestraft, so beschäftigen sich Jugendrichter und Polizei heute verstärkt mit »helfenden Maßnahmen« und pädagogischen Schritten. Die Unterbringung außerhalb des Elternhauses wird jetzt möglichst vermieden. Statt dessen bemüht man sich heute um Maßnahmen im Rahmen des Elternhauses, gegebenenfalls einhergehend mit »Hilfe durch Maßregelung«.

In den Niederlanden beschäftigen sich mehrere Organisationen mit den Rechten Minderjähriger.

Der Jugendschutzrat hat sich in verschiedene Aspekte der rechtlichen Stellung Minderjähriger vertieft und hierzu auch der Regierung gegenüber Empfehlungen ausgesprochen.

Die Organisation »Defence for Children International« (DCI) ist ebenfalls ein Ergebnis der zunehmenden Sorge um die rechtliche Position des Kindes. Die DCI beschäftigt sich insbesondere mit den Rechten von Kindern in einem Apartheidssystem, mit Kinderarbeit, mit dem Problem der Kinder und Strafrecht, mit Kindern im Krieg, mit den Rechten und Pflichten von Kindern in der Schule, mit dem sexuellen Mißbrauch (Kinderpornos) von Kindern, mit Straßenkindern sowie mit Flüchtlingskindern. Diese Erscheinungen kann man auch im kleinen Rahmen beobachten, wenn man sich nur einmal die zunehmende Anzahl von herumstreunenden Jugendlichen in den großen Städten ansieht. Dabei handelt es sich häufig um Kinder aus Migrantenfamilien und den unteren sozio-ökonomischen Schichten.

Neben dem Jugendschutzrat und der Defence for Children International setzen sich auch die Vereinten Nationen für die Rechte der Kinder ein. Im November 1989 verabschiedeten die Mitglieder der UN die Kinderrechtskonvention (die Zusammenfassung dieses Textes finden Sie am Ende des Buchs). Es gibt also Schritte in die richtige Richtung, soweit es sich um den gesetzlichen Schutz von Kindern handelt. Doch welche Normen gelten für Leute wie Sie und mich, wenn es darum geht, festzustellen, ob ein Fall von Kindesmißhandlung vorliegt? Oder: Wie wird Kindesmißhandlung definiert?

Was ist in Ihren Augen Kindesmißhandlung?

Nicht jeder versteht unter Kindesmißhandlung das gleiche, und nicht jeder hält die verschiedenen Formen von Kindesmißhandlung für gleich schlimm. Wenn man sich die Berichte über Fälle von Kindesmißhandlungen ansieht, die bei den Büros der Vertrauensärzte (BVA) eingehen und diese miteinander vergleicht, dann fällt auf, daß unterschiedliche Faktoren eine Rolle spielen: die Definition des Begriffs Kindesmißhandlung, Merkmale des Kindes, Tätermerkmale und Merkmale desjenigen, der Anzeige erstattet. Für den einen sind alle Körperstrafen Kindesmißhandlung, während der andere darüber nur mit den Schultern zuckt und behauptet: »Eine Tracht Prügel ist noch keine Mißhandlung«.

Das Alter des Kindes erweist sich als wichtiger Gesichtspunkt. Ein kleines Kind wird eher gemeldet als ein lästiges, kräftiges Kind in der Pubertät. Die Rolle, die das Geschlecht des Kindes spielt, ist weniger eindeutig. Sexueller Mißbrauch wird von Fachleuten als schlimmer angesehen, wenn es sich dabei um ein Mädchen handelt (übrigens zu Unrecht). Das gilt auch bei körperlicher und psychischer Mißhandlung.

Die sozio-ökonomische Klassenzugehörigkeit und die Hautfarbe des beschuldigten Elternteils spielen eine Rolle, ebenso das Geschlecht. Wenn die Mutter körperliche und sexuelle Gewalt anwendet, bewerten Fachleute dies als weniger schlimm, als wenn der Vater Gewalt anwendet. Laien halten körperliche und emotionale Mißhandlung für weniger schlimm, wenn sie seitens der Mütter geschehen.

Bei denjenigen, die Anzeige erstatten, fallen ebenfalls einige typische Regelmäßigkeiten auf. Der Beruf einer solchen Person erweist sich als bedeutsam. Sozialarbeiter und Polizisten sehen in Mißhandlungen eher einen ernsten Vorfall als Ärzte und Anwälte. Auch das Geschlecht spielt eine Rolle: Frauen erweisen sich als eher geneigt, etwas für schlimm zu halten als Männer. Laien, die selbst mißhandelt wurden, sind geneigt, Mißhandlung als weniger schlimm anzusehen. Für Menschen mit akademischer Ausbildung ist Mißhandlung weniger schlimm als für diejenigen, die sich beruflich mit Mißhandlung beschäftigen und diejenigen, die früher selbst mißhandelt wurden. Es ist durchaus möglich, daß sie sich ihren Beruf gerade deshalb ausgesucht haben, um Kindern zu helfen. Die am schwersten mißhandelten Kinder gehören selbst nicht zur Gruppe derjenigen, die Anzeige erstatten. Sie sehen in ihren Eltern häufig gar nicht die Übeltäter, denn schließlich verleugnet man seine eigenen Wurzeln nicht. Für ein Kind ist es unerträglich, die eigenen Eltern als schlecht hingestellt zu sehen (sie sind auch nicht besser oder schlechter als wir alle, sie haben nur häufig eine schlimme Jugend hinter sich, leben unter besonderem Streß und finden nur unzulängliche Hilfe).

Was halten Sie von der Bestrafung von Kindern? Wann sind Sie der Ansicht, daß Kindesmißhandlung vorliegt? Hier ein Test:

> Verdient ein Kind eine Strafe bei folgenden Vorfällen (Bewertung auf einer Skala von 1 bis 7; 1 = nein, 7 = sehr schwer, einschließlich Körperstrafen und Ausschimpfen):

- schießt trotz Warnungen den Fußball durch das Fenster des Nachbarn
- kommt in dieser Woche schon zum dritten Mal zu spät von der Schule nach Hause
- ist frech zum Besuch
- ärgert die Katze
- weigert sich, das Zimmer aufzuräumen
- verschüttet Milch auf dem Teppich

- ist frech zum Lehrer
- stiehlt Äpfel vom Baum des Nachbarn.

Was ist in Ihren Augen eine schwere Strafe (Bewertung auf einer Skala von 1 bis 7; 1 = nicht schwer, 7 = sehr schwer)?

- Schlagen mit einem Gürtel auf die bloße Haut
- Schlagen mit einem Stock
- Ohrfeigen ins Gesicht
- das Kind mehrmals gegen die Wand schleudern
- das Kind vor einem Freund blamieren (»Bettnässer«)
- 10 Minuten lang ausschimpfen (»nichtsnutziges Kind«, »Bastard«)
- damit drohen, das Kind aus dem Haus zu geben
- 5 Tage lang jedes Gespräch mit dem Kind ablehnen.

Sie können selbst entscheiden, ob Sie einen Verstoß bestrafen und wie Sie das gegebenenfalls tun würden. Vergleichen Sie Ihre Antworten mit denen anderer Personen und sprechen Sie darüber. Sie werden sehen, wie unterschiedlich die Ansichten sind. Je mehr Sie selbst glauben: »Das hat das Kind verdient« – und je mehr Sie das als Kind auch schon glaubten –, um so länger werden Sie damit warten, den Vorfall zu melden.

Definitionen von Kindesmißhandlung

Aus dem oben Gesagten ergibt sich, daß der Begriff Kindesmißhandlung normativ ist. Dennoch muß man sich in der Praxis für eine eindeutige, brauchbare Definition entscheiden. In diesem Buch greife ich auf die Definition des Büros der Vertrauensärzte (BVA) zurück:

»Kindesmißhandlung ist jede Form körperlicher oder emotionaler Gewaltanwendung bei Kindern, die nicht durch Unfall geschieht, sondern durch Zutun oder Unterlassen von Eltern oder Pflegern, wobei es zu Veränderungen beim Kind kommt oder damit zu rechnen ist, daß es dazu kommen wird.«

Es gibt »weitergefaßte« und »engere« Definitionen. In Schweden beispielsweise gilt jeder Schlag bereits als Kindesmißhandlung. Beim »Battered Child Syndrome« ist hingegen von Kindesmißhandlung erst bei schwerer körperlicher Mißhandlung die Rede.Der Jugendschutzrat bedient sich einer »engeren« Definition als das BVA:

»Kindesmißhandlung ist jede Form einer das Kind bedrohenden und gewalttätigen Maßnahme körperlicher, psychischer oder sexueller Art, die die Erzieher dem Kind im Abhängigkeitsverhältnis –

aktiv oder passiv – aufzwingen und wodurch das Kind ernsthaft in Form von körperlichen Verletzungen und/oder psychischen Störungen Schaden nimmt.«

Der Zusatz über »Abweichungen» beim Kind, die »entstehen werden«, ist fortgelassen worden. Präventiv denkende Menschen erstatten jedoch unter dem Eindruck der BVA-Definition aus dem Gedanken heraus Anzeige: »Je früher desto besser«. Die Anzeige in einem frühen Stadium hat den Effekt, daß die Hilfe in weniger ausgeprägtem Maße und näher an der Familie erbracht werden kann. Darüber hinaus kann sie kurzfristigerer Natur sein, als es bei einer späteren Anzeige der Fall ist.

Koers (1985) bedient sich einer noch weitergefaßten Definition als das BVA:

»Mißhandlung ist jede gewalttätige Maßnahme in einem gesellschaftlichen Verband, durch die ein Mensch (im Falle von Kindesmißhandlung also ein Kind) unterdrückt und gekränkt wird.«

Damit wird deutlich, daß die Definition das Ausmaß des Problems bestimmt. Im Rahmen dieser zuletzt genannten Definition kann man auch politische und institutionelle Gewalt gegen Menschen (Kinder) mit einbeziehen. Wenn wir diese Definition mit den Rechten des Kindes in Verbindung bringen, sind wir immer noch weit von einer wirklich kinderfreundlichen Gesellschaft entfernt. Überprüfen Sie jetzt einmal, wie es um die folgenden 10 Grundrechte bestellt ist. Kinder haben einen Anspruch auf:

1. Gleichheit (Rassismus)
2. besonderen Schutz (restriktiver Schutz des Kindes?)
3. einen Namen und eine Nationalität (Flüchtlingskinder?)
4. Ernährung, Unterbringung und medizinische Versorgung (Wohnungsnot)
5. besondere Behandlung des geistig oder körperlich zurückgebliebenen Kindes (Sonderschule?, Behindertenfürsorge?)
6. Verständnis und Liebe der Eltern und der Umgebung (hören Politiker auf Kinder?)
7. kostenlose Ausbildung, kostenloses Spielen und kostenlose Erholung (Spielplätze in Städten?)
8. im Falle eines Notstands als erste Hilfe zu erhalten (Kinderkrankenhäuser, kinderpsychiatrische Einrichtungen?)
9. Schutz gegen Vernachlässigung und Ausbeutung (streunende Kinder, Kinderprostitution, Kinderporno?)
10. ein Aufwachsen im Geiste des Zusammengehörigkeitsgefühls, des Verständnisses, der Freundschaft und der Gerechtigkeit unter den Völkern (4 Tonnen TNT pro Kopf der Weltbevölkerung?).

Wenn wir die Rechte des Kindes ernst nehmen, dürften wir es nicht dabei belassen, die »gestörten« Eltern zu bestrafen. Die Bestrafung von Eltern beseitigt Kindesmißhandlung nicht. Auch die Politik muß sich tatkräftig für die Verwirklichung der Rechte des Kindes einsetzen.

Welche Formen gibt es bei Kindesmißhandlung und wie häufig kommen sie vor?

Unter Kindesmißhandlung verstehe ich unterschiedliche Arten der »Miß«-Handlung von Kindern, wobei sie körperliche, psychische und soziale Schäden davontragen können, die sie dann in ihrer Entwicklung bedrohen.

Die als erste beschriebene Form einer solchen Schädigung war das »Battered Child Syndrome« (Henry Kempe), eine Reaktion auf schwere körperliche Mißhandlung. Als wir immer mehr über die Folgen unzureichender Ernährung, Versorgung und Bindung eines Kindes lernten, kam der Begriff der Vernachlässigung noch hinzu. Vernachlässigung hat die gleichen fatalen Folgen wie Mißhandlung: schwere zerebrale und emotionale Schäden. Noch später »entdeckte« man die psychische Kindesmißhandlung sowie deren tiefgreifende Folgen für das Selbstwertgefühl. Sexueller Mißbrauch ist die jüngste »entdeckte« Form der Kindesmißhandlung.

In diesem Kapitel werde ich anhand einiger Fälle versuchen, die Wirklichkeit zu beschreiben. Diese Fälle stammen aus meiner eigenen Praxis, sind Berichte von Eltern und Beispiele aus der in- und ausländischen Literatur. Es wird dabei klar werden, daß in vielen Fällen mehrere Formen der Kindesmißhandlung gleichzeitig auftreten. Das »Münchhausen Syndrome by Proxy« stellt einen Sonderfall dar und wird daher auch in diesem Kapitel gesondert behandelt. Am Ende dieses Kapitels werde ich einige Zahlen nennen, die einen Eindruck davon vermitteln sollen, wie häufig die verschiedenen Formen der Kindesmißhandlung vorkommen.

Körperliche Kindesmißhandlung

Körperliche Mißhandlung

Dabei handelt es sich um die eindeutigste Form der Kindesmißhandlung, die im Vergleich zu anderen Formen problemlos nachzuweisen ist. Die Kinder, die körperlich mißhandelt wurden, hat man beispielsweise geschlagen, getreten, gekniffen, verbrannt, festgebunden oder zu Kinderarbeit gezwungen.

Die Mutter schlägt das Baby vor den Kopf, weil es zuviel weint. Sie kann es einfach nicht mehr aushalten, jede Nacht muß sie aus dem

Bett. Ihr Mann ist müde von der Arbeit und vom vielen Alkohol. Er schnarcht ruhig weiter. Die Wut über seine Gleichgültigkeit läßt die Mutter am Kind aus. Die Mutter steht immer stärker unter Druck und schließlich drückt sie dem Kind das Kissen auf den Kopf.

Der Vater ist arbeitslos, fühlt sich zurückgewiesen und muß für das Kleine sorgen. Er kommt aus einer Familie, in der häufig geschlagen wurde. Die Mutter arbeitet, um das Haushaltsgeld aufzubessern. Der kleine Jan will nichts essen, der Vater ist mit seiner Geduld am Ende. Er rammt den Löffel in Jans Mund.

Jan, vier Jahre alt, hängt beim Kochen an Mutters Rock. Er hat Hunger und ist müde, und der Vater ist immer ärgerlich, wenn sein Essen nach der harten Arbeit nicht auf dem Tisch steht. Jan kann jedesmal mit seinen Fingern zu nah an den Herd kommen. Mutters Geduld ist am Ende, sie hält Jans Hand kurz in das Feuer: Verbrennung dritten Grades der gesamten Hand.

Der Vater wollte das Baby nicht, er fühlt sich durch die Pflichtheirat buchstäblich überrumpelt. Immer dann, wenn er das Baby auf dem Arm hält, ruft er: »Fangen!«. und die Mutter muß das Kind auffangen. Sie ist mit ihren Nerven am Ende, manchmal fängt sie das Baby nicht richtig und sein Köpfchen schlägt heftig hin und her.

Die Mutter drückt ein Bügeleisen auf die Hand des Kindes, weil es mit seinen Fingern an der Schnur herumspielt. Das Kind ist vier Jahre alt.

Der Vater hat das Kind in eine Wanne mit 50° heißem Wasser gesteckt. Beide Füße sind verbrüht. Das Kind solle sich daran gewöhnen, so der Vater, das härte ab.

Ein Junge wird bei sexuellen Spielereien mit seinem Bruder erwischt. Der Vater drückt diesem Jungen eine brennende Zigarette auf die Hand, als Vorgeschmack auf die Hölle.

Die Kinder aus einer Familie mit neun Kindern müssen bis tief in die Nacht Garnelen pellen, um Geld zu verdienen. Das älteste Kind ist 16, das jüngste 6. Tagsüber sind sie todmüde.

Eine eigene Form der körperlichen Mißhandlung ist die sogenannte **fötale Mißhandlung.** Wenn ein Mann seine schwangere Frau in den Bauch tritt oder die Treppe hinabwirft, kann dies schlimme und manchmal sogar katastrophale Folgen sowohl für die Mutter als auch für das Kind haben. Wenn eine Frau trotz besseren Wissens einen Lebensstil fortsetzt, der dem Fötus schadet, kann man ebenfalls von fötaler Mißhandlung sprechen. Wenn sich die schwangere Frau vor der medizinischen Behandlung drückt oder Genußmittel wie Tabak, Alkohol oder Drogen nimmt, liegt solch ein Fall vor.

Rauchen vergiftet den Fötus, darüber hinaus verengt Nikotin die Gefäße, was zu spontaner Fehlgeburt, der Ablösung des Mutterkuchens oder dazu führen kann, daß das Kind zu früh und zu leicht auf die Welt kommt, wobei dann die Gefahr besteht, daß es während der Geburt oder kurz danach stirbt. Auch später kann das Kind bleibende Wachstumsschäden und verminderte Intelligenz aufweisen. So gesehen ist die wachsende Zahl von Frauen, die rauchen, eine schlimme Sache für die Volksgesundheit.

Chronischer Alkoholmißbrauch könnte einmal die häufigste Ursache geistiger Zurückgebliebenheit in der westlichen Welt werden. Chronischer Alkoholmißbrauch kann in unterschiedlichem Ausmaß das fötale Alkoholsyndrom (FAS) verursachen. Merkmale dieses Syndroms sind eine Wachstumsverzögerung in der Gebärmutter und ein späterer Zwergwuchs, Veränderungen im Nervensystem mit geistiger Zurückgebliebenheit und Verhaltensstörungen, Abweichungen am Kopf, wie etwa ein breiter Nasenrücken, eine zu kleine Nase, zu tiefliegende Ohren oder ein zu kleiner Kopf, angeborene Herzfehler oder Abweichungen bei den Gliedmaßen und im Genital-Anal-Bereich. Auch mäßiger Alkoholgenuß, zwei Gläser pro Tag, führt langfristig zu Konzentrationsstörungen.

Bei *Heroinmißbrauch* steigt die Gefahr einer Plazentaablösung, einer Frühgeburt oder der Geburt eines zu leichten Kindes sowie der Sterblichkeit während der Geburt. Darüber hinaus gibt es erschwerende Faktoren, die mit dem Lebensstil zusammenhängen: schlechter Ernährungszustand von Mutter und Kind, gleichzeitige Einnahme von Nikotin, Alkohol und anderen Drogen oder Medikamenten, Prostitution mit der erhöhten Gefahr einer Geschlechtskrankheit und von Aids, Vernachlässigung durch ständiges Ausgehen, Mißhandlung im Zusammenhang mit Entwöhnungserscheinungen, Mißbrauch durch Besucher. Neben der hohen Reizbarkeit des Babys direkt nach der Geburt infolge des neonatalen Entzugssyndroms (Entzugserscheinungen durch die Geburt) ist bei 60% der Kinder später noch ein sogenanntes »subakutes Abstinenzsyndrom« zu beobachten, das erst im Laufe der ersten sechs Lebensmonate verschwindet.

Langfristig gesehen zeigt sich, daß drei Viertel der Kinder von Müttern, die in der Schwangerschaft Drogen genommen haben, körperliche, psychische und Verhaltensabweichungen aufweisen. Mehr als die

Hälfte leidet an hyperaktivem und aggressivem Verhalten, an Konzentrationsstörungen und an einem Mangel an sozialen »Bremsen«. Diese Erscheinungen werden auch durch die wechselnden Umgebungen verursacht, in die das Kind gerät.

Die Einnahme von allen möglichen Pillen kann beim Fötus zu *Drogenabstinenzsyndromen* (DAS) führen. Man muß sicherheitshalber davon ausgehen, daß alle Pillen schädlich sind. Ein Medikament ohne Nebenwirkungen wirkt auch sonst nicht und ist somit nicht notwendig.

Körperliche Vernachlässigung

Körperliche Vernachlässigung findet man häufiger als Mißhandlung, doch sie wird auch seltener zur Anzeige gebracht, weil eine eindeutige Definition aufgrund der allmählich eintretenden, schleichenden Auswirkungen fehlt. Vernachlässigung im allgemeinen – und somit also auch körperliche Vernachlässigung – kann als negative Folge mangelnden Elternbewußtseins angesehen werden.

Als erste Form läßt sich hier die Unterlassung medizinischer Hilfe nennen. Davon ist dann die Rede, wenn die Eltern schwere Krankheiten ignorieren, wenn sie notwendige medizinische oder chirurgische Eingriffe ablehnen oder wenn ein Kind niemals zur Vorsorgeuntersuchung gebracht wird.

Eine zweite Form ist die grobe Unterlassung von Sicherheitsmaßnahmen: es gibt zu Hause kaum Beaufsichtigung, oder man kann von einer gefährlichen Umgebung zu Hause sprechen. Beispiele für die Unterlassung von Sicherheitsmaßnahmen sind herumliegende Medikamente, Scheren, Messer, ätzende Haushaltsmittel, die Balkontür im dritten Stock steht offen, die verdorbenen Lebensmittelreste werden nicht beseitigt.

Eine dritte und letzte Form der körperlichen Vernachlässigung ist die, bei der das Kind unzureichend ernährt wird (beispielsweise ein Kind, das von seiner anorektischen oder drogenabhängigen Mutter nicht genug zu essen bekommt). Vernachlässigung ist auch, wenn ein Kind nicht ordentlich gekleidet wird (im Winter ohne Unterwäsche, ohne Jacke oder nur mit Plastikbadeschuhen herumlaufen). Das gleiche gilt für Vernachlässigung, bei der ein Kind kein Unterkommen erhält (ein Kind wird auf die Straße gesetzt, weil die Mutter mit dem Freund ins Bett gehen will oder weil das Kind einfach »lästig« wird. Das Kind wird dann mit Geld und der Auflage auf die Straße geschickt, die nächsten Stunden nicht zurückzukommen, wobei es dann draußen regnet oder bereits dunkel ist. Oder die Kinder treiben sich einfach herum, und niemand sucht nach ihnen). Solche elterliche Nachlässigkeit schadet der Entwicklung des Kindes. Obgleich Armut die Möglichkeiten der Eltern einschränkt, ist es glücklicherweise nicht so, daß Kinder in Familien mit wenig Geld zwangsläufig vernachlässigt werden. Die meisten armen oder weniger wohlhabenden Familien achten dennoch auf die Bedürfnisse eines Kindes. Allerdings gibt es in unserem Land beträchtliche kulturelle Unterschiede im Hinblick darauf, was im Rahmen der leiblichen Versorgung von Kindern noch als akzeptabel empfunden wird. Werte, die bei Minderheiten Gültigkeit haben, werden von der Mehrheit nicht immer anerkannt.

Im allgemeinen kann man Vernachlässigung durch die Eltern mangelndem Wissen, mangelnder Einsicht und mangelnder Motivation zuschreiben. Viele Eltern, die ihre Kinder vernachlässigen, wurden selbst so erzogen, daß sie niemals gelernt haben, wie man Kinder tröstet, wie man Kinder liebkost und wie man für sie sorgt. Sie haben nur eine mangelhafte Ausbildung genossen, ihnen fehlt es an Arbeit, an Einkommen und an ausreichenden Wohnverhältnissen. Viele Eltern, die ihre Kinder vernachlässigen, leiden an einer körperlichen oder seelischen Erkrankung, oder sie sind von Alkohol und/oder Drogen abhängig. Ein Drittel der abhängigen Eltern vernachlässigt die Kinder, und zwar gilt dies sowohl für Alkohol- als auch für Drogenabhängige. Das hat nicht nur mit der finanziellen Lage oder der ungeregelten Lebensweise zu tun, sondern auch mit der emotionalen oder affektiven Verflachung infolge der Abhängigkeit. Ein schlechtes Verhältnis der Eltern untereinander ist ebenfalls ein wichtiger Faktor. Warum soll man sich zu Hause anstrengen, das weiß ja sowieso niemand zu schätzen. Häufig sind Eltern selbst noch kindisch, impulsiv und abhängig, übernehmen keine Verantwortung und sind unsicher, häufig kommt das Gefühl zu kurz oder die Eltern sind hart und egozentrisch. Die Väter sind oft aggressiv und triebhaft, aber es gibt auch solche, die schwach, machtlos, beschränkt, labil, kindisch, impulsiv und abhängig sind. Sie leben in den Tag hinein, wobei sie ihre Bedürfnisse sofort befriedigen wollen, auch wenn es um Liebe und um Zuwendung geht.

Materielle Bedürfnisse sind wichtig und manchmal nicht zu befriedigen. Es geht dann vor allen Dingen um die sekundären Bedürfnisse: Video, Computer, Einkaufen, Ausgehen (und die Kinder allein zu Hause lassen). Viele dieser Eltern wechseln häufig die Partner. Bei einem Drittel der Fälle sind die Eltern früher selbst vor die Tür gesetzt worden, die Geschichte wiederholt sich also. Manche Kinder schaffen es dennoch, trotz Eltern, die sie vernachlässigen. Meist haben sie dann außerhalb der Familie eine Beziehung zu einer anderen Person (Opa, Oma, Lehrer, Freund), die sie dann unterstützt. Die Folgen von Vernachlässigung hängen auch von der Intensität und Dauer sowie von konstitutionellen Faktoren ab. Es gibt Hinweise darauf, daß mental unterentwickelte Kinder, Kinder mit einer Behinderung oder Kinder, die auf irgendeine andere Weise anders sind, eher Gefahr laufen, vernachlässigt zu werden.

Ein neunjähriger Junge wiegt mehr als 80 kg. Zu Hause gibt es nur Pommes frites, Frikadellen und Süßigkeiten.

Die Kinder der Familie A. tragen auch im Winter auf der Straße nur Badeschuhe. Sie sind nirgendwo eingegliedert, gehen zu keiner der regelmäßigen medizinischen Untersuchungen beim Schularzt und nachdem sie wegen Krätze an einen Arzt überwiesen wurden, stellt sich heraus, daß sie nicht krankenversichert sind. Eine Brille, die notwendig ist, wird nie gekauft. Die Kinder hocken bis tief in die Nacht vor dem Videogerät. Ein Kind, das an der Hüfte operiert wurde, ist nie mehr zur Nachuntersuchung gekommen. Die Hüfte ist in ihrer Bewegung inzwischen stark eingeschränkt, das Kind hinkt jetzt und wird von den anderen Kindern gehänselt.

Ein zwölfjähriger Junge leidet unter schweren Depressionen, weil er in seiner gesamten Grundschulzeit wegen seiner Segelohren gehänselt wurde. Er verlangt, an seinen Ohren operiert zu werden, bevor er weiter die Schule besucht. Der Vater weigert sich, hält das für dummes Zeug und sagt, er solle sich dagegen wehren. Aber der Junge ist dazu nicht in der Lage.

Die Mutter ist schwer depressiv, denn der Vater ist mit einer anderen Frau durchgebrannt. Die Mutter liegt den ganzen Tag im Bett und lehnt es ab, Medikamente zu nehmen oder sich ärztlich behandeln zu lassen. Ihre älteste Tochter, 11 Jahre alt, versorgt den ganzen Haushalt sowie die beiden 8- und 6jährigen Kinder. Die Gardinen sind stets zugezogen, Tag und Nacht läuft der Fernseher. Die Kinder dürfen nicht nach draußen, und Freunde dürfen sie auch nicht mitbringen.

Die Mutter ist taub und hört nicht, daß das Baby weint. Die Nachbarn hören es sehr wohl, aber die Mutter lehnt jede Hilfe ab.

Psychische Kindesmißhandlung

Psychische Mißhandlung

Diese Form der Kindesmißhandlung führt häufig zu einem chronischen Mangel an Selbstwertgefühl und kann insbesondere in der Pubertät Selbstmord oder Depressionen zur Folge haben. Psychische Mißhandlung findet man häufig, doch sie ist nur schwer zu erkennen. Die Schäden sind im Vergleich zur »normalen« körperlichen Mißhandlung allerdings nicht weniger schwerwiegend. Die psychische Mißhandlung geht übrigens häufig mit körperlicher Mißhandlung einher, ständig wird mit Gewalt gedroht. Psychische Mißhandlung kann jedoch auch allein vorkommen, es braucht überhaupt nicht geschlagen zu werden.

Eltern können ihr Kind auf unterschiedliche Weise psychisch mißhandeln. Emotional können sie ihr Kind schädigen, indem sie es ablehnen, korrumpieren oder terrorisieren. Kognitiv mißhandeln Eltern ihr Kind dann, wenn sie ihm ein verdrehtes Weltbild vorsetzen, wenn sie es als unerwünscht bezeichnen, wenn sie ihm ein negatives Bild von sich selbst vermitteln (dummes, wertloses Kind, dummes Stück, blöde Gans) oder wenn sie Erlebnisse des Kindes ignorieren (beispielsweise bei Inzest oder einem anderen »Familiengeheimnis«). Auf die Formen der emotionalen Mißhandlung möchte ich jetzt etwas näher eingehen.

Ablehnung

Ablehnung durch Eltern manifestiert sich in einem Verhalten, das keinen Platz für Leidenschaft bietet; ein Kind wird nicht berührt oder die Werte des Kindes werden ignoriert. Ablehnung ist nicht so tragisch, wenn sie nur ab und zu vorkommt. Schlimmer ist es schon, wenn sie häufiger und umfassender auftritt. Ablehnung ist ein Unglück, wenn sie kategorisch, absolut und häufig vorkommt.

Bei Babys: Die Eltern lehnen die Bindung des Kindes an sie ab und reagieren nicht auf die spontanen Äußerungen des Kindes, wenn es sich bemüht, eine primäre Bindung aufzubauen. Beispiele: verlassen, nicht zurücklachen, nicht antworten.

Bei Kleinkindern und Säuglingen: Das Kind wird von familiären Aktivitäten ferngehalten. Beispiele: Das Kind darf die Eltern nicht begleiten; Annäherungsversuche des Kindes werden ignoriert; das Kind wird isoliert.

Bei Schulkindern: Das Kind wird stets mit negativ behafteten Bezeichnungen bedacht. Beispiele: Stets wird es mit »Dummkopf« oder »Ungeheuer« angesprochen; ständig werden Eigenschaften und Werte des Kindes verächtlich gemacht; das Kind wird zum »schwarzen Schaf« der Familie gemacht.

Bei Jugendlichen: Die Eltern weigern sich, die sich verändernden sozialen Rollen des Kindes anzuerkennen, etwa seinen Anspruch auf größere Unabhängigkeit und auf Selbstbestimmung. Beispiel: das Kind wird wie ein Kleinkind behandelt (Infantilisieren); das Kind wird verbaler Erniedrigung und exzessiver Kritik ausgesetzt; es wird aus der Familie ausgeschlossen.

Korrumpieren

Dies deutet auf ein Verhalten hin, mit dem versucht wird, Kinder falsch zu sozialisieren und zu antisozialem und abweichendem Verhalten zu bewegen. Das betrifft dann häufig Aggression, Sexualität und Betäubungsmittelgebrauch. Mit diesem Verhalten wird versucht, das Kind für normale soziale Erfahrungen ungeeignet zu machen. In leichter Form führt dies dann dazu, daß Kinder dazu ermuntert werden, schon früh experimentierfreudig im Bereich der Sexualität, der Aggression oder des Drogengenusses zu sein. Ein solches Verhalten zu belohnen, ist eine ernstere Form der Korrumpierung. Eine schlimme Form liegt vor, wenn Verhaltensweisen geschaffen und unterstützt werden, die zu ständiger sozialer Fehlfunktion wie etwa Abhängigkeit, Frigidität, zwanghaftem sexuellem Ausleben oder wiederholter schwerer und lebensbedrohender Gewalt führen.

Bei Babys: Die Eltern unterstützen die Entwicklung von bizarrem Verhalten oder erzeugen Abhängigkeit (Schlafmittel). Beispiele: das Kind zu oralen Sexualpraktiken ermuntern (Babys haben einen ausgeprägten Saugreflex); Drogenabhängigkeit schaffen, etwa durch Verabreichung von Schlafmitteln.

Bei Kleinkindern und Säuglingen: Die Eltern fördern aggressives und sexuell geprägtes Verhalten. Beispiele: das Kind dann belohnen, wenn es andere Kinder angreift; das Kind in sexuelle Aktivitäten mit Heranwachsenden oder Erwachsenen mit einbeziehen.

Bei Schulkindern: Die Eltern belohnen das Kind, wenn es stiehlt, Drogen nimmt, andere Kinder angreift und wenn es sich sexuell frühreif verhält. Beispiele: das Kind zur Aggression auffordern; Pornos zeigen; Drogen oder Alkohol geben; sexuell aggressives Verhalten belohnen; das Kind in sexuelle Praktiken Erwachsener mit einbeziehen.

Bei Jugendlichen: Die Eltern beziehen das Kind in intensive und sozial nicht akzeptable Formen sexuellen und aggressiven Verhaltens und/oder in Drogen- und Alkoholmißbrauch mit ein. Beispiele: zur Prostitution anhalten; aggressives und Fehlverhalten belohnen; zu Kurierdiensten im Zusammenhang mit Drogen oder zum Drogenhandel auffordern; zum Alkoholmißbrauch ermuntern.

Terrorisieren

Das Kind mit extremen oder vagen, aber unheilverkündenden Strafen bedrohen, um intensive Angst zu erzeugen oder viel zu hoch gegriffene Forderungen stellen und das Kind dann zu bestrafen, wenn es diese nicht erfüllt. In einer leichten Form bedeutet dies: Willkür und Benutzung von angsterzeugenden Techniken bei Disziplinierungsmaßnahmen. Wenn Terrorisieren das tägliche Sicherheitsgefühl untergräbt, handelt es sich schon um eine ernsthaftere Form. Terrorisieren wird dann zur Katastrophe, wenn es dramatische, mysteriöse oder außergewöhnliche Bedrohungen oder »doppelte Bindungen« (von engl. double bind = Fachbegriff für elterliches Verhalten, das Schizophrenie erzeugt) umfaßt. Eine »doppelte Bindung« kann dann entstehen, wenn das Kind angezogen, aber zugleich auch zurückgestoßen wird. Eine Mutter, die sagt: »Komm mal her, mein Schatz, gib mir einen Kuß«, und die anschließend ihr Kind zurückweist, weil es sich so »schleimig« verhält, ist ein Beispiel dafür. Oder ein Vater, der sagt, er liebe seine Tochter, während sie sehr gut spürt, daß er sie überhaupt nicht mag.

Bei Babys: Die Eltern lassen das nicht oder kaum entwickelte Vermögen, intensive Reize zu verarbeiten, unberücksichtigt. Beispiele: ärgern, Angst einjagen, unberechenbar oder extrem auf das Verhalten des Kindes reagieren.

Bei Säuglingen und Kleinkindern: Die Eltern bedienen sich extremer Gebärden (wie etwa Kehle durchschneiden) und verbaler Äußerungen, um das Kind einzuschüchtern, ihm zu drohen oder es zu bestrafen. Beispiele: mit Gesten der Wut und mit Ungeheuern drohen; ständige Wutausbrüche, einhergehend mit Perioden der gekünstelten »Wärme«.

Bei Schulkindern: Die Eltern halten das Kind in einer »doppelten Bindung« gefangen (»Verflucht seist du, wenn du es tust, verflucht seist du auch, wenn du es nicht tust«). Beispiele: extreme, wechselnde Anforderungen und Emotionen; das Kind dazu zwingen, sich zwischen den streitenden Eltern zu entscheiden; die »Spielregeln« in der Eltern-Kind-Beziehung ständig ändern; ständig kritisieren, ohne Aussicht auf Erfolg zu vermitteln.

Bei Jugendlichen: Die Eltern drohen damit, das Kind in aller Öffentlichkeit zu erniedrigen. Beispiele: damit drohen, bestimmte Verhaltensweisen in die Öffentlichkeit zu tragen, beispielsweise Bettnässen oder sexuelles Verhalten; das Kind in aller Öffentlichkeit bestrafen.

Ein exotisch aussehendes, uneheliches Kind wird in der Familie ständig mit »Schlitzauge« angesprochen. Wenn man fragt, wie das Kind heißt, sagt die Mutter: »Schlitzauge«.

Hier handelt es sich um Ablehnung.

Michael ist vier Jahre alt und das einzige Kind einer ledigen Mutter. Die Mutter leidet den Aussagen des Psychiaters zufolge an paranoider Schizophrenie und war schon mehrfach in einer Heilanstalt. Es gibt aber Phasen, in denen es ihr dann wieder besser geht. Wenn es ihr nicht gut geht, wird sie dem Kind gegenüber wütend und ausfallend. Sie droht damit, es zu schlagen, es umzubringen oder es zu verlassen, aber weiter unternimmt sie nichts. Michael ist ängstlich, zurückgeblieben und passiv, er vermeidet Kontakte zu anderen Menschen. Er wird immer furchtsamer, und seine Spiele drehen sich um Angst, Gefahr und Tod.

Hier handelt es sich um Terrorisierung.

Esther ist vier Jahre alt und das fünfte von sieben Kindern. Der arbeitslose Vater ist den ganzen Tag zu Hause. Die Eltern halten nichts von positiver Bestätigung und sprechen nicht über Gefühle. Ein »Ich habe dich lieb« kommt ihnen nicht über die Lippen. Auch negative Gefühle müssen ignoriert und unterdrückt werden. Der Vater interessiert sich zunehmend für Esther, vor allem dann, wenn er mit ihr allein zu Hause ist. Er beginnt, sie zu liebkosen, und sie genießt das sehr, weil ihr in der übrigen Zeit keine Gefühle entgegengebracht werden. Dieses Liebkosen artet schließlich zu oral-genitalem Kontakt aus. Vater sagt ihr, wenn sie etwas davon erzähle, komme nachts ein böser Mann, um sie in Stücke zu schneiden. Er macht dabei die Gebärde des »Halsdurchschneidens« (später macht Esther das vor ihrer Puppe ebenfalls, so daß die Geschichte ans Licht kommt). Sie beginnt wieder mit Daumenlutschen, hat Alpträume und fürchtet sich davor, zu schlafen. Der Vater bringt sie zu Bett, wobei er sie zwischen den Beinen massiert. Sie möchte ständig mit dem kleinen Penis ihres Bruders spielen und masturbiert häufig, auch im Beisein anderer Personen.

Hier handelt es sich um sexuellen Mißbrauch, um Terrorisieren und Korrumpieren.

Patricia war ein uneheliches Kind. Kurz nach ihrer Geburt ließ die Mutter sie bei der Großmutter zurück und verschwand. Patricia hoffte ständig auf die Rückkehr der Mutter mit einem Vater, um so wie alle anderen Kinder auch eine »normale Familie« zu haben. Eines Tages kam die Mutter zurück, um sie mitzunehmen. Aber die Gesellschaft von Patricia war der Mutter nicht genug. Sie schickte sie wieder zur Großmutter zurück. Dieses Hin und Her wiederholte sich einige Male. Immer dann, wenn die Mutter wieder einmal einsam war, wurde Patricia abgeholt. Als sie 10 Jahre alt war, begann sie zu stehlen, zu lügen und trieb sich mit Jungen aus der Nachbarschaft herum.

Hierbei handelt es sich um Ablehnung.

Kees wurde seiner Mutter weggenommen, als er zwei Jahre alt war. Er war in mehreren Pflegefamilien. Als er sieben war, kam seine Mutter zurück, um ihn mitzunehmen. Sie hatte inzwischen einen Freund, mit dem sie zwei weitere Kinder hatte. Anfangs ging es gut, aber das Verhalten des Stiefvaters Kees gegenüber wurde immer bedenklicher. Kees mußte seinen Stiefvater ständig um Erlaubnis fragen: wenn er aufstehen, wenn er sich hinsetzen, wenn er zur Toilette wollte. Überdies mußte er häufig im Haus spielen. Die Mutter trank heimlich und viel, und sie wurde vom Stiefvater regelmäßig zusammengeschlagen. Sie hatte große Angst vor ihm. Und Kees mußte dies alles mit ansehen. Wenn Kees einmal in der Schule etwas gebastelt hatte und es zu Hause zeigen wollte, wurde es zerschlagen und fortgeschmissen. »Du kannst nichts, du bist nichts, und aus dir wird nie etwas werden«, sagte der Vater dann. Kees war vier Jahre in dieser Familie, als er ins Krankenhaus gebracht wurde, nachdem er Terpentin getrunken hatte. Die Eltern sagten, es sei ein Unfall gewesen, doch der Arzt glaubte eher an einen Selbstmordversuch.

Hier handelt es sich um Ablehnung und Terrorisieren.

Els ist 14 und das zweite von drei Kindern. Die Mutter ist heroinabhängig und der Vater ist Alkoholiker. Wenn der Vater wieder einmal für einige Zeit fort ist oder im Gefängnis sitzt, weil er gedealt hat, empfängt die Mutter Männerbesuch, um etwas Geld zu verdienen. Els sieht, daß die Männer ihre Mutter für deren Dienste bezahlen. Manchmal kommen Männer nachts in ihr Zimmer und betasten sie. Sie ruft dann ihre Mutter, doch die sagt dann, sie solle sich nicht so anstellen, denn die Männer hätten gut dafür bezahlt. Ein Mann zwingt sie zum Sex und zahlt 25 Gulden. Nach dem dritten Mal verlangt Els 50 Gulden. Außerdem hat sie inzwischen zum ersten Mal Heroin gespritzt.

Hier handelt es sich um Korrumpieren.

Sarah wurde von ihrem Stiefvater adoptiert, als sie 14 Jahre alt war. Kurz danach mißhandelte er ihre Mutter und den ältesten Bruder, der nicht adoptiert werden wollte. Die Mutter verließ den Mann, doch durch die Adoption hatte der Stiefvater das Recht, das Kind zu besuchen. Während dieser Besuche sagte er, ihre Mutter sei psychisch gestört und müsse in eine Anstalt eingewiesen werden. Er sagte: »Bleib nicht bei ihr, sonst wirst du auch noch verrückt«. Er machte ihr Geschenke und schrieb romantische Briefe. Sarah begann, die Worte des Vaters robotergleich in sich aufzunehmen. Sie wurde immer unfähiger zu Kontakten, saß häufig da und starrte in die Gegend. Sarah war selbstmordgefährdet.

Hier handelt es sich um Terrorisierung.

Die Eltern von Hans arbeiten hart. Sie haben keine Zeit, Gefühle zu zeigen. Alles muß effizient und schnell geschehen. Das Beste vom Besten ist gerade gut genug. Hans ist der Älteste und muß ständig Leistung zeigen. Er ist in allem gleich gut. Freundschaften kosten zuviel Zeit. Der Vater hat ständig etwas zu kritisieren, nie macht Hans es richtig. Jeder hält ihn für einen netten Jungen, aber in den Augen der Eltern ist er eine Null. Die Kontrolle des Vaters ist total. Fortlaufen, darüber reden oder sich wehren, das gibt es nicht. Hans arbeitet härter und härter, aber er wird ständig zurückgewiesen. Der konstante Druck bewirkt, daß seine Leistungen schließlich nachlassen. Er verliert an Gewicht, kann sich nicht mehr konzentrieren und wirkt verwirrt. Ein Selbstmordversuch folgt.

Hier handelt es sich um Terrorisieren und Ablehnung.

Die Mutter ist psychotisch, sieht überall böse Geister und hört Stimmen. Sie lehnt eine Behandlung ab, das Haus verkommt im Dreck. Das Kind, es ist vier Jahre alt, hat vor allem Angst.

Hier handelt es sich um kognitive Mißhandlung.

Psychische Vernachlässigung

Ebenso wie bei der psychischen Mißhandlung ist auch bei der psychischen Vernachlässigung zwischen emotionaler und kognitiver Sphäre zu unterscheiden.

Emotionale Vernachlässigung kann bereits bei der Geburt beginnen. Anzeichen für sogenannte »frühe maternale Deprivation sind ein verzögertes Wachstum und eine verlangsamte Entwicklung, Unterernährung, ständige Hals-Nasen- Ohren-Krankheiten, Erkrankungen der Lungen und des Darms, neurologische Fehlfunktionen und häufige Unfälle. Kurzum: diese kleinen Kinder gedeihen nicht. Bei älteren Kindern sind die Anzeichen für emotionale Vernachlässigung verschiedenartiger: diese Kinder haben Lern-, emotionale und Verhaltensprobleme. Sie leben mit dem Schlüssel um den Hals, sie verhalten sich hospitalisiert (verlangen von jedem Aufmerksamkeit). Emotionale Vernachlässigung eines Kindes ist daran zu erkennen, daß die Eltern es ablehnen, das emotionale Problem des Kindes zu untersuchen und etwas dagegen zu unternehmen.

Von kognitiver Vernachlässigung ist dann die Rede, wenn ein Kind – trotz Schulpflicht – nicht zur Schule geschickt wird oder wenn sich die Eltern weigern, eine Schulphobie untersuchen und behandeln zu lassen. Wenn ein Kind länger als 25 Tage der Schule fernbleibt, muß man davon ausgehen, daß in der Familie etwas nicht in Ordnung ist. Beispiele: Ein normal begabtes und gesundes Kind wird regelmäßig der Schule ferngehalten, weil die Eltern Gesellschaft haben wollen oder damit es den Haushalt erledigt. Ein Kind, das studieren will und es auch könnte, wird dennoch nur auf die Hauptschule geschickt, weil die Eltern befürchten, das Kind wachse ihnen über den Kopf. Das Kind wird »kleingehalten« nach dem Motto: »Ich durfte nicht, also darf er/sie auch nicht«, »das nützt ja doch nichts«, »sie muß mir später im Haushalt helfen« und »aus einem Groschen wird keine Mark«. Aber auch ein Kind mit ausgeprägten Lern-, Gefühls- und Verhaltensstörungen, das unbedingt weiter die Hauptschule besuchen soll, erhält nicht das, worauf es Anspruch hat, und zwar auf adäquate Ausbildung, in diesem Fall auf irgendeine Form der Sonderschulausbildung.

Unten gehe ich ausführlicher auf zwei Formen der emotionalen Vernachlässigung ein: Isolierung und Negierung. Die Tatsache, daß diese und die im vorigen Abschnitt besprochenen Formen der psychischen Mißhandlung (Ablehnung, Korrumpieren, Terrorisieren) in der Praxis voneinander nicht zu trennen sind, zeigen die vorgestellten Fälle.

Isolieren

Das Eingehen von sozialen Beziehungen seitens des Kindes wird unmöglich gemacht. In der leichten Form bedeutet dies, daß man es versäumt, die normalen Möglichkeiten zur sozialen Interaktion zu schaffen.

Schlimmer wird es dann, wenn die Eltern aktiv bemüht sind, Kontaktaufnahmen durch das Kind zu unterbinden, und sehr schlimm ist es, wenn jeder Versuch zur Kontaktaufnahme seitens des Kindes oder seitens anderer verhindert wird.

Bei Babys: Die Eltern nehmen dem Kind die Möglichkeit zu einem längerfristigen Interaktionsmuster mit einem Elternteil oder einer Elternfigur. Beispiele: ein Kind wird längere Zeit allein in einem Zimmer zurückgelassen; Personen, die sich für das Kind interessieren, werden zurückgehalten, etwa Freunde oder Mitarbeiter des Gesundheitsamts.

Bei Säuglingen und Kleinkindern: Die Eltern lehren das Kind, Kontakte zu anderen zu vermeiden. Beispiele: Bestrafung bei Kontaktaufnahme mit anderen und Belohnung bei Abkapselung.

Bei Schulkindern: Die Eltern versuchen, das Kind von normalen Beziehungen zu Altersgenossen abzuhalten. Beispiele: Verbot, mit anderen Kindern zu spielen; Verbot, Kinder mitzubringen; das Kind von der Schule fernhalten.

Bei Heranwachsenden: Die Eltern versuchen, das Kind von organisierten und außerschulischen Aktivitäten fernzuhalten. Beispiele: Das Kind darf weder in die Disco noch zum Sport; das Kind muß zu Hause bleiben, um den Haushalt zu erledigen und die anderen Kinder zu versorgen; das Kind wird für Verabredungen bestraft.

Negieren

Die Eltern stehen dem Kind psychologisch nicht zur Verfügung, sie sind nur mit sich selbst beschäftigt reagieren nicht auf Verhaltensweisen des Kindes. Eine leichte Form des Negierens ist beispielsweise die mangelhafte Aufmerksamkeit bei Mahlzeiten oder nach der Schule. Schlimmer ist es dann schon, wenn über einen längeren Zeitraum hinweg nicht mit dem Kind gesprochen wird, wenn also eine »Mauer des Schweigens« zwischen Eltern und Kind aufgebaut wird. Katastrophal ist Negieren dann, wenn es keinerlei emotionalen Zugang oder Interaktion gibt. Im Gegensatz zur Ablehnung ist Negieren passiv und hat den Charakter der Vernachlässigung.

Bei Babys: Die Eltern reagieren nicht auf das Kind. Beispiel: auf sprachliche oder andere Äußerungen wird nicht reagiert.

Bei Säuglingen und Kleinkindern: Es herrscht eine kühle Atmosphäre, und es mangelt an Herzlichkeit beim Umgang mit dem Kind, tägliches Spielen gibt es nicht, sozialer Kontakt wird dem Kind vorenthalten. Beispiele: bei den Mahlzeiten keine Gespräche mit dem Kind; das Kind für längere Zeit ohne Beaufsichtigung durch Erwachsene allein lassen.

Bei Schulkindern: Die Eltern schützen das Kind nicht gegen Bedrohung von außen und sie helfen ihm nicht, auch wenn es erforderlich sein sollte. Beispiele: das Kind wird nicht gegen Angriffe durch die Geschwister oder andere Familienmitglieder geschützt; es mangelt an Interesse für die Schule und andere Dinge; dem Kind wird bei Problemen mit Freunden nicht geholfen.

Bei Heranwachsenden: Kein Interesse für das Kind. Beispiele: kein Interesse an Dingen, die für das Kind wichtig sind; sich mit anderen Personen zu beschäftigen, so daß der Heranwachsende als Liebesobjekt nicht mehr notwendig ist.

Priscilla ist eine Woche alt. Die Mutter ist siebzehn. Sie wurde vergewaltigt, als sie empfängnisbereit war. Sie fürchtet, das Kind sei nicht von ihrem Freund. Sie wollte die Schwangerschaft eigentlich abbrechen, aber sie hat zu lange gewartet. Ihr Freund hat sie während der Schwangerschaft verlassen, weil er das Kind nicht wollte. Die Mutter ist nach der schwierigen Geburt sehr schwach und widmet sich kaum dem Kind. Es ist ein zu leichtes und zu früh geborenes Kind. Die Mutter rauchte und trank während der Schwangerschaft viel, obgleich sie wußte, daß das Kind dadurch leichter werden würde; sie hatte Angst vor der Geburt. Sie hat keinen Blickkontakt mit dem Kind und will es auch nicht füttern. Sie sagt mehrfach: »Was soll ich mit diesem Ding?«. Es gibt niemanden, der ihr helfen kann.

Hier handelt es sich um Ablehnung und Negieren.

Bea ist das jüngste von fünf Kindern, die zwischen acht Monaten und neun Jahren alt sind. Bea und ihre dreijährige Schwester werden schlecht versorgt, beide waren keine Wunschkinder. Die Mutter ist 26. Der Vater verließ sie vor einem halben Jahr, weil Bea bereits das zweite ungewollte Kind war. Die Mutter lebt sehr isoliert und kann nur dann das Haus verlassen, wenn sie alle Kinder mitnimmt. Die Kinder sind in ihrer Entwicklung zurückgeblieben und haben keinerlei Kontakte. Die Mutter hat ständig Angst, aus dem Haus zu gehen. Als junges Mädchen hat man sich an ihr vergangen. Ihr Vater war verschwunden, ihre Mutter war depressiv und phobisch. Mit 17 Jahren wurde sie schwanger und hoffte, von zu Hause fort zu können. Sie zog mit einem älteren Freund zusammen. Dort fühlte sie sich wie in einem Gefängnis, und schließlich hat sie sich davongemacht. Heute lebt die Mutter von der Sozialhilfe. Sie ist ein Kind mit Kindern, die Situation entwickelt sich zu einem Chaos. Eigentlich wäre sie am liebsten fortgelaufen. Die ältesten Kinder schwänzen die Schule, und die Mutter wagt es nicht, ihnen zu folgen. Immer größer wird ihre Angst. Wenn die Kinder nach Hause kommen, wird getreten und geschrien, bis sie still sind. Je lauter sie schreit, um so häufiger bleiben die Kinder fort. Die jüngsten entwickeln sich ebenso. Wenn Bea die Aufmerksamkeit auf sich ziehen will, beginnt die Mutter, zu schreien und macht ihr so große Angst, daß sie still wird.

Hier handelt es sich um Negieren und Terrorisieren des Babys sowie um Mißhandlung der älteren Kinder.

Robbie war ein »Unglück«. Als er zwei Monate alt war, gab seine zwanzigjährige Mutter ihn zu ihren Eltern und zog um, um in einer Bar zu arbeiten. Die Großeltern wußten sich nach neun Monaten keinen Rat mehr, das Kind weinte Tag und Nacht. Es wurde zu einer Pflegefamilie gegeben. Robbie hat am ganzen Körper Ekzeme. Die Großeltern ließen ihn lange Zeit allein und schlossen ihn stundenlang in einem Zimmer ein. Seine Entwicklung hat sich verzögert; die Pflegeeltern können ihn weder trösten noch liebkosen, weil sie seine Haut so unangenehm finden.

Hier handelt es sich um Ablehnung und Verlassen durch die Mutter, um Negieren und Isolation durch die Großeltern, um Ablehnung durch die Pflegeeltern.

Der Vater von Jan-Kees ist als Kraftfahrer häufig fort. Die Mutter arbeitet als Putzfrau und hat mehrere Freunde. Als Jan-Kees zwei Jahre alt wurde, nannte er einen der Freunde »Papa«. Die Mutter hatte große Angst, daß er reden und die ganze Geschichte verraten würde. Sie bläute ihm ein, nur in ihrem Beisein zu reden. Zum Vater sagte sie, das Kind habe eine Halserkrankung. Jan-Kees durfte mit niemandem spielen. Die außerehelichen Kontakte der Mutter reichten nicht aus, ihre sexuellen Bedürfnisse zu befriedigen, sie brachte ihm »Pferdchenreiten« bei. Eines Tages kam der Vater unerwartet nach Hause und hörte den Jungen sprechen. Nach einem bösen Streit, der mit Handgreiflichkeiten einherging, sagte die Mutter dann, das Kind sei wahrscheinlich nicht von ihm. Der Vater lehnte das Kind daraufhin ab. Jan-Kees ist in seiner Entwicklung zurückgeblieben. Er ist überabhängig von seiner Mutter und sehr destruktiv

Hier handelt es sich um Isolation und Korrumpieren durch die Mutter sowie um Negieren durch den Vater.

Anna war drei Jahre alt, als sich ihre Eltern scheiden ließen. Nach einem Jahr heiratete die Mutter einen Mann, der seinerseits drei Kinder hatte. Anna war ein hyperaktives Kind und Anlaß für zahlreiche Konflikte. Sie wurde immer aggressiver, war nicht mehr zu kontrollieren, unehrlich und versuchte ständig, die Aufmerksamkeit auf sich zu ziehen. Die anderen Familienmitglieder lebten in Harmonie miteinander. Als die anderen in Urlaub fuhren, blieb sie bei den Großeltern. Nach der Rückkehr konnte die Familie nichts mehr mit Anna anfangen. Der neue Vater stellte die Mutter vor die Wahl: »Entweder geht Anna oder ich gehe«. Die Mutter beschloß, Anna in ein Kinderheim zu geben.

Hier handelt es sich um Ablehnung und Isolation.

Jopies Vater weiß genau, wie Kinder sich zu verhalten haben. Jopie ist vier Jahre alt und weiß davon noch nichts. Das einzige, was Vater sagt, ist: »Benimm dich!«. Und Jopie macht dann ein verwirrtes Gesicht. Vater ärgert ihn immer und kommandiert ihn herum. Außerdem wird Jopie ignoriert, um nicht zu sehr verwöhnt zu werden (der Vater verließ mit 18 Jahren das Elternhaus, um zur Marine zu gehen, sein Vater war Alkoholiker, seine Mutter konnte ihn nicht ausstehen). Vater veranstaltet mit Jopie ständig kleine Wettkämpfe. Wenn Jopie gewinnt, hat er geschummelt; wenn Jopie verliert, ist er ein Dummkopf und eine halbe Portion. Manchmal sagt Vater: »Komm her, laß dich drücken«. Wenn Jopie dann kommt, schiebt Vater ihn weg und sagt: »Du bist doch kein Homo«. Jopie lebt in einer doppelten Bindung und kann damit nicht fertig werden. Er ist angespannt, nervös, lutscht am Daumen und spricht nicht. Später beginnt er zu stottern. Im Kindergarten ist er sehr in sich gekehrt und verhält sich anderen Kindern gegenüber zuweilen aggressiv.

Hier handelt es sich um Terrorisieren und Ignorieren.

Doortje, vier Jahre alt, wird regelmäßig in ihrem Zimmer eingeschlossen, um für Verstöße gegen die strengen Regeln der Eltern bestraft zu werden. Weil sie beim Essen noch viel herumschlabbert, muß sie in ihrem Zimmer allein zu Ende essen. Mehrmals in der Woche geht das so. Manchmal hockt sie den ganzen Tag in ihrem Zimmer; sie darf zwar dort spielen, ohne Dreck zu machen, aber sie darf nicht raus zu den anderen Kindern, weil sie sich dann schmutzig macht. Mutter hat einen »Putzfimmel«. Doortje klagt über Kopfschmerzen und Schwindelgefühle.

Hier handelt es sich um Ablehnung und Isolation.

Cynthia war acht Jahre alt und zu Hause das »Aschenputtel«. Alles mußte sie tun, ihre Brüder konnten herumfaulenzen. Stets trug sie alte und zu große Jungenkleidung. Die Jungen durften in die Disco, aber Cynthia mußte zu Hause bleiben, weil Mama viel zu tun hatte und immer unter Kopfschmerzen litt. Die Eltern hatten keinerlei Kontakt zur Schule und interessierten sich auch nicht für die schulischen Leistungen – später würde Cynthia sowieso Hausfrau werden. Cynthia war ein »schwieriges« Kind, das – so der Vater – nur hart angepackt werden mußte. Cynthia, unglücklich und depressiv, hält sich selbst für dumm, lästig und schlecht und glaubt, die anderen hätten recht mit ihrer Meinung über sie.

Hier handelt es sich um Negieren, Ablehnen und Isolation.

Jan und Piet sind acht und zehn Jahre alt. Sie leben mit ihrer Mutter und Großmutter in einer zu kleinen und zu feuchten Dachwohnung an einer belebten Straße. Vater war Alkoholiker und hat die Familie verlassen. Mutter ist eher Tochter der Großmutter als Mutter der Jungen. Die Großmutter hat sich voll und ganz auf die Jungen gestürzt. Spielen dürfen sie nur in der Wohnung. Oma ist überbesorgt und die Kinder sind völlig abhängig von ihr. Jan schläft bei der Mutter und Piet bei der Oma. Jan ist aggressiv und kämpft viel, Piet ist passiv und bekommt Bauchschmerzen, wenn etwas nicht richtig klappt. Häufig sind sie beim Arzt. Piet wurde schon mehrfach operiert.

Hier handelt es sich um Isolation, Korrumpieren und vielleicht auch um Mißhandlung durch Ärzte.

Joop ist neun Jahre alt. Bis zur ersten Klasse ging alles gut. Den Worten des Lehrers zufolge wurde er dann immer fauler. Er ist intelligent, aber er lernt nicht. Mit dem Lesen klappt es überhaupt nicht. Nachdem er einmal sitzengeblieben ist, besucht er nun die zweite Klasse, und Mutter muß am Wochenende mit ihm Diktate üben, bis der Schularzt feststellt, daß er vermutlich leseblind ist. Ein Test ergibt, daß der Arzt recht hat, Joop leidet an einer schweren Dyslexie. Jedes Zeugnis beschert ihm Prügel von seinem Vater. Mutter vergleicht ihn ständig mit anderen Kindern, die besser sind, und kanzelt ihn im Beisein seiner Freunde ab. Der Lehrer kümmert sich nicht weiter um ihn. In der Klasse gibt es 33 Kinder, und es ist sowieso kaum möglich, dort für Ruhe zu sorgen. Außerdem wechseln die Lehrer ständig, hinzu kommen noch Schwangerschaftsurlaub und Krankheit von Lehrkräften. Für die anderen Kinder in der Klasse ist Joop nur der »Lahmsack«. Joop wird immer aggressiver. Manchmal schlägt er völlig über die

Stränge. Vater lehnt die Sonderschule ab (er selbst leidet unter Leseschwäche).

Hier geht es um Ablehnung, Terrorisieren, Isolation sowie kognitive und pädagogische Vernachlässigung.

Sjaan war zwölf, als sich ihre Eltern scheiden ließen. Sie blieb beim Vater und einem jüngeren Bruder. Mutter hatte einen neuen Freund. Vater hatte nur Frauen im Kopf. Die Kinder blieben nachts allein zu Hause. Sjaan zog dann zu ihrer Mutter und dem neuen Freund. Mutter wurde schwanger und Sjaan mußte zur Großmutter. Nach zwei Monaten schickte diese das Mädchen wieder zum Vater zurück. Vater hatte viele Frauenaffären und für Sjaan war da keine Zeit. Sjaan trieb sich bis tief in die Nacht auf den Straßen herum. Sie weigerte sich, für ihren Bruder zu sorgen und schwänzte ständig die Schule.

Hier handelt es sich um Negieren und Ablehnung.

Sjonny, 13 Jahre alt, lebt bei seiner älteren Schwester, seiner Mutter und einem altmodischen Stiefvater. Dieser ist sehr streng, vor allem Sjonny gegenüber. Er läßt ihn alle möglichen Arbeiten verrichten und beobachtet ihn ständig. Sjonny muß arbeiten und auch noch die Schularbeiten machen. Zum Spielen ist keine Zeit: das ist doch zu nichts nütze. Die Mutter wagt nicht, das Kind in Schutz zu nehmen. Sjonny steckt eines Tages sein Zimmer in Brand.

Der Vater terrorisiert und isoliert ihn, von der Mutter wird er negiert.

Ein außerehelich geborener Junge, hektisch, chaotisch und schnell ablenkbar, hat keine Freunde. Regelmäßig läuft er fort, um Freunde zu suchen. Der neue Vater, der ihn nicht mag, sperrt ihn manchmal stundenlang auf den Balkon. Eines Tages schleppt der Stiefvater den Jungen im Verlaufe eines heftigen Streits an einem Bein über den Fußboden. Der Rücken des Jungen ist offen.

Hier handelt es sich um Ablehnung, Isolation und Negieren.

Eine alleinstehende Mutter arbeitet abends und nachts. Das fünfjährige Kind bleibt allein zurück, eingesperrt in seinem schmucklosen Schlafzimmer. Tagsüber schläft die Mutter. Das Kind kommt regelmäßig zu spät zur Schule. Die Mutter vergißt manchmal sogar, das Kind von der Schule abzuholen, so daß es alleine nach Hause gehen muß, wobei es eine stark befahrene Straße zu überqueren hat. Der kleine Junge wurde einige Male mit einem fremden Mann gesehen, von dem er Süßigkeiten bekommen hat. Die Mutter zieht sich von ihrem Sohn zurück und negiert ihn.

Die Ablehnung eines Heranwachsenden wirkt sich weniger nachhaltig aus als die Ablehnung eines nicht gewollten Babys. Auch Terrorisieren hat bei kleinen Kindern schlimmere Folgen als bei älteren, es sei denn, es geschieht von klein an. Negieren und Isolation wirken sich schlimmer aus, wenn ein Kind immer zu Hause ist und Korrumpieren wird um so nachhaltiger wirken, je älter ein Kind ist, weil es dann seinem Ego und seiner Integrität Gewalt antun muß. Doch im allgemeinen ist es so, daß die Folgen um so schwerwiegender sind, je mehr Mißhandlungsformen gleichzeitig eine Rolle spielen, je kleiner das Kind ist, je länger die Mißhandlung andauert und je stärker sich die psychische Kindesmißhandlung auf mehrere Lebensbereiche erstreckt.

Sexueller Mißbrauch

Sexuellen Mißbrauch definiere ich in Anlehnung an Drayer (1985) wie folgt: Sexuelle Kontakte von Familienangehörigen oder Hausbewohnern zu einem Kind unter 16 Jahren, Kontakte, die gegen den Willen des Kindes stattfinden oder ohne daß das Kind infolge körperlicher oder relationaler Übermacht, emotionalen Drucks oder aufgrund von Zwang oder Gewalt das Gefühl hat (gehabt hat), die sexuellen Kontakte ablehnen zu können. Zu sexuellen Kontakten zählen alle Berührungen: vom Berühren oder Berührenlassen von Genitalien, Küssen mit sexuellen Absichten bis hin zum Geschlechtsverkehr (vaginal, oral oder rektal). Ein Drittel aller Fälle sexuellen Mißbrauchs beginnt vor dem sechsten Lebensjahr. Eine spätere Untersuchung Drayers (1988) zeigte, daß 1,4% der Frauen vor dem sechsten Lebensjahr von einem Familienmitglied belästigt wurden. Es handelt sich hier jedoch um eine rückblickende Untersuchung, so daß diese Zahlen vermutlich zu niedrig angesetzt sind. Erwachsene können sich an die Zeit vor ihrem vierten Lebensjahr kaum bewußt erinnern, und außerdem ist man geneigt, traumatische Erfahrungen zu leugnen oder zu verdrängen. Neueste Untersuchungen zur Zuverlässigkeit von Wahrnehmungen von Kindern – wenn es sich um traumatische Erfahrungen handelt – lassen jedoch vermuten, daß Kinder nicht mehr und nicht weniger zuverlässig wahrnehmen als Erwachsene.

Was sexuellen Mißbrauch so beklemmend macht, ist die Tatsache, daß hier alle anderen Formen der Vernachlässigung und Mißhandlung häufig ebenfalls eine Rolle spielen. Außerdem zeigt sich, daß auch hier die Folgen bis in die nächste Generation hinein spürbar sind.

Die Presse reagierte vor einigen Jahren zynisch und ungläubig, als bekannt wurde, daß sexueller Mißbrauch eine häufige Erscheinung ist. Bis vor kurzem konnten wir noch glauben, Mißhandlung und Vernachlässigung sei die Sache einer Handvoll »psychisch gestörter« Eltern (etwa 10% der mißhandelnden Eltern). Aber daß so häufig, so lange und selbst mit kleinen Kindern sexueller Mißbrauch getrieben wird, und zwar innerhalb der eigenen vier Wände, wollen wir einfach nicht glauben.

Die Empörung von Anwälten, Professoren oder anderen »Fachleuten«, die in irgendeinem Bereich »Spezialisten« und zugleich praktisch allesamt Männer sind, sprach Bände. Die Machogesellschaft fühlte sich in ihrer Ehre angegriffen. Diejenigen, die sich mit diesem Problem auseinandersetzten, wurden – wie die Überbringer schlechter Nachrichten im Mittelalter – von der Presse angegriffen und abgekanzelt. Die Empörung von Gesellschaft und Wissenschaft erinnerte mich an die Reaktion, der sich Freud vor fast 100 Jahren ausgesetzt sah. 1895 entwickelte Freud die »Verführungstheorie«, nach der emotionale Störungen fast immer auf tatsächlich erlebte, aber verdrängte sexuelle Gewalt in der frühen Kindheit zurückzuführen sind. Später änderte Freud seine Meinung und behauptete nun, diese Erfahrungen seien Phantasien des Kindes. Unter dem Druck von Fachkollegen, die sich darüber empörten, daß Freud es wagte, zu behaupten, sexuelle Gewalt gegen Kinder müßte ihnen in ihrer Praxis begegnen, wurde die »Verführungstheorie« unter den Tisch gekehrt.

Nach der Phase der Aufregung und Empörung befinden wir uns jetzt in der Phase der »Ablehnung«. Vielleicht wird sexueller Mißbrauch in zehn Jahren ebenso diskussionsfähig sein wie die anderen Formen der Kindesmißhandlung. Dann werden wir auch über weitere »wissenschaftliche« Erkenntnisse zu Definition, Art, Ausmaß und Auswirkungen verfügen. Vielleicht sind wir dann schon so weit, daß wir Präventivmaßnahmen ergreifen können. »Objektive« Gelehrte scheinen nur an der Epidemiologie, an der quantitativen Häufigkeit bestimmter Formen interessiert zu sein. Die tatsächlichen Auswirkungen auf das Kinderleben sind mit ihren untergliederten analytischen und überbewerteten statistischen Methoden jedoch kaum zu beschreiben. Die chronische Androhung physischer, psychischer und sexueller Gewalt hat auf jedes Kind eine andere Wirkung und ist somit von ausgesprochen subjektivem Charakter.

Kinder können nicht nur sexuell mißhandelt, sondern auch sexuell vernachlässigt werden. Ein Kind, das nie gedrückt, getröstet oder gestreichelt wird – aus Angst vor erotisch angehauchtem Verhalten oder vor Auslösung sexueller Impulse –, entfernt sich von seinem eigenen Körper. Wenn man ständig hört, Sex sei unangenehm, verderblich, sündig, pervers und schmutzig, wird ein beträchtlicher Teil der zukünftigen zwischenmenschlichen Möglichkeiten ausgeschlossen. Jeder freundschaftliche Kontakt kann über erotischen Kontakt zu sexuellem Kontakt werden, so daß ein Kind aus Angst vor Sexualität Kontakten gänzlich aus dem Wege geht. Das Kind vereinsamt dadurch und gerät in die Isolation. Einem kleinen Kind oder einem Schulkind, das seine empfindliche Stelle entdeckt und damit experimentiert, darf nicht mit dem Abschneiden des Penis oder mit dem Festbinden der Hände gedroht werden. Und man darf es nicht dadurch vor anderen bloßstellen, daß man es in aller Öffentlichkeit als »Homo« oder »Lesbe« beschimpft (in einer homophoben Umgebung), weil es mit seinem oder ihrem Geschlechtsteil spielt. Ein Kind nicht über Sexualität aufzuklären erhöht die Gefahr, daß das Kind Opfer sexuellen Mißbrauchs wird, steigert die Gefahr irreführender Vorstellungen von Sexualität (»Porno ist normal«) oder unberechtigter Ängste im Zusammenhang mit Sexualität (»Wenn du mit einem Mann ins Bett gehst, wirst du...«, »Von Sex bekommt man Geschlechtskrankheiten oder Aids«).

Sexueller Mißbrauch, das »perfekte Verbrechen«, ist kaum nachweisbar. Und die Täter wissen das. Auch die Spuren einer Vergewaltigung sind oft schon nach zwei Wochen fast völlig verschwunden, jedenfalls soweit es den Körper betrifft. Und von einer »Narbe« auf der Kinderseele kann man leider kein Röntgenbild anfertigen ...

Die unten aufgeführten Fälle lassen sich noch um zahlreiche weitere ergänzen. Überdies ist kein Fall wie der andere. Diese Beispiele machen deutlich, daß sexueller Mißbrauch häufig mit anderen Formen der Mißhandlung (Vernachlässigung usw.) einhergeht und sowohl bei Jungen als auch bei Mädchen, sowohl innerhalb als auch außerhalb der Familie, in jedem Alter und durch Jungen und Männer vorkommt.

Ein Vater zeigt seiner sechsjährigen Tochter nach einem Zeichentrickfilm regelmäßig Pornovideos und erklärt, das seien hübsche Spielchen, die Väter mit ihren Kindern machten. Später erzählt das Kind, es habe diese Sachen auch mit dem Papa gemacht. Nur diesen komischen »Joghurt« fand das Kind nicht lecker.

Der Hausfreund hat ein sechsjähriges Kind mißbraucht. Die Eltern lehnen eine ärztliche Untersuchung ab und wollen die Sache möglichst schnell vergessen. Aus Angst vor Repressalien erstatten sie keine Anzeige. Das Kind leidet unter Obstipation und spielt mit anderen Kindern im Kindergarten aggressive, sexuell gefärbte Spiele. Der Täter ist – so stellt sich später heraus – bereits wegen mehrerer Sittlichkeitsdelikte aufgefallen. Es gehen Gerüchte, er sei HIV-infiziert.

Ein neunjähriges Mädchen ist bei der Untersuchung durch den Arzt äußerst angespannt. Die Mutter sagt, das Mädchen fürchte sich sehr vor Männern, die es berührten. Als der Arzt sich nach besonderen Vorkommnissen erkundigt, erklärt die Mutter: »Die Männer sind alle gleich«. Auf die Frage, ob das Kind bereits aufgeklärt sei, antwortet die Mutter beleidigt, dadurch lerne es nur schmutzige Dinge. Das Mädchen trägt ständig viel zu weite, schmutzige und verschossene Kleider. In der Schule wird es als »verklemmte Kuh« beschimpft.

Ein sechzehnjähriger Junge wurde jahrelang von einem Freund des Vaters »gebraucht«. Dafür bekam er Geld, so daß er sich ein Mofa kaufen konnte. Später, der Junge hat inzwischen eine Freundin, fürchtet er sich sehr davor, impotent und homophil zu sein. Er wird von seiner Freundin im Beisein anderer Jugendlicher ausgelacht. Ein Selbstmordversuch folgt. Der Junge hat Angst vor Aids, aber er wagt nicht, einen Test machen zu lassen. Er ist schwer depressiv und hält sich selbst für schwul.

Der Vater ist ein autoritärer Mann mit harter Hand. Die Mutter hingegen ist dem einzigen Sohn Karl gegenüber nachgiebig. Karl ist 15 Jahre alt, ein schüchterner Junge ohne Freunde. Die Mutter ist ständig besorgt, und der Vater hält ihn für einen Tunichtgut. Karl ist ein wenig korpulent. Die Nachbarin hat ihn einige Male bei Sexspielchen mit ihrem sechsjährigen Sohn erwischt, aber sie wagte nicht, dies Karls Vater zu erzählen, weil sie dessen Aggressivität fürchtete. Auch ihrem Mann sagte sie nichts, weil der ebenfalls sehr impulsiv ist (»Der schlägt ihn kaputt.«). Ihr Sohn klagte: »Ich habe Schmerzen am Popo.« Später stellte sich heraus, daß Karl ihm sagte: »Wenn du was erzählst, mach ich dich tot«. Dabei machte er eine Handbewegung an seinem Hals entlang. Der kleine Junge hat Alpträume und geht seiner Schwester an den Hals. Außerdem macht er wieder in die Hose.

Ein vierzehn Monate altes Mädchen hatte blaue Flecken auf der Bauchwand. Es gab Anzeichen vaginalen Mißbrauchs. Das Kind war zwei Tage zuvor angeblich gefallen. Es hatte eine Fraktur des Unterschenkels mit Anzeichen von Heilung, so daß der Knochen schon vor mindestens 10 Tagen gebrochen sein muß. Extreme Angst zeigte das Kind bei der Untersuchung der Genitalien sowie später beim Wechseln der Windeln.

Ein sechsjähriges Mädchen hatte blaue Flecken an der Außenseite der Schenkel. Bei näherer Untersuchung fand man auch in der Leiste blaue Flecken. Das Kind erzählte von »einem Finger in meiner Muschi« und »einem Pimmel in meinem Po«. Das Mädchen hatte eine rote Vulva und ein geweitetes Jungfernhäutchen mit unregelmäßiger Vorderseite. Ein Riß an der Rückseite des Anus mit beidseitig durchscheinenden Adern wurde ebenfalls festgestellt. Alle vier Mädchen der Familie – im Alter von 5 bis 11 Jahren – waren offensichtlich vom Vater sexuell mißbraucht worden.

Ein fünfjähriger Junge hatte Schrammen auf Schenkeln und Gesäßbacken. Seine Ohren und sein Gesicht wiesen Verletzungen auf, und er hatte anale Veränderungen. Im Krankenhaus berichtete er einer Schwesternschülerin, sein Vater habe seinen Popo kaputtgemacht.

Im Kinderhort zeigte ein vierjähriges Mädchen Anzeichen emotionalen Stresses mit Bettnässen und aggressivem Verhalten dem Bruder gegenüber. Das Mädchen erzählte, ein Mann mit einem »großen Pimmel« habe ihm wehgetan. Eine Spieltherapie führte zu Hinweisen auf oralen, genitalen und analen Sex. Veränderungen infolge vaginalen und analen Mißbrauchs waren noch zu erkennen.

Ein fünfjähriger Junge sah fern und spielte mit seinem Penis. Ein elfjähriges Mädchen, das aufpaßte, drohte damit, den Penis abzuschneiden, wenn der Junge nicht damit aufhöre. Das Mädchen nahm ein Brotmesser und schnitt über die Außenseite des Penis. Später fand man heraus, daß das Mädchen seit dem 7. Lebensjahr von mehreren männlichen Familienmitgliedern mißbraucht wurde.

Ein dreijähriger Junge wurde mit Brandwunden ins Krankenhaus eingeliefert. Der Junge war drei Monate zuvor bereits in einem anderen Krankenhaus gewesen – halb bewußtlos, mit blauen Augen und üblen, absichtlich beigebrachten Wunden (Brandwunden auf dem Rumpf, auf den Gesäßbacken und den Genitalien). Diesmal war sein Skrotum verbrannt, seine Vorhaut war verletzt und und er hatte punktförmige Blutungen am Penisschaft. Es gab Hinweise auf analen Mißbrauch. Später, in einer Pflegefamilie, erzählte der Junge, sein Vater habe ihn beim Wochenendbesuch mißhandelt und mißbraucht. Die Eltern waren geschieden.

Ein dreijähriges Mädchen: symmetrische Rötung rund um die Genitalien. Das Mädchen erzählt, die elfjährige Schwester habe das getan. Die ältere Schwester war verhaltensgestört. Die Eltern lehnten jede Hilfe ab. Drei Monate später wurde beobachtet, daß das Mädchen so eigenartig laufe. Das Mädchen sagte dazu: »Das tut da unten so weh«. Später erzählte es der Schwester, der Vater habe immer an seiner Muschi gespielt. Ein vierzehnjähriger Vetter hatte das Mädchen ebenfalls beim Aufpassen befummelt und auch noch den Hund dazugeholt. Das Kind hatte einen völlig »zerstörten« Unterleib.

Ein zweijähriges Mädchen: rote Vulva und Schwellung, Riß in der Vagina. Das Mädchen war kurz bei einem Nachbarn abgegeben worden, weil die Mutter zum Arzt mußte. Als sie zurückkam, weinte das Kind sehr, es war zwischen den Beinen rot und konnte kein Wasser mehr lassen. Die Mutter ging zur Polizei, weil sie sexuellen Mißbrauch vermutete. Das Kind zeigte beim Arzt große Angst. Später stellte sich heraus, daß der Nachbar tatsächlich versucht hatte, das Kind zu penetrieren.

Ein dreijähriges Mädchen wurde mit roter Vulva und eitrigem Ausfluß ins Krankenhaus eingeliefert. Außerdem hatte es wieder begonnen, ins Bett zu machen. Auch Anzeichen von analem Mißbrauch waren zu erkennen.

Ein dreijähriges Mädchen: Riß im Jungfernhäutchen. Nachdem das Mädchen aufgrund der Scheidung der Eltern umgezogen war, begann es, ins Bett zu nässen und hatte Alpträume. Das Kind spielte häufiger draußen. Mehrmals wußte die Mutter nicht, wo das Kind war. Eines Tages sah die Mutter, wie das Mädchen mit einem dreizehnjährigen Jungen aus der Nachbarschaft in die Garage ging. Die Mutter war jedoch erst wirklich beunruhigt, als das Kind stolz erzählte, es habe die »Bälle« des Jungen sehen dürfen. Zeichen analen und vaginalen Mißbrauchs bei einem schwer gestörten Kind waren zu beobachten.

Ein sechsjähriges Mädchen: entzündete Vagina, rote Schamlippen und erweiterte Öffnung des Jungfernhäutchens, rauhe Haut und Ausfluß. Das Mädchen weigerte sich, mit dem Arzt zu sprechen. Bei der Aufnahme erzählte es der Schwester über sexuellen Mißbrauch durch den Bruder. Der Vater war als Täter bereits bekannt.

Ein siebenjähriges Mädchen: weite Öffnung im Jungfernhäutchen, Anzeichen analen Mißbrauchs, »Knutschfleck« im Nacken, für den der zwölfjährige Bruder verantwortlich war. Das Mädchen weigerte sich, etwas zu erzählen. Sehr viel später berichtete es, ein Freund der Mutter habe ihm Schmerzen zugefügt. Die Mutter hatte ihn auch einmal auf dem Kind liegen sehen. Der Bruder wies später ebenfalls Anzeichen analen Mißbrauchs auf. Die Mutter konnte nicht auf das Geld ihres Freundes verzichten und fürchtete sich vor ihm. Die Mutter wurde früher selbst mißbraucht.

Ein anderthalbjähriges Mädchen: mehrere frische Risse am Anus. Die Krankenhausaufnahme erfolgte wegen hohen Fiebers und analer Warzen. Eine Frau, die anonym bleiben wollte, berichtete, das Kind werde mißbraucht. Als es kaum einige Wochen alt war, wies es merkwürdige Brandwunden und blaue Flecken auf Kopf und Beinen auf. Das Mädchen zeigte ein ausgeprägtes sexuelles Verhalten: Zungenküsse, Griffe in die Schamgegend und Masturbation. Das Mädchen erzählte nichts. Die Mutter akzeptierte schnell, daß das Kind mißbraucht wurde. Der Vater wurde wütend und drohte dem Arzt mit dem Rechtsanwalt.

Ein fünfzehnmonatiges Mädchen: Risse im Anus, Schleimhaut des Dickdarms sichtbar. Die äußerst magere, sehr nervöse und kettenrauchende Mutter akzeptierte sofort, daß das Kind mißbraucht wurde. Viele Männer hatten Zugang zu diesem Baby, weil die Mutter zu Hause »Geld dazuverdiente«. Der Täter wurde nie gefunden: das perfekte Verbrechen also.

Ein zweijähriger Junge: geschwollener roter Anus mit Rissen und geschwollenen Venen. Er war das sechste von sieben Kindern. Die älteste Tochter berichtete über Mißbrauch durch den Stiefvater. Die Mutter stritt das ab. Die fünf anderen Mädchen wiesen Anzeichen analen Mißbrauchs auf. Man holte sie aus der Familie heraus. Die beiden kleinsten Jungen im Alter von zwei Jahren und von einigen Monaten blieben zu Hause. Analer Mißbrauch wurde vermutet, aber die Mutter erzählte, das Kind sei auf ein Spielzeug gefallen. Später stellte sich heraus, daß der Stiefvater früher schon einmal geschieden war und damals bereits des Mißbrauchs verdächtigt wurde.

Ein vierjähriger Junge: verletzter Anus mit Rötung und Schwellung und einem kleinen Riß. Merkwürdige runde Brandwunden (Zigaretten?). Seine achtjährige Schwester litt unter vaginalem Blutverlust. Ein zwölfmonatiges Schwesterchen wuchs nicht und hatte Risse am Anus. Die Mutter berichtete, drei Jahre zuvor habe man vermutet, in der Straße, in der sie wohnte, gäbe es einen Mann, der Kinder mißbrauche Dieser Mann wurde nie gefunden. Später berichteten die Kinder, der Vater hätte sie anal mißbraucht, wenn die Mutter zur Arbeit war.

Das »Münchhausen Syndrome by Proxy«

Eine eigene Form der Kindesmißhandlung ist das sogenannte »Münchhausen Syndrome by Proxy«. Der Name des berühmten Barons von Münchhausen, der so phantastische Lügengeschichten erzählte, muß in der Psychiatrie für Menschen herhalten, die allerlei Symptome erfinden oder simulieren, um die Aufmerksamkeit der Medizin zu erlangen. »Syndrome« heißt, daß es sich hierbei um einen ganzen Komplex von Krankheitserscheinungen (Symptomen) handelt, die zusammengehören; »by Proxy« bedeutet »stellvertretend«. Die Mutter erfindet und simuliert Symptome beim Kind, um es unnötigerweise behandeln zu lassen. In diesem Falle erfolgt die Mißhandlung durch die gutgläubigen Ärzte.

Symptome

Häufig handelt es sich um Kinder im Alter bis zu neun Jahren. Das Kind ist in hohem Maße auf die Mutter fixiert, wie übrigens alle anderen mißhandelten Kinder auch. Es ist bereit, das Spiel »den Doktor irreführen«, mitzuspielen und sogar in die Rolle des Kranken hineinzuwachsen, manchmal bis in die Zeit der Adoleszenz oder bis weit ins Erwachsenenalter hinein. Die meisten Krankheitssymptome, die von der Mutter erfunden oder hervorgerufen werden (durch Verabreichung bestimmter Mittel), sind Fieber, Blutungen (gelegentlich mit Blut versetzter Urin, Fäkalien oder Erbrochenes), Erbrechen (bewirkt durch ein Brechmittel), Durchfall (zuweilen provoziert durch vergiftete oder unangenehme Flüssigkeiten), roter Hautausschlag (bei bekannter Allergie oder durch Reiben), sogenannte Anfälle epileptischer Art, Lethargie (Verabreichung von Schlafmitteln), erfundener Herzstillstand durch Zudrücken des Halses, »Beinahe-Kindstod« durch ein aufgedrücktes Kissen, Hypoglykämien (niedriger Blutzuckerwert durch Verabreichung bestimmter Medikamente) oder eine Reihe anderer Nebenwirkungen von Stoffen, die verabreicht werden. Darüber hinaus werden Laborwerte dadurch verfälscht, daß der Urin mit Wasser, Blut oder Zucker versetzt oder Fäkalien mit Blut vermischt werden.

Verdächtige medizinische Vorfälle

- häufige Erkrankung des Kindes
- die Symptome aus der Krankengeschichte stimmen nicht mit den Untersuchungsergebnissen überein
- merkwürdige Symptome, die von erfahrenen Ärzten nicht zu deuten sind

- die Behandlung schlägt nicht an oder die Medikamente sind im Blut nicht nachweisbar
- sehr seltene Krankheiten bei einem gesund erscheinenden Kind
- epileptische Anfälle, die von Dritten nie beobachtet werden
- (angebliche) allergische Reaktionen bei allen möglichen Mitteln, um so die Verabreichung von Medikamenten zu verhindern
- wenn die Mutter fort ist, verschwinden die Symptome
- die Mutter ist ständig anwesend, sie weicht nicht von der Seite des Kindes
- die Mutter ist nicht im gleichen Maße besorgt wie die Ärzte
- früheres »Sudden Infants Death Syndrome (SIDS)« in der Familie
- zahlreiche Erkrankungen in der Familie
- pharmazeutische Stoffe im Blut, im Urin, im Mageninhalt oder in den Fäkalien
- eine offene und »gleichwertige« Beziehung zum Ärztestab (die Vornamen sind bekannt).

Bei »Münchhausen« hofft die Mutter, die selbst ebenfalls allerlei Erkrankungen hinter sich hat – häufig nach Mißhandlung, nach Vernachlässigung oder nach Mißbrauch –, gleichfalls Aufmerksamkeit zu erhalten. Es ist praktisch immer die Mutter, die die Krankheiten erfindet, der Vater steht als passiver Dritter im Hintergrund oder ist abwesend. Die Mutter hatte häufig eine nicht abgeschlossene medizinische Ausbildung, so daß sie gut mit Symptomen und Krankheiten vertraut ist. Auch sie hat zahlreiche eigenartige Krankheiten gehabt und ist sehr um das Kind besorgt. Wenn man sie wegen ihres merkwürdigen Verhaltens zur Rede stellt, streitet sie vehement ab, sogar Selbstmordgedanken können aufkommen. Bei Krankenhausaufenthalten ist sie stets anwesend und mit dem Ärztestab gut vertraut. Sie hilft sogar in der jeweiligen Krankenaushabteilung mit.

Die Familie, aus der sie kommt und ihre eigene Familie zeichnen sich durch folgendes aus:

1. Klammerverhältnis im Eltern-Kind-System. Die Familienangehörigen sind so stark aufeinander fixiert, daß sie ohne einander nicht auskommen können. Das geht zu Lasten der Selbständigkeit des Individuums. Man denkt, fühlt und antwortet für den anderen. Trennung, Lösung oder Selbständigkeit werden als Verrat angesehen. Mancherlei emotionale Zwangsmittel werden eingesetzt, um eine Loslösung zu verhindern.
2. Generationenübergreifende ausbeutende Beherrschung/Unterwerfung im Rahmen der Eltern-Kind-Beziehung. Allerlei Formen der Kindesmißhandlung in der Familie der Großeltern und der Herkunftsfamilie wiederholen sich in dieser Familie.

3. Eine intensive Familienloyalität in Verbindung mit nur geringem Schutz des Kindes, beispielsweise geringe oder überhaupt keine Besorgnis über negative Auswirkungen auf das Kind.
4. Generationenübergreifende Krankheitsmuster im Zusammenhang mit chronischen körperlichen (erfundenen) Erkrankungen über drei Generationen der mütterlichen Linie hinweg. Bei generationenübergreifenden Krankheitsmustern ist die hierarchische Trennung zwischen Eltern und Kindern aufgehoben, so daß Eltern in die Rolle der Kinder schlüpfen und Kinder die Rolle der Eltern übernehmen.
5. Eine Umkehrung der Geschlechterrollen im Hinblick auf Macht und Fürsorge, so daß die Frau eher dominant und aggressiv und der Mann eher fürsorglich und helfend auftritt.

Das Kind wird in die Wahnwelt der Mutter hineingezogen, und zwar mit Stärke und krankmachender Loyalität, so daß es zu einer anerzogenen krankhaften Hilflosigkeit kommt. Die Folge kann medizinische Mißhandlung sein, weil die Ärzte nicht an »Münchhausen« denken und ständig nach einer Krankheit suchen, die es nicht gibt, vor allem dann, wenn die Mutter verschiedene Krankenhäuser aufsucht (»medical shopping«). Das kann dazu führen, daß es mehr als 10 Krankenhausaufnahmen pro Jahr gibt. Im Krankenhaus muß das Kind dann womöglich Lumbalpunktionen, EEG's, Computertomografien, Blutentnahmen, Röntgenaufnahmen aller möglichen Körperteile, intravenöse Pyelogramme, Magenspiegelungen, Zystogramme, Laparotomien und Operationen über sich ergehen lassen.

Ein vierjähriges Mädchen zeigte während eines Zeitraums von vier Monaten folgende Symptome: Fieber, Erbrechen, Durchfall und epileptische Anfälle, wobei auf Antiepileptika nicht angesprochen wird. Trotz dieser schweren Symptome bleibt das Mädchen wunderbarerweise einigermaßen gesund. Nach acht Krankenhausaufenthalten und Besuchen beim Kinderarzt, Neurologen, Rheumatologen, Gastroenterologen sowie nach Blutuntersuchungen, Rückenpunktion, Röntgenaufnahmen, Proktoskopie und Koloskopie wird Darmentzündung diagnostiziert. Es hilft nichts, das Kind muß intravenös ernährt werden. Schließlich wird im Mageninhalt ein Brechmittel gefunden. Die Mutter war Krankenschwester und hielt sich die ganze Zeit über bei ihrem Kind auf. Der Vater hatte die Familie verlassen. Sie stritt alles heftig ab. Nachdem das Kind von der Mutter getrennt wurde, verschwanden die Symptome.

Ein vierjähriges Mädchen wird innerhalb eines Jahres zehnmal wegen Durchfall und Austrocknung in ein Krankenhaus aufge-

nommen. Alle denkbaren Untersuchungen verlaufen ergebnislos. Als das Mädchen mit einer schweren Hypokaliämie und Muskelschwäche in ein Krankenhaus aufgenommen wird, findet man im Urin ein Abführmittel. Die Mutter war Krankenschwester und stritt alles ab. Der Vater wußte von nichts.

Mehrere Kinder einer großen Familie litten an Epilepsie. Die Mutter war Krankenschwester, konnte aber nicht arbeiten, weil sie angeblich Multiple Sklerose und Gebärmutterkrebs hatte. Kein Arzt konnte das bestätigen. Fünf der sieben Kinder im Alter von 9 bis 15 Jahren litten an Anfällen. Sie suchten mehrere Krankenhäuser auf und mußten zahlreiche Untersuchungen über sich ergehen lassen, EEG's waren eine normale Angelegenheit. Die Medikation wurde eingestellt, weil niemand jemals einen Anfall beobachtet hatte. Für die Kinder gab es allerdings wegen ihrer Epilepsie finanzielle Unterstützung. Als die Angelegenheit ans Licht kam, ist die Familie umgezogen.

Ein Baby wurde in ein Krankenhaus gebracht, weil es nicht mehr atmete und blau anlief. Zwei andere Kinder waren früher schon wegen Beinahe-Kindstod im Krankenhaus gewesen. Auch nach längerer Beobachtung und nach Monitoring konnte man nichts finden. Schließlich brachte eine Videoaufnahme ans Licht, daß die Mutter dem Kind die Kehle zudrückte.

Ein Junge, der eine Sonderschule besuchte, litt angeblich an Epilepsie und wurde am Wochenende stets zu einem anderen Arzt gebracht. Dem Schularzt erzählte die Mutter, der Junge erhielte keine Medikamente, was dem Arzt merkwürdig erschien. Allerdings bat sie den Arzt um ein Attest. Die wollte in eine Parterrewohnung umziehen, weil sie Angst habe, ihr Sohn könne sonst die Treppe hinunterfallen. Der Arzt sagte: »Wenn er Anfälle hat und keine Medikamente bekommt, wird sein Gehirn geschädigt. Und wenn er keine Epilepsie hat und Sie ihm Medikamente geben, wird er vergiftet. In beiden Fällen verschlimmern Sie die Lage des Kindes nur noch. Aber ich glaube (er dachte an »Münchhausen«), daß diese Anfälle mit dem Streß im Hause zusammenhängen, weil die Wohnung zu klein ist. Ich werde den Jungen einmal zur längerfristigen Beobachtung in ein Epilepsiezentrum einweisen«. Die Mutter reagierte heftig: »Niemals«. Der Arzt entgegnete: »Dann werden Sie sehen, gnädige Frau, daß die Anfälle von allein verschwinden, wenn Sie in einem anderen Haus wohnen«. Nach dem Umzug wurden keine Anfälle mehr gemeldet, und das Kind blühte wieder auf, es konnte sogar eine normale Schule besuchen (die Medikamente machten das Kind schläfrig).

Wie häufig kommt Kindesmißhandlung vor?

Die Epidemiologie ist die Lehre von der Verbreitung von Krankheiten. Früher ging es um Infektionserkrankungen (Epidemien), heute fallen Krankheiten wie Aids und Krebs in den Bereich der Epidemiologie. Wenn wir Kindesmißhandlung als das Ergebnis »kranker Beziehungen innerhalb der Familie zu den Kindern« ansehen, können wir von der Epidemiologie der Kindesmißhandlung sprechen. Es gibt leider kein absolut zuverlässiges »Meßinstrument«, um die Art und die Häufigkeit von Kindesmißhandlung zu messen. Genaue Zahlen könnten erst dann genannt werden, wenn alle Fälle von Kindesmißhandlung erkannt und darüber hinaus auch gemeldet würden. In der Praxis werden viele Formen der Kindesmißhandlung nicht erkannt und somit auch nicht gemeldet. Außerdem wird nur ein geringer Teil derjenigen Fälle gemeldet, die ganz eindeutig auf Kindesmißhandlung hinweisen.

Zahlen aus der Literatur des Auslands

Die ersten und die meisten Zahlen stammen aus den Vereinigten Staaten, weil dort schon seit längerem eine Meldepflicht besteht. Trotz dieser Pflicht wird nur die Hälfte der Fälle auch wirklich gemeldet. Man schätzt, daß jährlich insgesamt zwei bis vier Prozent der Kinder in den USA mißhandelt werden. Im Jahre 1982 waren es 929000 Fälle, also eine Zunahme um 125% seit 1976. Es handelte sich dabei um folgende Formen oder Kombinationen:

- Vernachlässigung 62%
- körperliche Mißhandlung 24%
- psychische Mißhandlung 10%
- sexueller Mißbrauch 7% (1985: 13%)
- andere Formen 9%

Nach Finkelhor haben 20% der Frauen und 10% der Männer Erfahrung mit sexuellem Mißbrauch gemacht. 10% der Erste-Hilfe-Leistungen betrafen Folgen von Kindesmißhandlung. 5% der Kinder, die vor ihrem 18. Lebensjahr gestorben sind, kamen an den Folgen von Mißhandlung zu Tode. Mißhandlung ist die häufigste Todesursache bei Kindern zwischen 6 und 12 Monaten.

Elmer (1967) führte eine fünf Jahre dauernde Wiederholungsuntersuchung bei 42 Kindern durch. Er fand heraus, daß 25% der Kinder infolge schwerer Gehirnschädigung und Retardierung in einer Anstalt lebten oder verstorben waren. 90% der Kinder wiesen Schäden in der einen oder anderen Form auf. Martin (1974) untersuchte nach drei Jahren 58 Kinder. 35% hatten schwere Gehirnschäden davongetragen. Zwei bis drei Jahre nach der Meldung waren 20% erneut geschädigt. Ein Drittel wies neurologische Veränderungen auf, auch wenn in der Geschichte der Kinder keine Kopfverletzung festgestellt wurde. In 5 bis 10% der Fälle handelte es sich um psychisch gestörte Eltern. 10 bis 20% der Eltern litten unter Persönlichkeitsstörungen. Der größte Teil lebte in ständigem Streß in Verbindung mit elterlicher Ohnmacht.

Kempe zufolge führen 40% der Fälle zu schweren Schäden oder zum Tod. In nur der Hälfte der Fälle sind zur Zeit der »Entdeckung« körperliche Verletzungen erkennbar.

In 84 bis 97% der amerikanischen Familien sind körperliche Strafen üblich. Auch in England wird häufig geschlagen: mit 4 Jahren werden 75% der Kinder einmal wöchentlich geschlagen, davon 3% mit einem Stock, Riemen oder Schuh. 8% der siebenjährigen Kinder werden täglich geschlagen (Newson 1976); 33% beziehen einmal wöchentlich und 28% einmal monatlich Schläge. Den Berechnungen des Kinderschutzbundes in England zufolge wurden 1982 6388 Kinder mißhandelt, von denen 627 schwere Verletzungen davontrugen oder getötet wurden. Zwischen 1977 und 1982 ging der Anteil der schwer verletzten oder toten Kinder von 16,8 auf 10,1% zurück. Auch Kempe konnte einen Trend, früher Anzeige zu erstatten, feststellen, wodurch Schlimmeres vermieden wurde und die Anzahl der Todesfälle bei Kindern zurückging.

Niederländische und flämische Zahlen

In den Niederlanden spielt das Büro der Vertrauensärzte (BVA) eine zentrale Rolle, wenn es um Zahlenmaterial geht. Das BVA wurde 1972 gegründet, um die Meldung zu vereinfachen.

Wenn Sie einen Menschen dreimal ansehen, werden Sie dreimal etwas anderes erkennen. So ist das auch bei der Kindesmißhandlung, wo derjenige, der Anzeige erstattet, mit seinen Kenntnissen, seinen Vorstellungen und seinen Fertigkeiten das Instrument darstellt. Kurzum: der Anzeigeerstatter und das BVA sind das Meßinstrument. Kein Test ist in der Lage, mit absoluter Sicherheit festzustellen, daß von 100 »gemessenen« Kindern beispielsweise 10 mißhandelt wurden.

In einer von Intermart durchgeführten Untersuchung im Jahre 1970 unter Hausärzten geht hervor, daß die meisten dieser Ärzte der Ansicht waren, Kindesmißhandlung käme in den Niederlanden so gut wie überhaupt nicht vor. Ein weiterer großer Teil gab zu verstehen, gegebenenfalls aufgrund des Berufsgeheimnisses keine Meldung zu erstatten. Die »Peilstation Huisartsen« schrieb 1973 und 1974, daß etwa die Hälfte der Fälle beim BVA gemeldet werde.

Seit jener Zeit hat sich allerdings auch einiges verändert. Mit zunehmender Zahl der BVA nimmt auch die Anzahl der Meldungen zu:

- 1977: 1249 Meldungen
- 1980: 1643 Meldungen
- 1983: 2619 Meldungen
- 1985: 3883 Meldungen
- 1987: 5344 Meldungen
- 1988: 7429 Meldungen.

Die Anzahl der Meldungen ist von einer pro 10000 Kinder im Jahre 1972 (bei Gründung der BVA) auf eine pro 600 Kinder im Jahre 1988 gestiegen. Das ist eine Steigerung um das sechzehnfache. Diese Zunahme bei der Anzahl der Meldungen hat mit einer Zunahme der Anzahl der Büros zu tun, darüber hinaus aber auch mit deren gestiegener Bekanntheit und mit der besseren Vertrautheit mit dem Phänomen Kindesmißhandlung in allen Formen (das ist Fachveranstaltungen, den Medien und der Abnahme von Tabus in unserer Gesellschaft zu verdanken). Die Ausweitung der Definition von einer »engen« Sichtweise (nur Mißhandlung) auf eine eher präventive Sichtweise, wenn es um körperliche und vor allen Dingen geistige Schädigung bei Kindern geht, spielt ebenfalls eine Rolle. In naher Zukunft wird sich zeigen, daß psychische Kindesmißhandlung eine immer wichtigere Rolle spielt. Auch die Information durch die Vereinigung gegen Kindesmißhandlung (VKM) führt dazu, daß aus der direkten Umgebung des Kindes immer häufiger Anzeige erstattet wird.

Bei 5% aller Meldungen in den Jahren 1985 bis 1988 war die Diagnose »Mißhandlung« nicht mit absoluter Sicherheit zu stellen. Die Art der Mißhandlung nach Verifikation (1985 bis 1988):

1	körperliche Mißhandlung	36%
2	emotionale Mißhandlung/Vernachlässigung	26%
3	sexueller Mißbrauch	20%
4	körperliche Vernachlässigung	13%
5	andere	5%
		100%

Insbesondere der Anteil des sexuellen Mißbrauchs weist eine steigende Tendenz auf:

- 1980 4%
- 1983 7%
- 1985 15%
- 1987 19%
- 1988 29%.

Wenn man die körperliche und emotionale Vernachlässigung/ Mißhandlung zusammenfaßt, so muß festgestellt werden, daß diese am häufigsten vorkommt (39%). Das ist recht befremdlich, wenn man sich anschaut, mit wieviel Aufhebens über sexuellen Mißbrauch geschrieben wird, und wie wenig man über Vernachlässigung lesen kann. Vernachlässigung ist ein Thema, das vernachlässigt wird, Mißbrauch ist ein Thema, das mißbraucht wird, und dies angesichts der Tatsache, daß doch Vernachlässigung ebenso schlimme Folgen zeitigen kann wie Mißbrauch. Ein vernachlässigtes Kind ist nicht mehr in der Lage, enge Beziehungen einzugehen. Viele vernachlässigte Jungen landen auf dem Wege über die Kriminalisierung schließlich im Gefängnis. Vernachlässigte Mädchen sind häufig lebenslang voller Verzweiflung auf der Suche nach Zuneigung (von wem auch immer) und landen so schließlich in der Prostitution oder vernachlässigen oder mißhandeln das eigene Kind. Oder sie kompensieren ihre Mängel durch ein nicht zu befriedigendes Bedürfnis nach materiellem Wohlstand. Eine hoffnungslose Existenz ... Die Folgen der Mißhandlung sind ebenfalls schlimm. Bei einer rückblickenden Analyse der Akten von 251 mißhandelten Kindern fand ich heraus, daß 33% irgendwelche Sonderschulen besuchten (Rensen 1987). Nach jahrelangem sexuellem Mißbrauch (die durchschnittliche Dauer dieses Zustands liegt bei drei Jahren, meist etwa vom 9. bis zum 12. Lebensjahr bei Mädchen, zweimal pro Woche: also 300 Vorfälle), und unter dem fortwährenden Druck, diese Vorfälle geheimzuhalten, ist ein Kind für den Rest seines Lebens kaum mehr in der Lage, in einer positiven Weise Beziehungen einzugehen und Sexualität zu erleben.

Bei mehr als der Hälfte der Meldungen handelt es sich um Fälle, bei denen mehrere Kinder mißhandelt wurden. Das Alter der mißhandelten Kinder gestaltete sich im Zeitraum zwischen 1985 und 1988 wie folgt: 33% der Kinder waren jünger als 6 Jahre; 33% waren zwischen 6 und 11 Jahren alt; 33% der Kinder waren 12 bis 17 Jahre alt und 2% der Kinder waren älter als 17. Vom 3. bis zum 8. Lebensjahre werden relativ mehr Kinder mißhandelt als es prozentual in den Niederlanden gibt. Kinder über 15 Jahren werden relativ seltener gemeldet, vermutlich hängt das damit zusammen, daß hier die Probleme im Zusammenhang mit der Mißhandlung angesichts der Pubertäts- und Loslösungsereignisse einfach untergehen. Je älter die Kinder werden, um so häufiger werden Mädchen gemeldet. Das beginnt mit 50%, wenn die Mädchen Babys sind und endet bei 73%, wenn sie zwischen 15 und 17 Jahren alt sind. Insgesamt handelt es sich in 58% der gemeldeten Fälle um ein Mädchen. Mißhandlung und Vernachlässigung kommt bei Mädchen etwa ebenso häufig vor wie bei Jungen. Bei sexuellem Mißbrauch sieht das Verhältnis so aus: 13% bei den Jungen und 87% bei den Mädchen.

Bei der Mißhandlung sind die Täter ebenso häufig Männer wie Frauen. Bei körperlicher Vernachlässigung spielen Frauen eine wichtigere Rolle: 64% Frauen gegenüber 36–20% Männer (obgleich diese natürlich ebenfalls Schuld tragen, wenn sie abwesend sind oder sich zu wenig kümmern, auch wenn es sich um geschiedene Elternteile handelt). Bei sexuellem Mißbrauch ist der Täter in 88% der Fälle ein Mann. Die anderen Formen sind etwa gleich verteilt.

Schlußbemerkung

Individuelles menschliches Leid ist angesichts der äußerst subjektiven Art des Erlebens nicht meßbar: das Mißtrauen, das untergrabene Selbstwertgefühl, die jahrelangen Depressionen, die jede Existenz freudlos machen, die immer wiederkehrenden beängstigenden Bilder, die Selbstmordversuche und die Scham im nachhinein, die ständige erneute Erniedrigung dadurch, daß man in die Opferrolle gedrängt wird. Die Macht »der anderen«, die das nicht mitmachen, die in unserer Gesellschaft die Fäden ziehen, die einen mit ihrer Macht wiederum dadurch erniedrigen, daß sie es nicht glauben können, nicht glauben wollen und nicht zu glauben wagen, die einen einfach nicht ernst nehmen... Es ist illusionär, dies alles messen zu wollen. Die nackten Zahlen der Epidemiologie vermögen nur die Quantität, nicht aber die Qualität anschaulich zu machen.

Hintergründe von Mißhandlung und Vernachlässigung

In diesem Kapitel will ich versuchen, die Hintergründe für Mißhandlung und Vernachlässigung zu beleuchten. Die Hintergründe dieser beiden Formen der Kindesmißhandlung hängen häufig eng miteinander zusammen und werden daher gemeinsam behandelt. Die Hintergründe sexuellen Mißbrauchs kommen dann im nächsten Kapitel zur Sprache.

Mißhandlung, Vernachlässigung und Gesellschaft

Weshalb mißhandeln und vernachlässigen Menschen ihre Kinder? Um diese Frage beantworten zu können, müssen wir uns mehr ansehen als nur die Beziehung zwischen Eltern und Kind, weil die Hintergründe für Kindesmißhandlung teilweise gesellschaftlicher Art sind. Es handelt sich nicht um einige gestörte Eltern, sondern um eine Gesellschaft, die vielen Eltern keine Möglichkeit bietet, ein normales Leben zu führen. Eltern ohne Geld, ohne Beruf, ohne Aussichten und ohne ordentliche Wohnung laufen eher Gefahr, ihre Kinder zu mißhandeln, als Eltern, die mit ihrem Platz in der Gesellschaft zufrieden sind. Und auf höherer Ebene geht es sogar um ganze Völker, die keine vernünftigen Existenzmöglichkeiten erhalten. So sterben jeden Tag 40 000 Kinder allein dadurch, daß es keine vernünftige Gesundheitsfürsorge für sie gibt. Auch das ist eine Form von Kindesmißhandlung.

Der reiche Westen und die Dritte Welt

Die Ursachen der Kindesmißhandlung liegen tiefer als wir womöglich glauben. Es hat etwas damit zu tun, wie wir uns in der Welt einrichten, welche Entscheidungen wir treffen und wie wir leben. Wenn wir als Menschen, die im wohlhabenden Westen leben, Kinder in der Dritten Welt verhungern lassen, dann sagt das etwas über unsere Normen, über uns selbst. Offenbar sind wir so. Die Zahl der Kinder, die in den nächsten drei Tagen an eigentlich einfach zu bekämpfenden Krankheiten sterben werden, ist größer als die Zahl der Atombombenopfer in Hiroshima und Nagasaki. Dagegen unternehmen wir nichts. Alle zwei Sekunden stirbt ein Kind, während in den gleichen zwei Sekunden 24 000 Dollar für Rüstung ausgegeben werden. Und wir sind es, die solche Entscheidungen treffen. Wir mißhandeln Mutter Erde, indem wir einfach nur produzieren und konsumieren; wir verschmutzen, wir verschwenden Energie und wir verpulvern Rohstoffe. Das sind Anzeichen unseres Mangels an Verantwortungsgefühl gegenüber unseren Kindern, gegenüber der folgenden Generation. Dieses Verhalten wird durch unsere Ohnmacht verursacht, das soziale Leben mit Sinn und Verstand zu lenken. Wie ließe sich sonst erklären, daß die reichen Staaten zwanzigmal mehr für Verteidigung als für Entwicklungshilfe ausgeben? Und das, wo doch die Summe, die an einem halben Tag für Rüstung ausgegeben wird, ausreichen würde, alle Kinder der Welt gegen Infektionskrankheiten zu impfen. Wir glauben, wir seien besser als der nächstbeste Ameisenhaufen, Bienenschwarm oder eine Rattenfamilie, doch wenn wir uns einmal anschauen, was wir aus zwei Weltkriegen gelernt haben, was uns Vietnam und das Pol-Pot-Regime lehrten, brauchen wir wahrlich nicht in der Illusion zu schwelgen, wir ließen uns von hohen moralischen Werten leiten.

Und das Leid, das wir verursachen, reicht weiter, als wir überblikken können. Mißhandelte, geschädigte, vernachlässigte und mißbrauchte Kinder sind nicht mehr in der Lage, positive Gefühle zu entwickeln und für andere zu sorgen. Sie brauchen alle Energie, um sich selbst aufrechtzuerhalten und tun dies notfalls auch auf Kosten der Generation, die sie verlassen hat. Und dennoch lassen wir zu, daß mehr als 300 Millionen Kinder in Entwicklungsländern Hunger leiden. Es gibt zuwenig Nahrungsmittel, es gibt zuwenig sauberes Wasser, es gibt zuwenig Ausbildung und es gibt zuwenig medizinische Versorgung. Wußten Sie beispielsweise, daß die meisten Kinder an Durchfall und Austrocknung sterben, weil sie infiziertes Wasser trinken?

Aber es gibt Hoffnung. Immer mehr Menschen erkennen allmählich, wie schön, aber zugleich auch wie sensibel die Erde ist. Sie erkennen, daß wir besser zusammenarbeiten sollten, um unsere Überlebenschancen zu erhöhen. Sie erkennen, daß uns Aggression nicht weiterbringt. Wir müssen unsere Erfahrungen, unser Geld und unseren Erfindungsgeist nutzen. Mit diesen Mitteln können wir die Armut, die Ausbeutung, den Hunger und die Mißhandlung bekämpfen. Und wahrlich: Mauern werden eingerissen, Dialoge kommen in Gang. Nach der Emanzipation des Bürgertums, der Arbeiter und der Frau stehen wir nun vor der Emanzipation des Kindes. Am 20. November 1989 verabschiedeten die Vereinten Nationen – es kann nicht oft genug gesagt werden – die Kinderrechtskonvention, deren Zusammenfassung in diesem Buch als Anlage enthalten ist. Damit haben wir uns verpflichtet, allen Kindern überall in der Welt eine Chance zu geben, gesund und glücklich zu leben. Es sollte klar sein, daß wir noch einen langen Weg vor uns haben. Es ist allerdings hoffnungsvoll, daß kleine Veränderungen große Folgen haben können. So kann schon ein wenig Aufklärung die Zahl der Sterbefälle bei Kindern in der Dritten Welt halbieren.

Chancenreiche und Chancenarme

Wie sieht es nun in der niederländischen Gesellschaft aus? Wie setzt sich unsere Gesellschaft zusammen? Was halten wir für wichtig? Wie sehen unsere Entscheidungen aus? Die Niederlande anno 1990 sind ein übervölkertes Land, das sich zu einer komplexen Informationsgesellschaft entwickelt, die hohe Anforderungen an gut ausgebildete Menschen stellt. Normen und Werte ändern sich, Automatisierung, Technokratisierung und Bürokratisierung führen dazu, daß eine immer größer werdende Gruppe von Minderbemittelten immer größere Probleme hat, daran in irgendeiner Weise zu partizipieren. Das sind die sozial Schwachen: sie sind nicht gescheit genug, nicht selbständig genug, nicht mündig genug und nicht stark genug, um zu ihrem Recht zu kommen. Armut, Eintönigkeit, Gefühle der Sinnlosigkeit und Machtlosigkeit, die breite Bevölkerungsschichten beherrschen, sind ein wichtiger Nährboden für Kindesmißhandlung.

Auch in den Niederlanden – einem der reichsten Länder der Welt mit den besten sozialen Einrichtungen und dem besten Gesundheitswesen – zeichnen sich Trends ab, die auf jeden Fall den Anschein erwecken, wir würden einen Teil unserer Bevölkerung vernachlässigen. Es gibt rund 3000 Behinderte, die nicht ausreichend behandelt werden. Unsere ergrauten und abgeschriebenen älteren Mitbürger, die nach dem Kriege so hart gearbeitet haben, um den heutigen Wohlfahrtsstaat aufzubauen, sie stehen auf Wartelisten, erhalten unzulängliche Altenhilfe, weil Pflegen nicht so aufsehenerregend ist wie Heilen. Kinder mit Lern- oder Verhaltensproblemen stehen auf Wartelisten, wenn es um Sonderschulmaßnahmen geht, weil unsere normalen Hilfsstrukturen bröckeln. Es gibt Wartelisten in der Kinderpsychiatrie, in der Pflege und beim Home-Training. Wir ziehen offensichtlich kostspielige High-tech-Einrichtungen und medizinische Kunststückchen vor.

Wenn Kinder nicht mehr wichtig genug sind, um in sie zu investieren (erhebliche Einsparungen im Bereich der Jugendhilfe, der Ausbildung, des Jugendgesundheitswesens, der Hilfe bei den Hausaufgaben), dürfen wir uns nicht darüber wundern, daß die Zahl der Schlüsselkinder wächst, daß die Zahl der Fernsehkinder steigt, daß die Zahl der Meldungen von Kindesmißhandlungen zunimmt, daß die Jugendarbeitslosigkeit steigt, daß Vandalismus (Langeweile, Vernachlässigung) boomt, daß die Zahl der Kinder, die in polizeilichem Gewahrsam sind, ansteigt, daß es immer mehr Gefängnisse gibt, daß die Selbstmordversuche unter Jugendlichen immer häufiger werden, daß die Zahl der herumstreunenden Jugendlichen wächst, daß die Zahl der vorzeitigen Schulabgänger ansteigt, daß der Alkoholmißbrauch unter Jugendlichen zunimmt und daß Eltern immer häufiger mißhandelt werden.

Kulturelle und soziale Hintergründe von Mißhandlung und Vernachlässigung

Die allgemeinen Faktoren, die ich im folgenden darstellen werde, beziehen sich auf die Umgebung, innerhalb derer Mißhandlung stattfinden kann. Es handelt sich hierbei um die Kultur mit ihren Normen und Werten, um Klassenunterschiede und um soziale Isolation.

Kultur, Normen und Werte

Je hierarchischer eine Kultur ist, um so größer ist die Gefahr des Machtmißbrauchs zum Nachteil der Schwächsten, zu denen auch die Kinder zählen. Weil Sozialisationsprozesse einer Gesellschaft über die Sozialisation in der Schule und in der Familie auf die Kinder einwirken, schafft eine Gesellschaft auf diese Weise die Untertanen, die sie braucht. Eine autoritäre Gesellschaft schafft untertänige Menschen, die später – wenn sie selbst einmal an die Macht gelangen – autoritär werden: »Violence breeds violence«.

Eine flexible, offene, demokratische und kritische Gesellschaft schafft auf diese Weise offene, freie und kritische Menschen, die diese Gesellschaft auch braucht. Eine Gesellschaft, die die Kinder durch die Medien täglich lehrt, daß Konfliktlösung mit Hilfe von Gewalt zulässig ist, daß das Recht des Stärkeren gilt, muß dies so verinnerlichen. Und die Gesellschaft wird immer gewalttätiger. Denn so sieht es doch aus: der Mann schlägt die Frau, die Frau schlägt das Kind, das Kind tritt den Hund, der Hund beißt den Arzt, wenn der zum Hausbesuch kommt.

Je größer das Bedürfnis einer Kultur nach Sicherheit wird, um so heftiger wird man nach Besitz, nach sozialer Absicherung und nach Sicherheit streben. Das kann zu einem rigiden Streben nach mehr führen, wobei Kinder angespornt werden, Höchstleistungen zu bringen. Die Folge kann sein, daß immer höhere Anforderungen an das Kind gestellt werden, wodurch zunehmende Versagensängste das Leistungsvermögen einschränken.

Je stärker Individualität und je weniger Kollektivismus betont werden, um so stärker wird der Wettbewerb zum Nachteil der Schwächeren zunehmen. In einem »Ich-Zeitalter« wird die Neigung zur Aufopferungsbereitschaft zugunsten der Kinder abnehmen, wodurch insbesondere die schwächeren Kinder zu kurz kommen. Wenn eine Kultur zu Maskulinität neigt: Karriere machen, Geld verdienen (in grauer Vorzeit war das die Jagd), Werte anhäufen (zur Statusverbesserung, um imponieren zu können), werden Kinder ihre Väter immer seltener sehen. Väter sind stets beschäftigt und haben weder emotional noch tatsächlich Zeit, ihre Kinder einmal zu drücken, einfach weil dies nicht effizient ist.

Wenn eine Gesellschaft und Kultur zur Femininität neigt, größeres Gewicht auf die Qualität des Lebens, die Beziehungen zueinander, Gesundheit, Zufriedenheit und Liebe legt, wird sich dies auf die Kinder positiver auswirken. Aber solange Männer nicht lernen, zu sorgen und solange sich Frauen nicht emanzipieren, nicht für ihre Rechte eintreten und nicht mit Macht darum kämpfen, werden Kinder auch in Zukunft mißhandelt, vernachlässigt und mißbraucht.

In einem der vorigen Kapitel haben wir gesehen, daß die Vernachlässigung ein Begriff ist, der in verschiedenen Kulturen auch verschiedene Bedeutungen hat. Was in einer Kultur normal ist – beispielsweise daß ein dreizehnjähriges Mädchen den Haushalt mit sieben Kindern versorgt, weil die Mutter krank ist –, ist in einer anderen Kultur eine Form kognitiver Vernachlässigung, weil das Mädchen nicht zur Schule gehen kann und keine Zeit für Entspannung und Spiel hat. Und so herrscht in manchen Familien und in manchen Gegenden die Subkultur der körperlichen Züchtigung. Körperliche Züchtigung ist dort normal, was noch nicht heißen soll, daß dies schon Mißhandlung ist. Das soll aber auch nicht bedeuten, daß körperliche Züchtigung keine Schäden nach sich ziehen kann. Doch wenn das Kind gemäß dem kulturellen Verständnis geschlagen wird, und wenn alle anderen Kinder in der gleichen Art und Weise bestraft werden, während das Kind gleichzeitig spürt, daß es von Vater und Mutter geliebt wird, ist dies auf jeden Fall sehr viel weniger schädlich als dann, wenn das Kind das schwarze Schaf ist.

Es gibt also keine Einigkeit hinsichtlich der Definition von Kindesmißhandlung. Die besonders schweren Formen der Vernachlässigung sind allerdings augenfällig: beispielsweise ein Kind, das verlaust ist, das in seinem Wachstum zurückgeblieben ist und das eine verzögerte Entwicklung erkennen läßt. Doch auch die leichteren Formen der Vernachlässigung – ein Kind, das emotional ständig auf sich gestellt ist, das niemals Ansprache hat, um das sich niemand kümmert – sind problematisch. Schwieriger wird die Diagnose der Vernachlässigung, wenn es sich um das einzige, ungewollte oder nicht akzeptierte Kind in einer Mittelklassefamilie handelt. Doch eines ist sicher: Vernachlässigung ist die am häufigsten vorkommende Form von Kindesmißhandlung. Und Kindesmißhandlung hat chronische Auswirkungen auf das Selbstwertgefühl, denn das Kind empfängt ständig die Botschaft: »Du bist nicht der Mühe wert, du bist minderwertig, du bist bedeutungslos, was du tust, bist und sein wirst, spielt keine Rolle«. Bei sexuellem Mißbrauch gibt es wenigstens noch das Gefühl, daß da jemand ist, der einen wichtig findet, auch wenn es nur um Machtausübung und um Sex geht. Bei Mißhandlung erfährt man auf jeden Fall noch negative Aufmerksamkeit oder – auf primitive Art – körperlichen Kontakt. Bei Vernachlässigung allerdings gibt es keinerlei emotionale Bindung, wodurch ein Mensch nach chronischer Vernachlässigung überhaupt nicht mehr in der Lage sein kann, irgendeine sinnvolle Beziehung aufzubauen. Dabei ist Kommunikation das grundlegendste Element, von dem unsere menschliche Existenz und unser Glück abhängen. Wenn das nicht so wäre, wäre das Eingesperrtsein in einer Gefängniszelle keine so schwere Strafe.

Klassenunterschiede

Impulsive Ausbrüche, die zu Mißhandlungen führen, kann man in allen sozialen Schichten beobachten. Sex und Aggression sind nun einmal starke Impulse, und jeder kann unter bestimmten Umständen die Kontrolle verlieren, weil das Über-Ich aus dem Takt gerät. Dennoch kann man sagen, daß die eher einfachen Formen aggressiver Gewalt im allgemeinen häufiger bei sozio-ökonomisch schwächeren Familien zu beobachten sind, und daß Formen psychischer Mißhandlung eher in den oberen sozio-ökonomischen Schichten vorkommen.

Die Gründe für Kindesmißhandlung bei den sozial Schwächeren haben häufig etwas mit Alkohol, einer geringeren gesellschaftlichen Stellung, finanziellen Problemen, psychischen und persönlichen Schwierigkeiten, Partnerschaftsproblemen oder pädagogischen Problemen zu tun. Bei den höheren sozio-ökonomischen Schichten ist Kindesmißhandlung eher darauf zurückzuführen, daß das Kind kein Wunschkind ist oder als Hindernis bei der persönlichen Entfaltung und Karriere erfahren wird. Der Grund dafür kann aber auch in negativer Übertragung oder in Projektionsmechanismen bei Beziehungsstörungen zu suchen sein. Darüber hinaus spielen Alkohol- und Medikamentenmißbrauch, gegebenenfalls einhergehend mit psychischen Störungen und Einsamkeitsempfindungen eine Rolle.

Bei einem Kind aus der »anständigen« Mittelklasse, bei der sich hinter einer Fassade der Sauberkeit und des bürgerlichen Wohlstands Druck im Hinblick auf »Normal-Sein« und Leistung verbergen kann, spielen sowohl körperliche als auch psychische Mißhandlung eine Rolle. Hier handelt es sich dann häufig um eine rigide Familienstruktur mit Strenge gegenüber dem »Problemkind«, wobei die Eltern in besonderem Maße obrigkeitshörig sein können und die »elterliche Gewalt« als unantastbar ansehen aus Angst vor Verlust der Kontrolle.

Die Wohnsituation der Menschen hat sehr viel mit der sozialen Stellung zu tun. Je weniger Platz es gibt und je mehr Menschen zusammenleben, um so stärker wird die Irritation zunehmen. Das ist auch eine Erklärung dafür, daß relativ viele Familien mit drei oder mehr Kindern gemeldet werden. Kinder, die im dritten Stock des Hinterhauses und angesichts des trüben Wetters nichts zu tun haben, werden als lästig empfunden. Wenn die Nachbarn über Lärm klagen und die Eltern nicht selbstbewußt genug sind, können Ärger und Frustration zu Mißhandlungen führen. Wie bei der ratlosen Mutter, die ein zu früh und zu leicht geborenes, sehr anfälliges Kind hatte, das nur weinte und das sie nicht trösten konnte. Die Mutter war früher selbst von ihren Eltern verlassen worden und hatte ihr Gefühl, als Kind abgelehnt worden zu sein, nie recht verarbeiten können. Die Nachbarn klopften ständig an die Wand und schrien: »Ist jetzt endlich Ruhe!«. In der Tat war schließlich Ruhe, nachdem diese Frau dem Kind ein Kissen auf das Gesicht gedrückt hatte.

Migrantenfamilien

Bei Migrantenfamilien spielt ebenso wie bei jeder anderen Familie auch der kulturelle Hintergrund bei der Art und Weise eine Rolle, wie Eltern mit Kindern umgehen. Doch auch bei Migrantenfamilien sind Faktoren wie die sozio- ökonomische Stellung sowie eher individuelle Faktoren von Bedeutung, wenn es um Mißhandlung geht. Wenn angesichts von Mißhandlungen in einer Migrantenfamilie dennoch der Kultur besondere Bedeutung beigemessen wird, erkennt man darin zwei Auffassungen. Einerseits entscheidet man sich für eine kulturrelativistische Haltung mit folgendem Credo: »Das ist wohl in dieser Art von Kulturen normal.« Häufig dient solch eine Ansicht als Entschuldigung dafür, wenn bei Kindesmißhandlung nicht eingegriffen wird. Die andere Haltung, die man einnehmen kann, ist starr und ethnozentrisch: »Die mißhandeln ihre Kinder«, wobei es um anerkannte pädagogische Verhaltensweisen gehen kann. Wenn diese dann als »Mißhandlung« gemeldet werden, kann es durch das Gefühl des »Ehrverlusts« in diesen Familien passieren, daß genau das Gegenteil dessen erreicht wird, was beabsichtigt war.

Die tatsächlichen Probleme, mit denen Migrantenfamilien zu tun haben, entstehen aus der Isolation, der unterschiedlichen Fähigkeit, in die Gesellschaft hineinzuwachsen und in die sich daraus ergebenden Rollenwechsel, die der von Hause aus geltenden patriarchalischen Hierarchie entgegenstehen. In diesen Bereichen müssen daher auch die Hintergründe eventueller Mißhandlung gesucht werden. Wenn der Vater schon länger isoliert und krank oder arbeitslos hier lebt und die Familie später zu ihm stößt, wird dies vor allem für die Mutter einen Verlust der Hilfsstrukturen und einen größere Last bedeuten, die sie zu tragen hat, wodurch auch sie schließlich krank zu werden droht.

Die Kinder, vom Säugling über den pubertierenden Jugendlichen bis zum jungen Heranwachsenden, kommen in ein fremdes Land zu einem ihnen fremd gewordenen Vater. Die Wohn-, Arbeits- und finanzielle Situation ist im allgemeinen wenig rosig. Die Kinder gehen zur Schule und machen viele neue Erfahrungen, sie erlernen schnell die neue Sprache und können sich nach einigen Jahren gut verständlich machen, während die Mutter hilflos danebensteht. Der Vater ist bemüht, sich wie ein »ordentlicher« Vater in seiner Familie zu verhalten. Aus Angst und Unsicherheit über die einzuhaltenden Normen und Werte kann er stets rigider werden. Er kann in der großen Stadt ja schließlich sehen, wie die Jugend verkommt, und nimmt sich vor: »Das soll mir nie passieren.« Aus Angst davor kann er sich stets orthodoxer verhalten, während die Entwicklung der Kinder geradewegs in eine ganz andere Richtung führt. Bei ihm gilt noch immer der Mythos von der Rückkehr, was auch seiner Frau das Gefühl einer nicht endenwollenden Zeit des Übergangs vermittelt.

Dadurch werden das Hineinwachsen in die fremde Gesellschaft und die Anerkennung durch diese Gesellschaft erschwert. Wenn die Kinder in die Pubertät kommen und sich immer weiter in einer Kultur emanzipieren, die großen Wert auf Individualität und persönliche Entfaltung legt, kann dies zu einer immer rigideren Haltung des Vaters aus Angst vor Verlust der Kontrolle und Schande für das Haus durch das in seinen Augen moderne Verhalten der Töchter und Söhne führen. Das Ergebnis sind dann heftige Konfrontationen, was auf jeden Fall dann gilt, wenn Vater oder Mutter aufgrund von Depressionen oder Aggressionsstaus psychisch weniger stabil sind. Wenn ein Sohn zum Beispiel den Koran in die Ecke wirft als Ausdruck höchster Mißachtung alles dessen, was der Vater verkörpert, kann ein Vater darauf sehr heftig reagieren. Wenn es schon länger eine Koalition zwischen diesem Sohn und der Mutter gab, weil sie lange zusammen waren und weil der Vater ständig fort war, weil sie im Rahmen ihrer Aktivitäten nach außen hin von seinen Sprachkenntnissen abhängig waren, kann dies zu Beziehungsproblemen zwischen den Eltern führen. Wenn Töchter sich modisch kleiden wollen, sich an Gymnastik oder anderen außerschulischen Aktivitäten beteiligen möchten und die Mutter von ihrer Unterstützung im Haushalt abhängig ist, führt dies zu einer noch größeren Entfremdung vom Vater. Angesichts der Stellung der Frauen und Mädchen im Herkunftsland mit seiner eigenen Kultur wird der Vater gewiß bemüht sein, seine Autorität als »guter« Vater zu erhalten. Bei einem etwas widerspenstigen Kind kann dies zu schweren Mißhandlungen führen. Die zahlreichen Konfrontationen führen dann auch zum »Klein-Beigeben-« oder »Aufbegehren-Syndrom«: Entweder das Kind paßt sich an und zieht sich ganz in die Familie zurück, geht nicht mehr zur Schule, ißt und schläft nicht mehr und läßt alles über sich ergehen oder das Kind läuft fort und geht damit das Risiko ein, auf Dauer verstoßen zu werden, weil es die familiären Probleme offenbar machte.

Ausgeprägte Loyalität zur Familie im Herkunftsland, sowohl väterlicher- als auch mütterlicherseits, komplizieren die Familiensituation. Man ist nämlich daran gewöhnt, in einem ausgedehnten Familienverband zu leben, der aus mehreren Generationen in einer Familie besteht. Großväter, Großmütter, Onkel und Tanten leben zusammen und sind voneinander abhängig. Die traditionellen Regeln können nicht mehr ungestraft mißachtet werden, weil dies für die Familienverbände häufig weitreichende Folgen hat. Man spricht in diesem Zusammenhang von einer »Scham-Kultur«. In einer »Scham-Kultur« muß jedes Mitglied der Gruppe seine Rolle erfüllen. Unangepaßtes Verhalten führt hier zu Schande und Scham, weil es vor der gesamten Gruppe zum Ehrverlust kommt. Die westliche »Schuld-Kultur« basiert auf der persönlichen Internalisierung von Normen und Werten. Bei einem Verstoß dagegen kommt es beim Individuum zu Schuldgefühlen.

Häufig haben Migranten finanzielle und andere Verpflichtungen. Die Eltern können dann in heftige Loyalitätskonflikte geraten, wenn sie sich zwischen dem Hineinwachsen ihrer Kinder in die Gesellschaft und gegebenen Versprechen (beispielsweise im Zusammenhang mit der Verheiratung der Kinder) gegenüber der zurückgebliebenen Familie entscheiden müssen. Das kann zu heftigen Spannungen führen, wobei impulsive Ausbrüche nicht ungewöhnlich sind. Die Scham nimmt dadurch nicht ab und alle anderen Kinder werden davon ebenfalls tangiert.

Wenn der Vater angesichts der Gesetzgebung zu weit gegangen ist und eine Zeitlang fort war, kann dies zu folgenschweren Entgleisungen führen. Insbesondere die Jungen können dann zu Streunern werden und in die Kriminalität abrutschen. Sie akzeptieren die Autorität der Mutter und der älteren Schwestern nicht mehr. Die Mutter wird bei vorübergehender Abwesenheit des Vaters und aufgrund der Unterstützung von außen einen beschleunigten Emanzipationsprozeß durchmachen. Wenn die Familie nicht mehr von der Gemeinschaft unterstützt wird, was zu nachlassender sozialer Kontrolle führt, kann es zu Gewaltausbrüchen kommen.

Trotz der vielen Probleme, denen sich Migranten also ausgesetzt sehen können, werden dort nicht mehr Fälle von Mißhandlung gemeldet als sonst auch, und das gilt ganz gewiß dann, wenn man die größere Kinderzahl pro Familie berücksichtigt.

Soziale Isolation

Menschen, die keine Beziehungen mehr unterhalten, weil sie nicht attraktiv genug sind, weil sie nicht gelernt haben, wie man Kontakte herstellt, weil sie stigmatisiert oder einfach »anders« sind, geraten in die Isolation. Innerhalb dieser Isolation kann es dann zu bizarren Reaktionen kommen.

Da gibt es beispielsweise die Eltern, die glaubten, ihr Kind sei ein Teufel, die es dann mit Spiritus übergossen und es unter Einfluß einer sogenannten paranormalen Freundin in der Toilettenschüssel verbrannten.

Oder da gibt es die Mutter, die das Kind verhungern ließ, weil sie ebenfalls hungerte (Anorexia nervosa) – schließlich fand sie sich mager viel schöner.

Oder da gibt es die psychotische Mutter, die ihr Kind nie aus dem Haus läßt und ihm erzählt, es könne niemandem vertrauen, überall seien böse Geister auf der Lauer.

Oder da gibt es den alleinstehenden Vater, einen Alkoholiker, der das Kind nur dazu benutzt, sich Bier holen zu lassen und den Haushalt in Ordnung zu halten, der aber kein Geld hat, das Kind zu versichern und zum Arzt zu schicken.

Oder da ist die alleinstehende Mutter, die von ihrer Familie verstoßen wurde, weil sie den falschen Partner wählte und jetzt mit drei Kindern allein dasitzt. Nie hat sie Zeit für sich. Daher schickt sie die Kinder schließlich auf die Straße, wo diese die Nachbarschaft terrorisieren. Ihre Aggression reagiert die Mutter an den Kindern ab.

Oder da ist die hör- und sprachgestörte Mutter, die es nicht wagt, mit jemandem zu sprechen, die ihr Kind nicht versteht, wodurch das Kind immer aggressiver wird und die Mutter es nur noch hin und her schüttelt, bis es dann schließlich zum Atemstillstand kommt.

Isolation ist das Schlüsselwort bei Mißhandlung. Die Familie gerät in die Isolation, wenn es etwas zu verbergen gibt. Das Kind gerät in die Isolation, weil es Todesängste hat. Es gibt Kinder die ein Geheimnis mit sich herumtragen und es gibt Kinder, die keine Kinder mehr sind, weil sie eine Entwicklungsstufe übersprungen haben. Daher sind sie klein und wirken sehr alt.

Besondere Hintergründe von Mißhandlung und Vernachlässigung

Neben sozio-kulturellen Hintergründen für Kindesmißhandlung gibt es auch besondere Umstände. Diese beziehen sich auf die einzelnen Täter. Dabei handelt es sich dann etwa um Unwissenheit, zu hohe Erwartungen, Überlastung und Ambivalenzen.

Unwissenheit

George Bernard Shaw hat einmal gesagt: »Die Eltern sind eine wichtige Gruppe, die leider keine Eignungsprüfung im Interesse des Kindes ablegen muß«. Wenn man nicht weiß, daß Kinder eine bestimmte Entwicklung durchmachen müssen, daß ein Baby niemanden auslacht, daß ein Baby niemanden ärgert, daß ein Baby nicht weint, um einen Menschen verrückt zu machen und daß man mit einem Kissen auf dem Kopf des Babys sein Weinen nicht ersticken soll, daß es nichts nützt, einem Kind die Flasche in den Mund zu rammen, wenn es nichts trinken will, daß ein zu früh und zu leicht geborenes Baby häufiger kleinere Mahlzeiten bekommen muß, daß ein Baby dann, wenn es spuckt, offensichtlich genug hat, daß ein Kind erst mit drei Jahren zu sprechen beginnt, daß ein Kind bis dahin nicht sagen kann, was es will, daß ein Kind erst mit etwa zweieinhalb Jahren sauber wird, daß ein Kind nicht sauber wird, wenn man es in der Toilette einsperrt oder ihm eine schmutzige Windel ins Gesicht schmiert, daß das Kind erst mit einem Jahr zu laufen beginnt, daß ein Kind bis zum vierten Lebensjahr nicht sauber essen kann, und daß es nichts nützt, ihm einen heißen Löffel auf die Hand zu drücken, daß ein Kind, das nichts essen will, nicht die elterliche Liebe zurückweist, daß Kinder immer weinen, wenn sie Schmerzen haben und daß sie dann getröstet werden wollen, daß sie häufig nicht wissen, was es bedeutet, wenn man sagt: »Jetzt benimm dich«, daß es ganz normal ist, wenn 10 bis 15% der Jungen mit sechs Jahren noch ins Bett machen, daß es große Unterschiede in der Entwicklung von Jungen und Mädchen gibt, daß Kinder sich unterschiedlich schnell entwickeln, selbst Kinder in ein und derselben Familie, daß die zunehmende Vielfalt in der Gesellschaft auch für Kinder sehr positiv ist, daß es Kinder gibt, die langsamer reif werden und solche, bei denen das schneller geht, daß eine Autonomiephase dazu da ist, das »Ich-Gefühl« zu entwickeln und nicht dazu, den »Willen« zu brechen, daß Wutausbrüche normal sind, daß Kinder immer bei ihren Eltern sein wollen, wie beschäftigt die auch sein mögen, daß ein Bad mit 50 °C heißem Wasser bei einem Kind bereits zu Verbrennungen dritten Grades führt, daß ein Kind dann, wenn es weint, nicht trotzdem in dieses heiße Wasser gehalten werden darf, daß ein vierjähriges Kind nicht allein mit seinem Rädchen eine Treppe hinunterfahren kann, daß Kinder alles anfassen, also auch ihre Geschlechtsorgane, daß Kinder es manchmal angenehm finden, zu masturbieren, daß zwanghaftes Masturbieren ein Hinweis auf Überreizung (sexuellen Mißbrauch) oder auf Langeweile und Vernachlässigung sein kann, daß Kinder oft nicht gehorchen und somit also auch Zigaretten, Aschenbecher, Tabletten und Flaschen mit Haushaltsreiniger nicht in Ruhe lassen, daß Schimpfen und Treten und Schlagen bei Kindern untereinander normal ist, nicht aber bei Eltern, daß es Kinder manchmal überhaupt nicht schön finden, wenn überraschend noch ein Baby kommt, weil dies für das Kind so ist, als wenn Ihr Mann mit einer weiteren Frau nach Hause käme (oder umgekehrt), daß Bügeleisen und Kochplatten sehr heiß sind, daß es aber nichts hilft, wenn man eine Kinderhand dagegenhält, weil das gleich zu Verbrennungen dritten Grades führt, daß Kinder gerade dann etwas wollen, wenn es uns nicht paßt, daß Kinder einen 24 Stunden am Tag mit Beschlag belegen, daß Kinder Raum und Zeit und Aufmerksamkeit brauchen, daß sie schmusen wollen, daß sie balgen möchten, aber nicht mißhandelt werden wollen, daß man zu ihnen und mit ihnen sprechen muß, wenn sie die Sprache erlernen und denken lernen sollen, daß Schreien genau das Gegenteil bewirkt, weil die Kinder sich sperren, daß Kinder auch Gefühle haben, daß Kinder manchmal schrecklich nervend sein können, daß es nichts hilft, ihnen eine Zigarettenkippe in die Hand zu drücken, wenn sie mit dem Aschenbecher gespielt haben, daß Kinder alles entdecken wollen und neugierig sind, daß das Lebensalter die räumliche Entfernung bestimmt, über die Sie das Kind noch richtig verstehen kann, daß Kinder faul sind, weil man sie dazu gemacht hat, daß hyperaktive Kinder schlecht zuhören und das, was man ihnen sagt, zum einen Ohr rein und zum anderen wieder raus geht, daß Schreien bei solchen Kindern nichts nützt, daß man ihnen vielmehr eine Sache immer wieder sagen muß, wobei man sie dann anschaut, daß hyperaktive Kinder nur kurze Aufträge aufnehmen können, daß Strafen gleich nach dem Fehlverhalten besser ist als eine Strafe durch den Vater, der erst spät nach Hause kommt, wenn die Sache längst vergessen ist, daß ihnen Selbständigkeit beizubringen etwas anderes ist als sie ihrem Schicksal zu überlassen, daß Drücken etwas anderes ist als sexueller Mißbrauch, daß Erziehung nichts mit Mißhandlung zu tun hat, bei der die angestaute Wut und Frustration am Kind ausgelassen wird, daß Kinder stimuliert und nicht durch das Fernsehen ruhiggestellt werden sollen, daß sich Kinder schmutzig machen, daß Kinder die Wirklichkeit anders interpretieren und mit Phantasie ausfüllen, daß sie aber nicht »lügen«, daß Kinder manchmal sehr genau wissen, welche Familiengeheimnisse es gibt (Adoptivkind, sexueller Mißbrauch, außereheliche Beziehungen), daß Kinder keine besseren oder schlechteren Beobachter der Wirklichkeit sind als Erwachsene, daß Kinder nicht verrückt sind, sondern verrückt gemacht werden können, indem die Wirklichkeit verdreht oder geleugnet wird, daß man sie verrückt machen kann, indem ihnen mit Worten ein anderes Gefühl vorgegaukelt wird, während sie doch ganz genau spüren, daß das, was man sagt, überhaupt nicht so gemeint ist, daß man sie auch dadurch verrückt machen kann, daß man sie stundenlang negiert, daß man Kinder nicht ungestraft gegen den Partner aufwiegeln darf, weil das auf einen selbst zurückfällt, daß die Drohung mit dem Kinderheim dahin führt, daß sie tatsächlich ins Kinderheim müssen, daß ein Kind sich tatsächlich selbst zerstört, wenn man ihm nur lange genug erzählt, es sei wertlos, daß man nicht das Kind als Ganzes ablehnen darf, sondern nur sein Verhalten, daß es normal ist, wenn ein Kind in der Schule andere Vorstellungen kennenlernt und die der Eltern in Zweifel zieht, daß Kinder Freunde, Geheimnisse und einen Anspruch auf Intimsphäre haben, daß Kinder versuchen werden, mit den Eltern zu »handeln«, daß Kinder am Anfang der Schulzeit noch nicht recht wissen, was gut und schlecht oder mein und dein ist, daß 5 bis 7 Prozent der zehnjährigen Kinder immer noch ins Bett machen, daß sie das nicht absichtlich tun, daß es nichts nützt, wenn man ihnen deswegen nichts zu trinken gibt oder buchstäblich »die schmutzige Wäsche heraushängen läßt«, daß Schlagen mit Pfennigabsätzen, Lederriemen, Stöcken, Spazierstöcken usw. sehr gefährlich ist, weil damit Milz, Nieren, Augen, Leber, Bauch, Geschlechtsorgane, Nacken, Hals oder Schädel verletzt werden können, daß sich Kinder in der Pubertät zurückziehen müssen, um selbständig zu werden, daß Kinder in der Pubertät mit ihren Grenzen herumexperimentieren, daß Kinder in der Pubertät auch ihre aufkeimende Sexualität einsetzen, daß sie häufig in der zweiten Klasse sitzenbleiben, daß Kinder sich von ihren Eltern lösen wollen, daß Selbständigkeit mit Hinfallen und Wiederaufstehen(lassen) einhergeht, daß Warnungen nichts nützen, weil Kinder eigene Erfahrungen machen wollen, daß man dagegen nichts unternehmen kann, daß Erziehung nicht aus Büchern erlernt werden kann, sondern daß man nur einmal die Chance dazu erhält, daß man also sehr kreativ vorgehen muß bei der Schaffung eines neuen Menschenkindes, daß es sehr ermüdend, frustrierend und undankbar sein, daß es aber auch sehr viel Befriedigung, Glück und Freude bringen kann, daß man Kindern noch etwas beibringen kann, daß man sein eigenes Kindsein nicht verdrängen darf, um angeblich erwachsen sein zu können und daß Kinder Kinder sind und daß Erziehung »Aufziehen« und nicht »Unterdrücken« bedeutet, kann man sein blaues Wunder erleben. Zum Schaden und zur Schande von Kind und Eltern.

Zu hoch gesteckte Erwartungen

Menschen, die früher selbst zuwenig Wärme empfangen haben, sind geneigt, ihr ganzes Leben lang zu kompensieren. Entweder indem sie ständig Zuwendung erhalten wollen oder durch materiellen Wohlstand, um das Gefühl fehlender Befriedigung loszuwerden. Wenn ein Kind Eltern hat, die zu hohe Erwartungen an das Äußere, das Geschlecht, das Verhalten, das Temperament, die geistigen Leistungen oder die Erfüllung eigener Bedürfnisse durch das Kind hegen, kann die Enttäuschung ihrer Erwartungen zu eingeschränkter Anerkennung oder zu Ablehnung führen. Richtige Liebe ist bedingungslose Anerkennung, ohne Einschränkungen. Ablehnung kann bei Kindern mit einer angeborenen Anomalität oder bei einer Mutter vorkommen, die selbst sexuell mißbraucht wurde und die per se aus Abscheu vor dem männlichen Geschlecht ein Mädchen haben will (das Gegenteil aus Angst vor Wiederholung des Inzests bei einem Mädchen ist ebenfalls möglich). Ablehnung findet man bei einem sehr hektischen oder sehr stillen Kind, das kaum reagiert (aufgrund einer Schilddrüsenerkrankung, durch Autismus, aufgrund einer unentdeckten Augenerkrankung, bei Gehörschädigung oder einer anderen Krankheit), bei Kindern mit schwierigem Temperament, bei einem Kind, das »nötig« war, um die eigene Einsamkeit zu unterdrücken und das kein Hätschelkind ist, bei einem schwach begabten Kind oder einem Kind mit einer unentdeckten Lernstörung, das intellektuell begabte Eltern hat, die zu hohe Anforderungen stellen, bei kinderlosen Ehepaaren, die nach jahrelangem Warten endlich ein Adoptivkind bekommen, das dann aber unterentwickelt ist, vernachlässigt oder mißhandelt wurde.

Überlastung

Wenn ein Kind zu früh geboren wird oder kein Wunschkind ist, wenn die Mutter selbst vielleicht noch sehr jung ist, besteht die Gefahr, daß das Kind die Zeche zahlen muß. Das gilt sicher dann, wenn mehrere Kinder rasch aufeinander folgen. Auch wenn ein Kind nach Mißbrauch oder Vergewaltigung geboren wird, können die unverarbeiteten Aggressionsgefühle gegenüber dem Täter auf das Kind abgewälzt werden. »Ich hatte noch so viele Möglichkeiten, aber das ist jetzt vorbei, weil dieser heulende und ständig in die Windeln machende Junge da ist«. Im allgemeinen können Frustrationen aus der Vergangenheit die Beziehung zu einem Kind stark beeinflussen, wodurch Mißhandlung von einer Generation auf die nächste übergehen kann. Wenn man selbst nie liebkost wurde, wie soll man dann wissen, wie das geht? Wenn man selbst nicht akzeptiert wird, wie kann man dann andere akzeptieren? Wenn man selbst mit Tritten und Schlägen erzogen wurde, wie kann man dann die Ruhe und Geduld finden, ein kleines Wesen zu erziehen, das ständig unsere eigenen Gefühle des Verlassenseins und der Erniedrigung als Kind anspricht?

Was man nicht erhalten hat, kann man auch nicht weitergeben (ob das vielleicht die Bedeutung von »Erbsünde« ist?). Aber auch Frustrationen, die ihre Ursachen in der Gegenwart haben, können Aggression, Wut, Ärger und Verstimmung erzeugen, die dann am Kind ausgelassen werden. Gründe können Liebeskummer nach Verlust des Partners, Verlust der Arbeitsstelle oder verletztes Selbstwertgefühl sein, denen nicht genügend Kraft oder Selbstbewußtsein gegenübersteht, um sich wieder zu fangen.

Neben einem chronisch ausgehöhlten Selbstwertgefühl können auch eine körperliche Erkrankung, Depression, intellektuelle Mängel, ein unterstützungsunwilliger Ehepartner oder sogar ein abhängiger Partner (ein zusätzliches Kind), Vorkommnisse in der eigenen Familie, Zwillinge nach zwei Kindern, eine kaputte Waschmaschine, Geldmangel, eine Erkrankung des Kindes und ein hyperaktives Kind selbst die stabilsten Eltern fertigmachen. Und meist sind es Kombinationen solcher Elemente. Eine mehr oder minder hausgemachte Krise folgt der anderen, es nimmt einfach kein Ende. Kein Wunder, daß eine überspannte Mutter einmal kräftig hinlangt, unglückseligerweise aber zu hart, und das Kind poltert dann die Treppe hinab: Schädelbasisbruch, Gehirnschaden, Lern- und Verhaltensstörungen.

Man kann verrückt werden, aggressiv, depressiv, krank oder einfach fortlaufen. Aber um Hilfe zu bitten, fällt schwer, weil man glaubt, nichts wert zu sein, weil man niemandem vertraut oder weil man zu oft schon enttäuscht wurde. Und zu wem kann man dann gehen? Manche Dinge lassen sich nicht ändern, aber es gibt Dinge, die sich sehr wohl ändern lassen.

Ambivalenzen

Jede Beziehung wird von positiven und negativen Gefühlen gekennzeichnet. Gefühle wie »miteinander geht es nicht« und »ohne einander geht es auch nicht« lösen sich ab. Es gibt Tage, da könnte man den Jungen glatt umbringen, aber schließlich weiß man, daß er auch nichts dran tun kann. Manchmal möchte man das Kind am liebsten aus dem Hause werfen, weil es einfach nicht hören will, aber man hat Angst, allein zurückzubleiben. Das abhängige Kind wird vom Vater vorn rausgeworfen, von der Mutter aber hintenherum wieder hereingeholt. Man kann sagen »ich liebe dich«, aber tief im Inneren verspürt man Abneigung. Man droht mit dem Kinderheim, aber wenn Hilfe angeboten wird, heißt es dann »laßt nur«. Man kann nach außen hin zu verstehen geben »helft uns aus diesem Alptraum heraus«, aber gleichzeitig will man nichts verändern.

Väter

Weshalb mißhandeln manche Väter ihre Kinder, während das andere Väter unter den gleichen Umständen nicht tun? Eine präzise Antwort auf diese Frage gibt es nicht, schließlich würde das bedeuten, wir könnten Kindesmißhandlung mit Sicherheit vorhersagen. Aber es gibt Faktoren, die die Gefahr, mißhandelt zu werden, verstärken, Faktoren, die mit dem Vater als Person zu tun haben.

Die Erziehung des Vaters

Wenn der Vater früher sehr autoritär und gefühlsmäßig »unterkühlt« erzogen wurde, wird es ihm schwerfallen, Kinder demokratisch und affektiv warm zu erziehen, ganz sicher dann, wenn er sich selbst als gelungen ansieht, dank dieser »harten« Erziehung. Er ist schließlich ein »richtiger Mann« geworden. Ein empfindsamer Junge, der von der Mutter aus Kompensation zu sehr beschützt wird, kann es hier schwer haben, weil der Vater dieses »verweichlichte« Kind ablehnt. Andersherum kann dies dann, wenn sich der Vater sehr unglücklich gefühlt hat, dazu führen, daß er sich vornimmt, seine Kinder völlig anders zu erziehen. Dadurch ist er geneigt, sie zu verwöhnen und keine Anforderungen an sie zu stellen. Das kann für die Mutter Grund genug sein, die Zügel anzuziehen, weil mit dem Kind sonst kein Staat mehr zu machen ist. Die Folge kann sein, daß die Mutter das Kind mißhandelt oder ausgesprochene Rivalitätsempfindungen hat, insbesondere der Tochter gegenüber.

Außerdem kann ein Vater, der es nicht gewohnt ist, ein Kind zu liebkosen, durch Gefühlsäußerungen eines Kindes sexuell erregt werden, weil er nie gelernt hat, zwischen Gefühlswärme, Erotik und Sexualität zu unterscheiden. Er kann diesem Gefühl nachgeben und es kommt zum Mißbrauch, oder er kann das Gefühl heftig abwehren, weil er es nicht für normal hält und dann mißhandeln. Wenn der Vater früher von seiner eigenen Mutter sehr verwöhnt wurde, wird er dies auch von seiner Frau erwarten. Das kann zu Spannungen führen, wobei der Vater noch stark an seiner eigenen Mutter hängt und in der Familie am Rande steht. Seine

Frau hat eine besondere Last zu tragen, und als Reaktion auf fehlende Hilfe mißhandelt sie die Kinder. Die Gefahr besteht auf jeden Fall dann, wenn die Großmutter väterlicherseits die Mutter ablehnt, etwas, das in dieser Art von Situationen häufig zu finden ist. Die Kinder spüren das und werden die Autorität der Mutter untergraben.

Wenn der Vater früher selbst abgelehnt oder abgewiesen wurde und heute ebenso reagiert, kann er gefühlsmäßig in die Isolation geraten, manchmal aggressiv reagieren und sich von sich selbst und von seiner Umgebung entfremden, was zu bizarrem und manchmal kriminellem Verhalten Anlaß gibt. Er will auf jeden Fall unabhängig von emotionalen Bindungen zu anderen sein und somit wird also auch die Bindung an sein Kind nur schwer oder überhaupt nicht zustande kommen. Im übrigen kann es solch ein Mann weit bringen (Nixon, George Orwell, Buster Keaton waren vernachlässigte und mißhandelte Kinder). Bei Streß laufen diese Männer Gefahr, depressiv zu werden, dem Alkoholismus zu verfallen oder Selbstmordneigungen zu haben. Man darf diese »Typologie« nicht zu sehr verabsolutieren, es gibt im späteren Leben noch vielerlei Umstände, die dieses Bild abschwächen können. Aber dennoch: einige Narben von Wunden im kindlichen Fundament werden immer bis weit in die Erwachsenenzeit mit hinein genommen.

Wenn der Vater häufig verdeckte und offene Aggression durch den eigenen Vater oder die eigene Mutter erfahren hat, kann er zu einem ängstlichen Mann werden, der sich an andere klammert. Er verlangt stets, umsorgt zu werden und daß andere in seiner Nähe sind, war oder ist rasch überreizt, frustriert, gespannt, ängstlich, manchmal impulsiv und ungehemmt. Seine Grundhaltung sind Abhängigkeit, Passivität, Schwäche, Hilflosigkeit und eine ausgeprägte Führerorientierung (dies kann seine Frau sein). Er läuft auf diese Weise Gefahr, die Bindung an das eigene Kind umzukehren.

In diesem Falle hegt er hohe Erwartungen an das Kind im Zusammenhang mit der Erfüllung seiner eigenen gefühlsmäßigen Bedürfnisse, die dann, wenn er darin enttäuscht wird (beispielsweise bei einem schwierigen Kind, das sich nicht liebkosen läßt), zu Abweisung oder aggressiver Reaktion führen können. Doch der Vater kann nach einer Kindheit mit schwacher Bindung auch jemand sein, der sich zu sehr um sein Kind sorgt und es über Gebühr beschützt. Ein so beschütztes und verwöhntes Kind (verwöhnende Vernachlässigung) bleibt unselbständig, ist nicht daran gewöhnt, Grenzen und Frustrationen zu erleben und wird in der Schule damit große Schwierigkeiten haben (Lernprobleme, Weinen, Schulkrankheit und Quengeln). Dies kann zu einem Wutausbruch der Mutter führen, weil es zugleich eine ausgeprägte Rivalität zwischen Mutter und Kind gibt. Die Mutter sagt dann: »Die beiden sind ein Herz und eine Seele, da ist kein Platz für mich«. Wenn das Kind dann erwachsen ist, kann es den eigenen Partner und die eigenen Kinder mit der Tatsache belasten, daß seine Frustrationsgrenze so rasch erreicht ist. Wenn der Ehepartner und die Kinder mitspielen, geht es noch; doch wenn die Kinder ihre Autonomie einfordern und auch die Mutter nicht mehr mitmacht, kann dies zu einer wahren Schreckensherrschaft führen.

Finanzielle Probleme, Probleme mit der Wohnung und mit der Arbeit

Es besteht ein enger Zusammenhang zwischen Ausbildung, Arbeitsplatz, Einkommen und Wohnsituation. Wenn das Ausbildungsniveau niedrig ist, verliert man schnell seine Arbeit, hat ein geringeres Einkommen und lebt in einer schlechteren Wohnung. Dies kann bei einer hohen Arbeitsmoral zu starken Frustrationen beim Vater führen, besonders dann, wenn die Mutter Arbeit hat und er von einer traditionellen Rollenverteilung ausgeht.

Diese Kränkung seines Ego, zusammen mit der erzwungenen Erzieherschaft und sein negatives Selbstwertgefühl sowie sein Gefühl, überflüssig zu sein, können zu aggressiven Entladungen führen, wenn die Kinder in der zu kleinen Wohnung und in Ermangelung von Spielmöglichkeiten im Freien den ganzen Tag im Hause sind und Lärm veranstalten. Häufig werden die Probleme und die Langeweile in Ermangelung anderer Interessen zu Alkoholismus führen. Das wiederum läßt ihn schlecht schlafen, führt zu impulsiven Ausbrüchen, Depressionen und zu heftigen Vorwürfen gegenüber der hart arbeitenden Mutter, die das Geld im Alkohol davonschwimmen sieht. Die Folge: Schuldgefühle beim Vater, Vorwürfe, Aggression, worunter die Kinder dann zu leiden haben. Wenn die Mutter nichts sagt, fühlt er sich negiert. Wenn die Mutter reagiert, fühlt er sich angegriffen. Kurzum: nie ist es richtig.

Es ist selbstverständlich, daß man aus einer solchen Situation nicht von alleine herauskommt. Man kann sich nun einmal nicht an den eigenen Haaren aus dem Sumpf herausziehen; doch die Bitte um Hilfe fällt schwer, und ein »richtiger« Mann löst seine Probleme selbst (?).

Die Rolle des Vaters innerhalb der Familie

Wenn sich der Vater mehr oder minder zur Heirat gezwungen sah, weil seine Eltern und die des Mädchens Druck ausübten oder weil es zu einer ungewollten Schwangerschaft gekommen ist, und wenn die Beziehung nicht gut ist, dann kann es vorkommen, daß er bei Konflikten diese unverarbeiteten Probleme auf dem Rücken des Kindes austrägt. Das gilt besonders dann, wenn auch noch gemunkelt wird, das Kind sei nicht einmal von ihm.

Ein zweiter oder gar dritter Vater hat häufig Schwierigkeiten damit, seinen Platz innerhalb des neuen Familiensystems zu finden. Die Familie hat bereits eine Krise hinter sich, Rollen haben sich geändert, nach einer Ehescheidung gab es einen Umzug, das Einkommen ist gesunken, und oft gibt es Jahre später immer noch Ärger oder unverarbeitete Probleme. Es herrscht ein gewisser Druck aufgrund von Beziehungsmustern und Erwartungen, denen ein »neuer Vater« gerecht werden muß.

Die heutige Zeit mit einer hohen Scheidungsrate und der Vielzahl an Zweit- oder gar Drittehen (30% der Familien fallen auseinander), mit einem Mangel an eindeutigen Rollen für Stiefbeziehungen, führt zu viel Streß. Oft sind dies Prozesse, die sich in Sprüngen vollziehen. Die Streitigkeiten, Loyalität gegenüber den eigenen Vätern und Kindern, Irritationen im Zusammenhang mit Umgangsregelungen, ödipale Verwicklungen mit Stieftöchtern in der Pubertät und Beziehungen zwischen Stiefbruder und Stiefschwester nehmen zu. Unklare und mit Sexualität und Aggression beladene Beziehungen können chaotisch werden und die Familie in eine Krise treiben, wobei »Vater« im nachhinein versucht, mit Mitteln der Macht seine Position zu sichern, weil er sich nicht erneut verlassen und mißlungen fühlen will.

Insbesondere die Abwehr sexueller Impulse, die von einer Stieftochter hervorgerufen werden können, kann zu heftigen aggressiven Entladungen führen. Aber auch das Austragen von Konkurrenzempfindungen zwischen Stiefsohn und Stiefvater ist zuweilen Anlaß für Mißhandlung, besonders dann, wenn ein Sohn lange Zeit ohne Vaterfigur gelebt hat. Solch ein Sohn wird seine Machtposition besonders dann, wenn er der älteste in der Familie ist, nicht so ohne weiteres aufgeben. Das führt nicht selten dazu, daß sich die Mutter zwischen der neuen Beziehung und dem Sohn entscheiden muß – eine schwere Entscheidung.

Abhängigkeit

Bei allen Formen von Kindesmißhandlung spielt Alkohol eine wichtige Rolle. Alkoholabhängigkeit konfrontiert eine Familie mit verschiedenartigen gesellschaftlichen Problemen wie etwa Kriminalität, Verkehrsunfällen, Krankenhauseinweisungen, Depressionen, finanziellen Schwierigkeiten durch Verlust des Arbeitsplatzes, verstärkter Aggression in der Familie und zunehmender Isolation. Das Kind muß nicht einmal selbst mißhandelt werden, um die negativen Auswirkungen dieser Probleme zu verspüren. Wenn ein Kind mit ansehen muß, wie der Vater der Mutter die Kehle zudrückt oder wie er von Polizisten abgeführt wird, hinterläßt das bei ihm einen ebenso unauslöschlichen Eindruck wie eine Tracht Prügel. Wenn ein Kind sieht, wie die Eltern einander traktieren, empfindet es Ohnmacht und fühlt sich allein. Das Selbstwertgefühl ist dann erheblich verletzt, die Wurzeln sind angegriffen, die Nachbarschaft weiß es, in der Schule wird darüber geredet ...

Drogenabhängigkeit wiederum führt zu einer anderen Dimension der Kindesmißhandlung, weil dann auch häufig die Mutter in der gleichen Subkultur lebt. Folgen sind ein neonatales Abstinenzsyndrom (NAS), wobei ein Säugling unter Entzugserscheinungen leidet. Aggression bei Drogenmangel, finanzielle Probleme, die zu materieller Vernachlässigung führen können, affektive Verflachung, die zu affektiver Vernachlässigung führen kann und ein Mangel an Ruhe, Regelmaß und Sauberkeit, wenn die Mutter ständig auf der Suche nach Drogen ist. Abgesehen davon droht die Gefahr, Aids zu bekommen. Wenn nicht die Mutter, sondern nur der Vater abhängig ist, hängt vieles davon ab, ob Hilfe angenommen wird und ob es dem Vater gelingt, den Entzug zu überstehen. Wenn nicht, ist die Prognose äußerst schlecht, es sei denn, man entschließt sich, sich scheiden zu lassen.

Wenn der Vater Medikamente nimmt, führt auch dies bei einem Kind zu Problemen. Bei Depressionen kann die Medikation dafür sorgen, daß gerade dann, wenn die Depression sich legt, ein Umkippen erfolgt, wobei dann die Aggression nach außen gerichtet wird bzw. sich gegenüber dem Aufmerksamkeit verlangenden Kind entlädt. Manchmal gibt man dem Kind auch einfach etwas Valium, denn dann ist es wenigstens still.

Aggressive Impulse können ausbrechen, weil Medikamente oder Alkohol Hemmungen beseitigen, und zwar sowohl aggressive als auch sexuelle Hemmungen. Ein heftiges Temperament gibt eher Anlaß dazu, sicher dann, wenn der Vater in einer patriarchalischen Macho-Kultur aufgewachsen ist und Probleme mit der toleranteren und demokratischeren Erziehung hat. Insbesondere Töchter können hier die Leidtragenden sein, wenn sie rasch in die Gesellschaft hineinwachsen, während sich der Vater an den orthodoxen Werten festklammert, da er Angst hat, die Kontrolle zu verlieren (er wird dann päpstlicher als der Papst).

Körperliche und psychische Erkrankung

Ein Vater, der körperlich oder geistig krank ist, ist vermindert belastungsfähig und eine größere Belastung, vor allem dann, wenn es sich um eine chronische Krankheit handelt (im Zusammenhang mit den Begriffen »Belastungsfähigkeit« und »Belastung« siehe auch Kapitel 5). Eine psychische Erkrankung beeinflußt den Körper (psychosomatisch) und eine körperliche Erkrankung beeinflußt den Geist (somatopsychisch). Ein gutes Beispiel ist der Alkoholismus, wobei die psychische Verfassung Abhängigkeit schafft und die Abhängigkeit wieder körperliche Folgen hat, wie etwa Nachlassen der geistigen Fähigkeiten, Leberschäden, Speiseröhrenbeschwerden mit der Gefahr starker Blutungen, Herzmuskelveränderungen, Magenprobleme, Schweißausbrüche, Zittern und Schlaflosigkeit. Und der körperliche Zustand wirkt sich wieder auf die Psyche aus: Depressionen etwa und Delirium tremens. Herzgefäßerkrankungen infolge von starkem Streß, Rauchen und Trinken führen zu Herzinfarkten, deren Folge dann wieder ist, daß der Vater im Hause bleiben muß und der Streß der gesamten Familie zunimmt. Die Mutter hat schwache Nerven, weil der ständig drohende Tod sie in Streß versetzt. Sie ist ängstlich bemüht, die Kinder ruhig zu halten, weil sie Aufregungen von ihrem Mann fernhalten will. Die Spannung nimmt zu und die Mutter mißhandelt ihre Kinder, wenn diese es zu bunt treiben.

Rigide Väter

Dominierende Väter können selbst ebenfalls autoritär erzogen worden sein oder in einem streng hierarchisch-patriarchalischen System arbeiten, wie etwa bei der Armee, bei der Polizei oder als Pfarrer, als Direktor eines großen Unternehmens, als Richter oder als Professor. Bei einem sensiblen und talentierten Kind, das sich anpaßt und Vaters dominante Position akzeptiert (meist sind das die Mädchen), wird es zu keinen großen Problemen kommen. Ein Junge, der seinen eigenen Weg geht oder weniger begabt oder hyperaktiv ist und sich nicht konzentrieren kann, kann vom Vater körperlich oder geistig mißhandelt werden.

Rigide und konformistische Väter können unter dem Druck der bürgerlichen Moral hinter einer Fassade der Anständigkeit ein repressives Klima aufbauen, von dem die Außenwelt jahrelang keine Ahnung hat. Hier droht psychische Mißhandlung durch Ablehnung, durch Erniedrigung und Negierung, durch Isolation, weil der Umgang mit anderen Kindern verboten wird, durch Terrorisieren, weil ständig zu hohe Anforderungen gestellt werden. Das Kind, das diese Anforderungen nicht erfüllen kann, entwickelt durch jahrelang negativ bestätigtes Versagen ein negatives Selbstwertgefühl, wodurch die Leistungen noch weiter nachlassen.

Wenn der Vater besonders konformistisch und autoritätsgläubig ist, kann ein nonkonformistisches Kind – auf jeden Fall in der Pubertät – erheblichen Streß erleben. Aus Angst vor Kontrollverlust wird das Regime stets strenger. Die Haltung des Vaters kann von »Ordnung muß sein« über »wer nicht hören will, muß fühlen« bis zu »wer nicht hören will, der wird schon sehen, was er davon hat« reichen. Vater kann sein Kind auch als »Besitz« ansehen und mehr von »Führen« als von »Wachsenlassen« halten. Bei Konfrontation des Vaters mit seinem schädlichen Verhalten wird er sagen: »Es ist mein Kind, und ich selbst bestimme, was ich damit mache, das geht niemanden etwas an«. Unter dem Druck einer repressiven Sexualmoral und bei einem gestörten Verhältnis zu seiner Frau, das Sex außerhalb der Ehe nicht erlaubt, kann er auf seine Tochter ausweichen, weil er sie für seinen vermeintlichen Besitz hält und Rechte wahrnimmt, und somit kann es also zu sexuellem Mißbrauch kommen.

Mütter

Auch bei Müttern läßt sich nicht vorhersagen, ob sie ihre Kinder mißhandeln. Doch auch hier will ich die spezifischen Faktoren erläutern, die die Gefahr der Mißhandlung erhöhen. Es handelt sich hier – ebenso wie bei den Vätern – unter anderem um die Art und Weise, in der die Mütter selbst erzogen wurden, und um die Erwartungen, die sie im Hinblick auf ihre Kinder hegen.

Die eigene Erziehung der Mütter

Eine sehr autoritäre, doch auch eine sehr freie, verwöhnende, vernachlässigende Erziehung kann später bei den eigenen Kindern Anlaß zu Mißhandlung sein. Auch eine Geschichte der Vernachlässigung kann dazu führen, daß die Mutter nicht dazu in der Lage ist, eine Beziehung zu ihrem Kind aufzubauen. Sie hat ihr eigenes Kindsein verdrängt, um nicht mit ihrem eigenen Leid durch Verlassenheit konfrontiert zu werden. Empathie mit einem hilflosen Kind, das an Zärtlichkeitsgefühle appelliert, kann sie nicht mehr empfinden, sie kann sogar aggressiv werden, weil das

Kind nicht gibt, sondern nur nimmt. Kinder sind per definitionem egozentrisch.

Wenn die Mutter noch sehr stark an ihrer eigenen Mutter hängt, weil sie zu früh geheiratet hat oder weil sie zu sehr behütet aufgewachsen ist, weil etwa der Vater abwesend war (tatsächlich oder im übertragenen Sinne), wird der Einfluß der Großmutter auf die Familie sehr groß sein. Wenn die Mutter drogenabhängig ist, was häufig zur Erziehung des Kindes durch die Großmutter führt, wird sie den Zugang zum Kind stets mehr verlieren, weil das Kind die Großmutter als Mutter und die Mutter als ältere Schwester zu sehen beginnt. Wenn die Mutter dann den Entzug überstanden hat oder selbst wieder das Heft in Händen hält, ist mit dem Kind nichts mehr anzufangen. Das führt wieder zu Interventionen der Großmutter, wodurch die Mutter ihre eigene Autorität erneut untergraben sieht. Die Mutter kann dann aus Ohnmacht das Kind mißhandeln. Das gilt besonders dann, wenn das Kind noch Resterscheinungen des neonatalen Abstinenzsyndroms (NAS) aufweist, wodurch es reizbar sein kann. Wenn die Mutter selbst Erfahrungen mit Vernachlässigung, Mißhandlung oder sexuellem Mißbrauch hat, wird sich dies auch auf ihre Beziehung zum Kind auswirken, und dies erhöht wiederum die Gefahr der Mißhandlung.

Eine Mutter mit unsicherer Bindung, die ängstlich und nervös ist, kann vor allen Dingen bei ihrem ersten Kind unsicher und labil sein. Nicht selten kommt es dann vor – auch aufgrund einer postnatalen Depression (10% der Mütter leiden darunter) –, daß sie vor einem Ausbrechen aggressiver Impulse und Gedanken Angst hat, wie etwa »wenn ich es jetzt fallen ließe«, oder »wenn ich es jetzt in der Wanne ertrinken ließe«. Dann ist ein Circulus vitiosus aus angstvoller Anspannung möglich, die auf das Kind übertragen wird, wodurch das Kind dann sehr viel weint; dies wiederum läßt die Mutter nachts kaum zur Ruhe kommen, wodurch die Spannung wieder ansteigt, es kommt zu impulsiven Ausbrüchen, im Verlaufe derer die Mutter dann in ihrer Verzweiflung dem Kind das Kissen auf das Gesicht drückt. Der Arzt stellt dann Sudden Infant Death Syndrome (SIDS) fest. In Amerika wurde bei eingehenderer Untersuchung verstorbener Kinder festgestellt, daß 10% von ihnen mißhandelt worden waren. Häufig stellt man dann auch noch fest, daß die Väter die Frauen verlassen haben oder arbeitslos sind. Der Mangel an sozialer Unterstützung ist hier ein wichtiger streßsteigernder Faktor.

Mutters Beziehungen

Eine Mutter, die sich früher einmal selbst herumgetrieben hat und dann den ersten, keinesfalls aber den besten Mann nahm, um dann – gegebenenfalls sogar schwanger – ein Unterkommen zu haben, erlebt einen schwierigen Start. Von einer freien Entscheidung kann dann keine Rede sein, auch nicht dann, wenn die Situation zu Hause unhaltbar war oder wenn der Mann als Sprungbrett in Ermangelung anderer Aussichten benutzt wurde. Eine abhängige Beziehung neigt zur Ausbeutung seitens der mächtigeren Partei, wobei Streß und Mißhandlung, die so etwas mit sich bringt, am Kind abreagiert werden. Wenn der betreffende Vater seine Aggression und seine Sexualität auf das Kind überträgt (ob Junge oder Mädchen macht nichts aus, ein Viertel der mißbrauchten Kleinkinder sind Jungen), ist die Mutter nicht in der Lage, das Kind dagegen zu schützen, und zwar aus Angst vor Repressalien oder davor, daß der Vater sie verläßt.

28% der bei den BVA gemeldeten Familien sind Familien mit nur einem Elternteil, während 16% der niederländischen Familien alleinerziehende Personen sind. Es überwiegen also im Rahmen dieses Problems die Alleinerziehenden. Meist handelt es sich hierbei um eine alleinstehende Mutter, der nach der Ehescheidung die Kinder zugesprochen wurden. Diese Frauen haben große Probleme. Sie leiden unter den Nachwehen der zerbrochenen Ehe, wobei womöglich sogar noch Gewalt eine Rolle spielte. Ihr Einkommen geht zurück und sie müssen umziehen. Und sie haben Kinder, die mit Loyalitätskonflikten kämpfen, Kinder, die auf eine andere Schule gehen, Kinder, die ihre Freunde und Opa und Oma väterlicherseits verlieren. Kinder mit Schuldgefühlen, boshafte Kinder und Kinder voller Angst nach dem Verlassen. Die Mutter ist noch so sehr mit der Verarbeitung der Krise und der vielen Veränderungen und der Kontakte mit verschiedensten Behörden beschäftigt, daß die Aufmerksamkeit für die Kinder und deren Sorgen zu kurz kommt. Wenn ein Kind dann über ein ausagierendes und negatives Verhalten Aufmerksamkeit auf sich zieht und auch noch gegenüber dem Vater eine positive Einstellung hat, kann dies zu Mißhandlungen führen. Wenn die Mutter arbeiten muß und es keine adäquate Möglichkeit gibt, die Kinder unterzubringen, führt dies zu Herumtreiberei und Vernachlässigung. Wenn eine alleinstehende junge Mutter allein die Sorgen im Zusammenhang mit einem ungewollten Kind tragen muß, ohne daß es adäquate Hilfe für sie gibt, kann sie völlig in die Isolation geraten. Wenn sie dann ausgeht, um Kontakte zu knüpfen und das Kind allein zu Hause läßt, wird das Kind vernachlässigt. Wenn die Mutter ausgeht und das Kind mitnimmt, steht der Kinderwagen dann in einer verrauchten und lauten Kneipe...

Partnerwechsel kommen häufig dann vor, wenn die Mutter eine Problemgeschichte mit Vernachlässigung (nicht mehr in der Lage ist, tiefergehende gefühlsmäßige Beziehungen zu knüpfen), Mißhandlung (immer wieder die Aggression auf sich lenkt, und zwar durch abhängiges Opferverhalten infolge negativer Selbstwertgefühle) oder sexuellem Mißbrauch (mit sexuell werbendem Verhalten, weil sie gelernt hat, so die Aufmerksamkeit auf sich zu lenken oder mit ausgesprochener Ablehnung der Sexualität als schrecklicher Erfahrung) hat, was zu problematischen Beziehungen führt, die nach einiger Zeit dann wieder zerbrechen. Der neue Partner hat häufig ebenfalls eine solche Geschichte (zuweilen gab es auch hier Mißhandlungen, eventuell sogar sexuellen Mißbrauch), ohne daß die Mutter dies weiß. Außerdem führt dies dazu, daß die Kinder durch den soundsovielten Onkel dann schließlich in Verwirrung gestürzt werden. Und sie gehorchen schon längst nicht mehr, weil die Mutter viel zu sehr mit ihren eigenen Problemen beschäftigt ist. Dies kann dann zu Vernachlässigung, Mißhandlung und/oder sexuellem Mißbrauch führen. Durch ständigen Wohnungswechsel und somit auch Schulwechsel können die Kinder keine Beziehungen zu anderen Kindern aufbauen, so daß sie in die Isolation geraten und niemand ihnen helfen kann.

Eine Frau, die sich in eine »Restfamilie« mit Vater und Kind(ern) einfügen muß, kann es sehr schwer haben. Das zuckersüße Musical »The sound of music« mit der nicht unbemittelten Familie von Trapp ist ein Bild, das weit jenseits der grauen Wirklichkeit liegt. Die häufig junge zweite Mutter mißhandelt meist nicht, sondern sie berichtet dem Vater beispielsweise Negatives über das Verhalten des Kindes, und der mißhandelt dann das Kind. Psychische Mißhandlung der Töchter durch die Stiefmutter aus Angst vor alten Loyalitäten gegenüber der ersten Mutter oder aus Rivalität gegenüber dem neuen Ehepartner kann ebenfalls vorkommen. Manchmal jahrelang, ohne daß der Vater es sehen will, sehen kann oder zu sehen wagt. Jungen haben bei Stiefmüttern mehr Probleme mit ödipalen Verwicklungen, wenn sie sich der Pubertät nähern.

Versklavung

Einer neuen niederländischen Veröffentlichung zufolge soll es in unserem Land zwischen 150000 und 300000 Problemtrinkerinnen geben, die hauptsächlich zwischen 25 und 44 Jahren alt sind, wobei die größte Häufung in der Gruppe der 25- bis 29jährigen auftritt. Für die Kinder liegt hier ein besonderes Risiko verborgen, weil die Bindung gestört werden kann, weil aber auch der Alkoholmißbrauch in der Schwangerschaft Auswirkungen auf das Kind hat. Der Genuß von ein oder zwei Gläsern täglich ist vier Jahre später immer noch feststellbar, wenn man sich das Kind ansieht. In ernsthaften Fällen sprechen wir vom sogenannten fötalen Alkoholsyndrom (FAS), wobei in 85% der Fälle ebenfalls mentale Retardierung (Debilität) auftritt.

Für eine Alkoholikerin ist es ein Problem, ein Kind zu haben, doch noch problematischer ist es, wenn sie ein Problemkind hat. Auch hier ist der Kontext, in dem der Alkoholmißbrauch und die Entwicklung des Kindes stattfinden, von Bedeutung. Es zeigt sich, daß zusätzliche Probleme wie Depressionen, Gleichgültigkeit durch affektive Verflachung, Streßereignisse wie Verkehrsunfälle, Tod des Partners oder Probleme mit der Arbeitsstelle, Familienprobleme im Zusammenhang mit dem Alkoholmißbrauch, mangelndes Regelmaß und fehlende Organisation sowie impulsive Ausbrüche von großer Bedeutung sind.

In den Niederlanden sind 15000 bis 20000 Menschen von harten Drogen (Heroin, Kokain und Amphetaminen) abhängig. Und auch Drogenabhängige bekommen Kinder. In unserem Land gibt es 5000 bis 8000 Kinder abhängiger Mütter. Diese Kinder unterliegen zusätzlichen Risiken. Primäre Risiken infolge der Wirkung der Drogen selbst und sekundäre Risiken durch die Art und Weise, in der die Gesellschaft auf den Mißbrauch reagiert sowie infolge des sozialen Kontextes, in dem sich dies abspielt.

Die körperliche Verfassung abhängiger Mütter ist häufig sehr schlecht. Sie essen unregelmäßig, leiden oft an Infektionen. Es ist ein Trend zum Genuß mehrerer Mittel zu erkennen: Nikotin, Alkohol und verschiedene Pillen. Obgleich die Toxizität reinen Heroins zu vernachlässigen ist im Vergleich zu Alkohol oder Tabak, ist die Situation der Illegalität, in der der Drogengenuß erfolgen muß, für die Vielzahl von Krankheitserscheinungen verantwortlich. Durch die Verwendung von Methadon gerät der Menstruationszyklus häufig wieder in Gang, nachdem er infolge des Genusses von Opiaten ausgeblieben war. Dadurch kommt es verstärkt zu Schwangerschaften. Manchmal hofft eine Frau, daß alles wieder gut wird, wenn sie ein Kind hat. Manchmal hofft sie auf eine bessere Zukunft durch die Beziehung zu einem nicht abhängigen Mann. Wenn die Mutter während der gesamten Schwangerschaft Heroin oder Methadon genommen hat, besteht bei dem neugeborenen Kind die große Gefahr eines neonatalen Abstinenzsyndroms (NAS). Die sekundären Risiken neben den nachteiligen physiologischen und Verhaltensfolgen des Drogengenusses in der Schwangerschaft sind ein schwieriger Start der Mutter-Kind-Beziehung, die pädagogischen Probleme in fortgeschrittenem Alter und die weniger günstigen Lebensumstände vieler Drogenabhängiger. Ein deutliches Beispiel ist ein zweijähriger Junge, der zwei Tage in seinem eigenen Schmutz sitzt und weint, während die Mutter an einer Überdosis gestorben ist.

Mütter mit Behinderungen oder Krankheiten

Eine Mutter, die taub ist, kann ihr Kind nicht weinen hören. Eine Mutter, die schlecht laufen kann, kann ihr Kind nicht hinreichend schützen. Eine Mutter, die blind ist, sieht nicht, was passiert. Eine Mutter, die nicht sprechen kann, kann ihrem Kind nicht beibringen, zu kommunizieren. Eine Mutter, die mental retardiert ist, kann dann, wenn sie alles allein machen muß, von einer Krise in die nächste geraten. Diese problematischen Erziehungssituationen brauchen nicht zu Vernachlässigung oder Mißhandlung führen, wenn es nur ausreichende Unterstützung seitens der Umgebung gibt. Aber häufig fehlt es gerade daran.

Eine Mutter mit verringerter Belastungsfähigkeit infolge einer körperlichen oder geistigen Erkrankung, mit einer höheren Belastung und mit zu wenig Unterstützung kann dann, wenn sie einmal überspannt ist, ein anspruchsvolles Kind mißhandeln. Eine depressive Mutter, die nicht spricht, bringt ihrem Kind nicht bei, zu sprechen oder zu spielen. Wenn sie sogar nicht mehr kocht und das Kind jeden Tag zur Imbißstube schickt, erhält das Kind zwar seine Kalorien, aber es wird an Vitaminmangel oder Blutarmut leiden. Zusätzliche Gefahr laufen diese Kinder dann, wenn die Mutter ihre Pillen überall herumliegen läßt, oder wenn der Vater dann auf die Tochter ausweicht, weil die Mutter nicht verfügbar ist. Insbesondere die Verbindung mit dem Alkohol (der ebenfalls zu Depressionen führen kann) ist hier gefährlich, wenn auch der Vater Alkoholiker ist. Wenn das Mädchen dann damit droht, über den Mißbrauch zu reden, wird es durch körperliche oder geistige Mißhandlung unter Druck gesetzt. In 40 bis 60% der Inzestfamilien spielt Alkohol eine Rolle.

Enttäuschte Mütter

Wenn eine Mutter in hohem Maße zu kurz kam, kann sie hohe Erwartungen an das Kind hegen. Das Kind soll ihr die fehlende Wärme und Zuneigung geben. Aber ein Kind ist dazu nur dann in der Lage, wenn es selbst viel Wärme erhalten hat. Die Folge sind Enttäuschung, Frustration und Verärgerung, wobei dann die Gefahr besteht, daß es zu Mißhandlungen oder Ablehnung mit Vernachlässigung kommt.

Eine Mutter, die gewohnt ist, alles bis ins kleinste zu regeln, kann mit einem schwer lenkbaren und reizbaren Kind alle Hände voll zu tun haben. Die erwartete rosarote Zeit mit einem süßen Baby, um das die Mutter von den Freundinnen beneidet wird, wird dann schnell zu einem lärmenden Jammertal mit ständig schmutzigen Windeln, in dem die Mutter nichts als Arbeit hat. Sehr bald schon ist dann die Luft raus. In einem Anfall von Überspanntheit kann die Mutter dem Kind dann etwas antun.

Kinder

Manche Kinder werden mißhandelt, andere nicht. Der Grund dafür liegt bei den Eltern, bei der Umgebung oder im Zusammenwirken der Faktoren, die in diesem Kapitel genannt sind. Aber eine Kategorie von Faktoren habe ich noch nicht erwähnt, und zwar diejenigen, die sich auf das Kind beziehen. Manche Kinder ziehen Gewalt stärker an als andere, so jedenfalls sieht es aus. Dafür kann es mehrere Gründe geben. Beispielsweise kann das Kind unerwünscht sein, es kann hektisch sein, es kann Lernprobleme oder eine Behinderung haben.

Ungewollt und nicht akzeptiert

Ein ungewolltes Kind hat ein größeres Risiko, mißhandelt zu werden, nicht nur weil es nicht gewollt ist, sondern auch aufgrund anderer, damit einhergehender Beziehungsschwierigkeiten. Viele ungewollte Schwangerschaften entstehen nach einem ersten Kontakt, häufig auch unter Einfluß von außen. Ein Kind, das aussieht wie der Vergewaltiger oder wie der verhaßte Ex-Mann kann darunter schwer zu leiden haben. Aber auch dann, wenn das Kind das schwarze Schaf wird, auf das alle negativen Gefühle projiziert werden, kann es schwer körperlich und geistig mißhandelt werden. Ein Baby, das den bösen Blick verkörpert, kann bei einer isolierten Familie Anlaß zu den grauenhaftesten Ritualmorden oder rituellen Unzuchthandlungen sein.

Wenn ein Kind gewollt ist, aber das »falsche« Geschlecht hat, oder wenn sich herausstellt, daß es eine körperliche oder geistige Behinderung hat (etwa 5% der Kinder haben eine angeborene Behinderung), kann es von den Eltern abgelehnt werden. Das Kind wird nicht akzeptiert. Ein Kind spürt das und wird sich zu einem Kind mit unsicherer Bindung und angstvollen Vermeidungsreaktionen (von zu Hause fortlaufen) oder gerade zu einem sich angstvoll an die Eltern klammernden Kind entwickeln. Beide Beziehungen verhindern eine warme, stabile und sichere gefühlsmäßige Bindung, wodurch das Kind äußerst ängstlich und unsicher, nervös und gespannt wird. Oft überträgt sich diese Beziehungsform auch auf die Beziehungen zu anderen Menschen.

Ein nicht eheliches Kind kann sowohl ungewollt als auch abgelehnt sein, es kann von einer Vaterfigur abgelehnt werden. Ganz sicher dann, wenn dies dem Kind oder dem vermeintlichen Vater nicht bekannt ist, kann es zu Familiengeheimnissen führen, die bei ihrer Entdeckung heftige Reaktionen nach sich ziehen können.

Perinatale Ereignisse

Kinder, die nach einer schwierigen Schwangerschaft oder unter Problemen geboren werden, haben mehr Schwierigkeiten. 20% der Kinder mit einem sehr niedrigen Geburtsgewicht leiden unter Behinderungen oder zeigen schwieriges Verhalten. Die Situation danach ist jedoch von größerer Bedeutung als die eventuellen Schäden infolge des Geburtstraumas. Bestimmte Verhaltensweisen bei Kindern bleiben jahrelang erhalten, etwa Eifersucht, Konzentrationsschwierigkeiten, der Wunsch, Aufmerksamkeit zu erregen, impulsives Reagieren, lärmendes Verhalten und Wutanfälle. Auch nach einer eventuellen Behandlung in einer medizinischen Station für Kleinkinder bleiben häufig Schwierigkeiten zurück. 50% der Kinder mit schwierigem Verhalten lassen dieses auch später erkennen.

Von den oben genannten Kindern werden manche hyperaktiv sein, vor allen Dingen Jungen, und sie werden später zugleich Lernschwierigkeiten haben. Früher nannte man solche Kinder »MBD-Kinder« (Minimal Brain Damage). Später zeigte sich, daß es hier um Kinder mit den unterschiedlichsten Problemen geht, bei denen jedoch die minimalen Gehirnabweichungen nicht nachgewiesen werden konnten. Heute bezeichnet man dieses Syndrom als AD-HD (Attention Deficit – Hyperactivity Disorder), ein Mangel an Konzentrationsvermögen, der mit übermäßiger Aktivität einhergehen kann. Jüngsten Erkenntnissen zufolge weist dieses Syndrom Übereinstimmung mit anderen Störungen auf, wie etwa kindlichem Autismus, atypischen Entwicklungsstörungen, dem Syndrom von Gilles de la Tourette mit Tics und mit Zwangsstörungen. Hier nun in Kürze einige Bemerkungen zu den auffälligsten Anzeichen des AD-HD:

- Hyperaktivität: rennen, klettern, herumdrehen, fummeln, immer mit etwas beschäftigt sein, unruhig schlafen, spät einschlafen und früh wach werden, besonders dann, wenn irgendein Ereignis erwartet wird!
- Konzentrationsstörungen: nichts zu Ende bringen, leicht abzulenken sein, große Schwierigkeiten beim Spielen haben
- Impulsivität: erst machen, dann denken, vom Hölzchen aufs Stöckchen kommen, nicht warten können

- Wahrnehmungsstörungen: nicht zuhören können, man muß alles hundertmal sagen
- emotionale Labilität: manchmal aufgedreht, manchmal ganz lieb sein (vor allen Dingen, wenn man beim Arzt ist! Und dann meint der Arzt: »Ich verstehe überhaupt nicht, was Sie für Probleme haben, junge Frau.«)
- Koordinationsstörungen bei der Motorik: hoppla, und schon wieder ein Glas Milch umgekippt
- Gedächtnis- und Denkstörungen: nur mühsam lernen
- spezifische Lernstörungen: Leseschwäche oder Dyslexie, Schwierigkeiten beim Rechnen, Schreibprobleme
- Sprach- und/oder Gehörstörungen, die gegebenenfalls mit einer Störung des Kurzzeitgedächtnisses einhergehen
- geringe Abweichungen bei neurologischer Untersuchung, wie etwa EEG-Abweichungen und sogenannte »soft signs«, unreifes Mitbewegen bei der Motorik.

Da die Symptome variieren können, ist es möglich, daß sie bei der Untersuchung übersehen werden. Bei »echtem« AD-HD muß dieses Verhaltensmuster immer und überall erkennbar sein.

Hyperaktive Kinder brauchen Supereltern, die genau wissen, wieviel Spielraum solche Kinder haben müssen. Bei zu engen Grenzen werden diese jedesmal überschritten, bei zu weit gesteckten Grenzen entgleisen sie aus Mangel an Struktur. Es ist so, als würden bei ihnen ständig drei Fernsehgeräte eingeschaltet sein, unter denen sie nicht auswählen können. Ihre Reizselektion funktioniert nicht, alles gelangt ungefiltert in sie hinein. Insbesondere in einer hektischen, reizintensiven, chaotischen Umgebung klinken sie aus. Die meisten Eltern sind jedoch keine Supereltern, und es darf daher auch nicht überraschen, daß diese Kinder besonders bei extremen Erziehungsmethoden – zu streng oder zu nachsichtig – in Konflikte geraten. In Konflikte mit den Eltern, zwischen Eltern und Kind und in Konflikte mit den anderen Kindern. Es drohen Mißhandlung und/oder Verstoßensein.

Schwieriges Verhalten

Ein Kind mit schwierigem Verhalten, etwa ein reizbares, sehr viel weinendes, widerspenstiges, Aufmerksamkeit verlangendes Baby kann zu viel Streß führen. 15% der Kinder weisen ein sogenanntes »schwieriges Temperament« auf. Temperament hat eine gewisse erbliche Grundlage, ist nicht situationsspezifisch, bleibt stabil, auch wenn das Kind älter wird, und ist ein wichtiger Faktor in der Entwicklung des Kindes. Das Kind ist ein aktiver Teilnehmer im Rahmen der Abstimmung zwischen Kind und Umgebung aufeinander. Weil sich das Temperament nicht ändert, ist der Abstimmungsprozeß vom Anpassungsvermögen der Umgebung, von der Flexibilität der Eltern abhängig. Starrheit bei den Auffassungen oder unbewußte Ablehnung des Temperaments können zu Mißhandlung oder Ablehnung führen.

Die Situation, in der sich die Familie befindet, bestimmt auch, ob das Temperament des Kindes innerhalb der Familie zu Spannungen führt. So zeigt sich in amerikanischen Familien der unteren sozio-ökonomischen Schicht, die in engen Verhältnissen leben, daß eine hohe Aktivität des Kindes zu Spannungen führt. Ein hektisches Kind in der höheren oder mittleren sozialen Schicht führt seltener zu Problemen, wenn es seine Energie in dem größeren Haus oder im Garten abreagieren kann. Ein Kind in der Autonomiephase, das gelernt hat, das Wort »nein« zu benutzen, und das nicht essen will, kann bei einer diesbezüglich empfindlichen Mutter, die sich abgewiesen fühlt, weil ihr Essen abgelehnt wird, zu heftigen Reaktionen führen. Vor lauter Ärger wird der Löffel dem Kind in den Mund gerammt, das Essen wird ständig aufgewärmt und hat schließlich keinerlei Nährwert mehr oder das Kind wird gezwungen, sein Erbrochenes zu essen.

Auch im Zusammenhang mit dem Sauberwerden kann es zu den bizarrsten Ritualen kommen, die schließlich in Mißhandlung münden, wie etwa dazu, daß das Kind gezwungen wird, die eigenen Exkremente zu essen.

Wenn ein Kind nicht gut schlafen kann, hat das eine zusätzliche unterminierende Dimension, weil die Eltern dann ebenfalls nicht schlafen können und nach nächtelangem Weinen schließlich mit ihrem Rat am Ende sind. Mißhandlung ist dann ebenfalls nicht ungewöhnlich.

Manche Eltern bekommen ebenfalls Wutanfälle, so daß sich Konflikte dann immer weiter aufschaukeln – bis schließlich die Bombe explodiert und das Kind zuweilen im wahrsten Sinne des Wortes an die Wand gedrückt wird. Wenn das Kind beim Essen oft spuckt, riecht das unangenehm und die Mutter befürchtet, das Kind bekommt nicht genug zu essen, doch darüber hinaus kann dies auch zu einer heftigen Reaktion der Mutter führen, die es ebenfalls bis zum Erbrechen satt hat. Weinende Kinder erinnern manchmal an eigene unverarbeitete Kindheitsprobleme, so daß die Angst vor dem Wiedererleben der Verlassenheit die Mutter zuschlagen läßt. Angst und Aggression liegen eng beieinander, so daß Mißhandlung droht. Wenn ein Kind quengelt und nach 20 Minuten schließlich seinen Willen bekommt, führt das dazu, daß das Kind beim nächsten Mal wieder 20 Minuten lang quengelt.

Körperlich und/oder geistig behinderte Kinder

Behinderte Kinder laufen eine größere Gefahr, mißhandelt zu werden. Neben ihrer körperlichen oder geistigen Behinderung zeigen diese Kinder häufig auch Verhaltensstörungen. Die Eltern können enttäuscht sein, weil ihr Kind nicht »normal« ist und es ist möglich, daß sie das Kind ablehnen. Oder es ist denkbar, daß die Mutter sich schuldig fühlt, sicherlich dann, wenn sie in der Schwangerschaft Alkohol oder Drogen zu sich genommen hat. Oder die Eltern können die Behinderung des Kindes einfach negieren, was schließlich zu Vernachlässigung führen kann.

Behinderte Kinder werden häufiger sexuell mißbraucht als andere Kinder, weil sie meist weniger wehrhaft, sexuell nicht ordentlich aufgeklärt, von ihren Pflegern abhängig sind und ein ausgeprägtes Bedürfnis nach körperlichem Kontakt haben.

Darüber hinaus sind sie häufig nicht in der Lage, zwischen einem funktionalen körperlichen Kontakt – der Untersuchung beim Arzt, der Behandlung durch einen Physiotherapeuten – und sexuellem Kontakt zu unterscheiden. Und dabei hat man ihnen beigebracht, sich soweit wie möglich anzupassen und nicht lästig zu fallen, die Zeit ist doch so knapp und es gibt so wenig Personal. Das führt dazu, daß sie sexuelle Kontakte als solche nicht richtig erkennen und schwerer abwehren können.

Ich habe 250 Fälle von Mißhandlung und Mißbrauch untersucht, wobei sich herausstellte, daß ein Drittel der betroffenen Kinder Sonderschulen besuchte. Von den Kindern, die eine psychische Störung aufwiesen, war die Hälfte in irgendeine Form von Kindesmißhandlung verwickelt.

Zum Schluß

In den verschiedenen Familien gibt es Kombinationen dieser Faktoren in wechselnder Anzahl und in unterschiedlichen Interaktionen. Das erklärt allerdings noch immer nicht, weshalb bei vielen Familien mit den gleichen Faktoren Mißhandlung nicht vorkommt. Allerdings gibt es bei Familien ein um so größeres Risiko, je mehr belastende Faktoren eine Rolle spielen. Je nach Anstieg der Belastung und je nach Abnahme der Belastungsfähigkeit des Familiensystems wird das schwächste Glied dekompensieren, wobei die Aggression in Richtung des Kindes abfließen kann. Daraufhin entstehen Schuldgefühle mit der Neigung, es wieder gut zu machen. Das Kind gerät in Verwirrung und weiß nicht mehr, wie es reagieren soll. Die Folge ist eine ambivalente und ablehnende Haltung des Kindes. Infolgedessen fühlen sich Vater oder Mutter abgelehnt, etwas, das Angst,

Frustration und Aggression erzeugt, die wiederum am Kind abreagiert werden. So dreht sich die negative Gewaltspirale immer weiter. Die Beschämung über den impulsiven Ausbruch, die Schuld und die Angst wachsen und damit auch die Isolierung, wodurch immer seltener Unterstützung gesucht wird. Darüber zu sprechen bleibt schwierig, doch es ist der erste und einzige Schritt zu einer Lösung. »Wenn Leben schmerzt« (Diekstra) ist Reden das einzige, was hilft. Sonst kann es auch Tote geben.

Hintergründe sexuellen Mißbrauchs

Heute haben wir Gesetze, die bestimmen, daß Erwachsene keinen Sex mit Kindern unter 16 Jahren haben dürfen. Das ist strafbar. Manchmal ist es nicht schädlich, aber es ist strafbar. Häufig allerdings ist es sehr wohl schädlich, besonders dann, wenn das Kind das Gefühl hat, es befindet sich in einer Situation der Abhängigkeit und sich nicht weigern kann.

Bis vor kurzem wurde sexuelle Gewalt als abweichendes Verhalten psychisch gestörter Männer gesehen, oder es war das etwas lästige, aber »normale« Verhalten von Jungen in der Pubertät, das sich von alleine wieder legen würde. Aufgrund der Art und Weise, in der das Strafrecht mit sexueller Gewalt umgeht, wurde nur ein kleiner Teil als »sexuell delinquent« bezeichnet. Die ernsten, manchmal lebenslangen Folgen für Mädchen waren nicht bekannt. Im Zuge der Emanzipation der Frauen kamen Umfang, Ausmaß und struktureller Charakter sexueller Gewalt ans Tageslicht.

95% derjenigen, die sexuelle Gewalttätigkeiten begehen, sind Männer. Die Hälfte der Männer ist jünger als 25 und 70% sind jünger als 30 Jahre. Wenn offensichtlich keine Frauen unter den sexuellen Gewalttätern sind, dann liegt die Frage auf der Hand, was Männer und Jungen dazu bewegt, so etwas zu tun. Oder: »Wie sieht der Hintergrund sexuellen Mißbrauchs aus?« Auf diese Frage geht dieses Kapitel näher ein. Dabei kommen unter anderem mehrere Ansichten zu Gewalt, Sexualität und Macht zur Sprache. In der Folge gehe ich dann auf die Typen von Familien ein, bei denen es relativ gesehen die größte Gefahr sexuellen Mißbrauchs gibt.

Sozio-kulturelle Hintergründe sexuellen Mißbrauchs

Gesellschaftliche Entwicklungen

Die sexuelle Revolution der sechziger Jahre hat viele gute Dinge hervorgebracht. Unwissenheit, Vorurteile und Angst nahmen ab: Masturbation wurde nicht mehr gleichgesetzt mit Rückenmarkschwund. Die Zahl der ungewollten Schwangerschaften nahm zunächst zu und später dank der Pille und der Aufklärung wieder ab, und zwar bis auf den niedrigsten Stand in der Welt heute. Es entwickelte sich auch eine größere Akzeptanz eines pluriformeren Erlebens von Sexualität. Im Fernsehen und in den Medien war häufiger nackte Haut zu sehen. Trotz dieser Entwicklungen kann man allerdings noch nicht sagen, daß Sexualität ein unbelastetes

Gesprächsthema geworden sei. Viele von uns können immer noch nicht normal über Sex sprechen. Sex wird dramatisiert oder bestraft, intellektualisiert oder medikalisiert oder Sex wird einfach zum Gegenstand von Obszönitäten. Kurzum: es fehlen einfach die Worte; Sex geht uns zu nah, und trotz der sexuellen Revolution ist die sexuelle Aufklärung noch nicht das, was sie eigentlich sein sollte. Die Schule ist der Ansicht, die Eltern müßten es tun, und die Eltern sind der Ansicht, die Schule müßte es tun, inzwischen passiert entweder nichts oder die Jugendlichen versuchen, sich auf eigene Faust Informationen zu beschaffen, unter Umständen garniert mit saftigen Geschichten und Pornoblättern. Angesichts der vielen Fragen, die es beim Kinder- und Jugendtelefon über Sexualität gibt, zeigt sich, wie schwer wir es finden, mit Kindern über Sexualität zu sprechen. Aids hat in dieser Hinsicht auch positive Folgen gehabt. Man hat begonnen, über Aufklärung und die Respektierung der Gewohnheiten anderer Menschen nachzudenken. Ein Nachteil ist die Mobilisierung der Angst vor Sexualität.

Auch Rollenmuster zwischen den Generationen haben in den zurückliegenden Jahren Veränderungen erfahren. Früher war es klar, wer die Eltern waren und wer das Kind, und das konnte man am Äußeren auch gut erkennen. Heute ist es manchmal nicht so einfach, festzustellen, wer die Tochter und wer die Mutter ist. Das gleiche gilt für die Väter: die Väter geben sich immer jungenhafter und die Kinder reifen schneller und intensiver. Es gibt viele Verwirrungen im Zusammenhang mit der Rolle, wenn es sich um Stieffamilien handelt, und dies kann auch zu einer sexuellen Rollenverwechslung führen. Trotz einer zunehmenden Zahl spezieller Jugendeinrichtungen wie Kindertelefon, Jugendzeitschrift, Kinder-Rechtsberatung und Ausbildung nimmt die Macht der Kinder nicht zu. Angesichts der länger andauernden finanziellen Abhängigkeit und der Studienzeiten, angesichts der Arbeitslosigkeit und des Wohnraummangels sind Mütter, Väter und Kinder länger zum Umgang miteinander verurteilt, auch wenn es überhaupt nicht gut geht, wie etwa in Familien, in denen sexueller Mißbrauch vorkommt.

Im allgemeinen nimmt die soziale Kontrolle in unserer Gesellschaft ab. Graffiti, Gewalt auf der Straße, Vandalismus, Einsamkeit, Klein- und Schwerkriminalität, Schwarzfahren mit der Straßenbahn, alte Menschen, die zuweilen erst gefunden werden, wenn sie schon wochenlang tot sind: das alles sind Anzeichen eines Rückgangs der sozialen Kontrolle. Auch die Beaufsichtigung der Kinder nimmt ab, es gibt mehr Schlüsselkinder, es gibt verstärkt Aggressionen auf dem Spielplatz, es gibt mehr Kinder, die sich herumtreiben und es gibt mehr »Fernsehkinder«.

Die sexuelle Revolution der sechziger Jahre und die Emanzipationsbewegung, die sich zur gleichen Zeit entwickelte, haben dazu geführt, daß Frauen ihr Recht einzufordern beginnen, auf die ihnen eigene Weise mit Sexualität umzugehen. Die Männer mußten ihnen Macht abtreten. Das führte dazu, daß das Tabu rund um den sexuellen Mißbrauch in all seinen Formen besser Gesprächsthema werden konnte und man sensibler wurde für allerlei eher implizite sexistische Formen der Macht. Durch diese Klimaveränderung und die größere Macht der Frauen konnte auch schließlich Inzest zum Gesprächsthema gemacht werden. Durch die Erzählungen von Frauen, die ein Leben lang unter sexuellem Mißbrauch gelitten haben, kam die Diskussion erst richtig in Gang. Eine logische Reaktion war die Folge: ungläubiges Kopfschütteln (vor allen Dingen dann, wenn es sich um kleine Kinder handelt), Entrüstung, Leugnung, Verdrängung, Abwertung derjenigen, die darüber sprachen, der Ruf nach der starken Hand, Ohnmacht, Angst vor dem Zerbröckeln heiliger Stützen. Vor allem von »männlicher« Seite der Gesellschaft kamen sehr primitive Reaktionen – auch von Leuten, die normalerweise sehr rational reagieren.

Männlichkeit, Macht und sexuelle Gewalt

In einer Gesellschaft, in der Männer dominieren, entscheiden sie, was normal ist. Ein bißchen Schau gehört dazu, aber man darf es nicht zu bunt treiben; diese doppelte Moral gilt auch im Zusammenhang mit Alkohol. Die Grenzen zwischen dem, was erlaubt ist und was nicht mehr, sind nicht eindeutig erkennbar. Vor allem bei pubertierenden Jugendlichen, die ihre Grenzen austesten, kann es noch keine Grenzen zwischen Denken und Tun geben, und sicherlich dann nicht, wenn der Gruppendruck eine Rolle spielt. Anmache und Vergewaltigung von Mädchen und von Jungen ist ein Mittel, sich als Heranwachsender zu beweisen. Manche dieser »Gelegenheitstäter« (oder Verlegenheitstäter?) werden auch später Frauen als »Objekt« ansehen.

Macht und männliche Sex-Identität hängen eng miteinander zusammen. Je mehr Macht er hat, um so attraktiver ist der Mann. Außerdem verstärkt sexuelle Potenz die Männlichkeit, also je mehr Frauen/Mädchen man hat, um so besser. Auch Macht und Gewalt sind untrennbar miteinander verbunden: Gewalt wird als Machtmittel benutzt. Es heißt nicht umsonst, eine Regierung hat die Gewalt an sich gerissen. In vielen Ländern kommt Macht aus dem Gewehrlauf (das Gewehr als Phallussymbol). Je größer und je zahlreicher die Raketen sind (auch sie Phallussymbole), um so mächtiger ist das Land. Gerade dann, wenn ein Mann glaubt, er müsse seine Unabhängigkeit beweisen, können Gefühle der Ohnmacht und Abhängigkeit in Wut und Aggression umschlagen. Macht wird dann auf sexuelle Weise bei sexuellem Mißbrauch geäußert.

Stereotype Ansichten über weibliche und männliche Sexualität

Die meisten Kinder werden immer noch mit stereotypen Auffassungen von Männlichkeit und Weiblichkeit erzogen. Da gibt es beim Mann Gefühle wie Aggression, Konkurrenzdenken, Wut, Jovialität und Beherrschung. Die Frau hingegen wird mit Schwäche, Labilität, Angst, Zärtlichkeit und Umsorgen in Verbindung gebracht. Der mächtige Mann muß handeln und entscheiden, Frauen haben zu gehorchen. Seine Arbeit verlangt die Kultivierung von Aggression und das Unterdrücken von Schwäche, Unsicherheit und Angst. Bei seiner Arbeit sind Kraft und Intelligenz wichtig. Funktionaler Körperkontakt kommt kaum vor und ist kein Wert an sich. Berührungen gibt es nur als Härte (im Sport und bei der Arbeit) oder als Sex. Passive Bedürfnisse – die tatsächlich ebenso männlich wie weiblich sind – können dann nur über den Sex geäußert werden. Eine Berührung wird sofort als sexuell verstanden. Es gibt eine Kluft zwischen Empfinden und »es« tun. Es gibt keinen fließenden Übergang zwischen Gefühlen, Erotik, sexuellen Reaktionen und Geschlechtsverkehr. Entweder alles oder nichts, entweder rauf oder runter. Bei Frauen vollzieht sich diese Interaktion wesentlich fließender, weil sie an nicht-sexuellen Körperkontakt etwa mit Freundinnen und Kindern oder im Zusammenhang mit pflegenden Tätigkeiten gewöhnt sind.

Der Mann muß die Führung haben und alles über Frauen wissen. Die Filme, die Bücher und die starken Geschichten halten Männern vor, daß Sex gut ist, und daß es normal ist, immer Sex zu wollen. Frauen sind herausfordernd und sexy »und folglich« müssen die Männer darauf reagieren. Manche Männer finden schon kleine Schulmädchen sexy. Der Porno sagt ihnen schon, wie sie die Frauen sehen müssen. Den Verstand tragen sie in der Hose, »und wenn ich erregt bin, tja, dann muß ich eben etwas dagegen tun«.

Menschen, die sexuell mißbrauchen

Viele Täter sexueller Gewalt – so erweist sich – sind in ihrer frühen Jugend entweder zu abhängig von ihren Eltern gewesen oder sie wurden – ganz im Gegenteil – von ihnen vernachlässigt und häufig sexuell mißbraucht. In diesen frühen Beziehungen zwischen Eltern und Kind wird die Grundlage für das spätere Gleichgewicht zwischen Abhängigkeit und

Unabhängigkeit geschaffen. Bei einer zu großen Abhängigkeit ist der Mensch nicht recht in der Lage, zu anderen Beziehungen aufzubauen. Bei einer zu großen Unabhängigkeit wird man schnell zu einem einsamen Wolf, in dessen Leben andere kaum Platz haben.

Das führt uns zu dem Charakteristikum von Menschen, die sexuellen Mißbrauch treiben: Mangel an Einfühlungsvermögen in andere. Die Kehrseite dieses Mangels ist eine zu ausgeprägte Egozentrik. Männer, die sexuell gewalttätig sind, wollen nicht erkennen, daß sie ihren Willen auf Kosten der körperlichen und emotionalen Integrität und Autonomie des Kindes durchsetzen. Es kostet sehr viel Mühe, sie dazu zu bringen, die Verantwortung für das zu übernehmen, was geschehen ist. Immer ist es die Schuld des anderen: der Mutter, der Jugend, des Kindes, des Ehepartners, der Arbeit, des Alkohols. »Was regen die sich denn wieder auf«, »Was machen die schon wieder für Schwierigkeiten«, »Wie blöd die sind«, »Die sollen sich nicht so anstellen«.

Bei Untersuchungen im Zusammenhang mit dem Mangel an Empathie bei den sexuellen Gewalttätern wird fast niemals nach ihren sexuellen Phantasien gefragt. Viel zu sehr beschäftigt man sich mit der Jugend dieser Menschen und der Rolle, die ihre Mutter spielte. Die Rolle der Väter ist allerdings stark vernachlässigt. Eine schlechte Jugend wird an der Mutter festgemacht, die hier zu viel oder da zu wenig getan hat. Der Vater ist einfach nicht vorhanden. Der Vater arbeitet außer Haus und hat nur wenig Anteil an der Pflege der Kinder. Der Junge identifiziert sich mit einem fast unbekannten Vater. Es gibt kaum relationale Interaktionen zwischen Vater und Sohn, und dieses Beziehungsspiel wird also weniger sensibel entwickelt. Der Sohn muß selbst seine Grenzen austesten und wird sie also auch überschreiten. Angeben, um wenigstens ein bißchen zu den Männern zu gehören, führt zu einem grenzüberschreitenden Verhalten. Frauen und »schlechtere« Kinder, die Softies, diese empfindlichen, zurückgezogenen, femininen Jüngelchen, die können dann Opfer werden. Wenn Jungen sexuell mißbraucht werden (und das passiert häufiger als wir glauben und sogar zugeben wollen, weil es einfach nicht männlich ist, sich hernehmen zu lassen), sind sie eher geneigt, die empfundene Ohnmacht und Aggression nach außen zu richten, um nach einer solchen erniedrigenden Erfahrung wieder dem Bild des Mannes zu entsprechen, der Kontrolle und Macht ausübt. Opfer darf man nicht sein, dann schon besser Täter: »turning passive into active«. Die Tatsache, daß viele der mißbrauchten Mädchen sich nicht mit dem Aggressor identifizieren (5% der Täter sind Frauen), spricht für die starke Rolle von Sozialisationsprozessen, die dies bei Mädchen verhindern.

Beispiele für Familien mit sexuellem Mißbrauch

Früher glaubten wir, sexuellen Mißbrauch gäbe es nur in »asozialen Familien«, dann dachten wir, es gäbe ihn nur in geschlossenen, starren, isolierten Familien, und dann glaubten wir, es gäbe ihn in ausgeprägt religiösen Familien, in ausgeprägt patriarchalisch orientierten Familien und schließlich bei matriarchalischen Familien. Dann aber sind wir dahintergekommen, daß auch die »nette« Mittelklassenfamilie solche Probleme hat, und auch in den oberen Schichten gibt es dies. Hier nun einige Darstellungen möglicher »Arten« von Familien.

Die Familie mit nur einem Elternteil, wo die Mutter den Sohn mißbraucht. Hierbei kann es sich um eine Restfamilie mit einer Mutter und einem Sohn handeln, in der es früher, als Vater noch da war, der Sexualität gegenüber eine offene Haltung gab. Der Junge hat bereits früh viel gehört, gesehen und in der Familie erfahren. Nachdem der Vater die Familie verlassen hat, wird die Atmosphäre immer erotischer und verführerischer, wobei die Mutter ständig und überall mit der Körperlichkeit des Jungen beschäftigt ist. Aus Groll, Einsamkeit und Verdruß wird die Bindung der Mutter an den Jungen immer ausgeprägter: das Kind wird in eine Elternrolle gezwungen. Unter Umständen geschieht dies mit Alkohol oder Medikamenten, damit, daß der Junge mit ins Bad genommen wird und so ein fließender Übergang zu umfassendem sexuellem Kontakt entstehen kann. Der Junge spürt Ohnmacht, weil er diesen Zustand nicht beenden kann, und er empfindet Schuld, weil auch angenehme körperliche Reaktionen hinzukommen. Er verspürt Scham, weil er seiner Ansicht nach daran mitgewirkt hat. Der Junge gerät in Verwirrung über seine neue Rolle. Manchmal wird er als Kind angesprochen und manchmal als Ehepartner. Die grenzüberschreitenden ungewollten Kontakte führen bei dem Jungen zu Mißtrauen, was in der Pubertät häufig Autoritätsprobleme mit sich bringt. In seiner Beziehung zu Altersgenossen gerät der Junge in die Isolierung, er hat schon in jungen Jahren Erwachsenen-Erfahrungen gemacht, über die er mit niemandem sprechen kann. Der Umgang mit dem anderen Geschlecht ist schwierig. Sei es, weil der Junge durch ein stark sexualisiertes Verhalten, das nicht zu seinem Alter paßt, die Mädchen abstößt – sie halten ihn für pervers – sei es, weil jeder Kontakt mit Mädchen als Bedrohung der Mutter angesehen wird. Bei ausgeprägt ablehnenden Rivalitätsreaktionen der Mutter auf Hetero-Kontakte ihres Sohnes kann dies zu homosexuellen Kontakten führen, die ebenfalls mit ausgeprägten Schuldgefühlen einhergehen können. Die Autonomie des Jungen ist dann in weite Ferne gerückt, was zu depressivem Verhalten nach außen und zu aggressivem Verhalten gegenüber der Mutter führen kann. Jungen mit ähnlichen Erfahrungen im Hinblick auf sexuellen Mißbrauch haben auf jeden Fall in der Pubertät häufig unter Depressionen zu leiden.

Die Familie mit nur einem Elternteil, in der der Vater die Tochter mißbraucht. Wenn die Mutter durch Scheidung, Tod, langfristige psychiatrische Einweisung oder durch Remigration nicht mehr da ist und die Tochter ihre Aufgaben übernimmt, zunächst im Haushalt, dann die Versorgung des Vaters und noch später die Aufgaben in Richtung auf Erotik und Sexualität, läuft das Vater-Tochter-System erheblich Gefahr, inzestuös zu werden. Bei einem emotional abhängigen Mann, der trinkt, und der nicht dazu in der Lage ist, eine neue Beziehung aufzubauen, wird ein solcher Prozeß noch verstärkt. Wenn dann schließlich doch eine neue Beziehung ansteht, kann es passieren, daß sich das Mädchen zurückgesetzt fühlt und Rivalitätsverhalten gegenüber der neuen Freundin zeigt. Wenn diese Beziehung dann schließlich zerbricht, weil der Vater sich für seine Tochter entscheidet und nicht für seine Freundin, kann dies den Druck auf das Mädchen noch verstärken. Wenn die Pubertätsproblematik hinzukommt, werden aufgewühlte ödipale Konflikte sehr schnell in einer eher sexuellen Atmosphäre ausgetragen. Das Mädchen verlangt Anerkennung ihrer Körperlichkeit, was vom Vater als sexuelles Werben interpretiert wird. Es ist dann schwierig, zu erkennen, wer was weshalb genau tut, und welche Absicht dahintersteht. Sicher ist allerdings, daß dann, wenn Zwang oder Erpressung (»wenn du fortläufst, dann häng ich mich auf«) oder andersartige Gewalt hinzukommt, von psychischer Mißhandlung gesprochen werden kann. Die Loyalität der Tochter kann – sicherlich dann, wenn es noch andere, kleinere Kinder gibt – sehr ausgeprägt sein. Darüber hinaus ist es möglich, daß sie einen gewissen Stolz empfindet, weil der Vater so abhängig von ihr ist. Andererseits kann eine solche Rollenumkehrung bei dem Mädchen zu großen Ängsten führen, Selbstmordversuche sind denkbar, weil das Mädchen einfach keinen Ausweg mehr sieht.

Die starre patriarchalische Familie. In manchen patriarchalischen Familien gelingt es dem Mann nicht, seiner herrschenden Position Gestalt zu verleihen. Es kann sein, daß die Familie ihn ausschließt, weil er sich ohnmächtig fühlt oder weil die Kommunikation mit der Mutter gestört ist. Aus Frustration kann sich der Vater dann der Sexualität als einer Weise bedienen, seine Macht wieder auszuüben. Wenn er dies mit seinem Kind/seinen Kindern tut, dann unterwirft er sein Kind/seine Kinder mittels der Sexualität seinem Willen. Bei dieser Form des Inzests gibt es fast nie Zuneigung zwischen Vater und Kind. Diese Form des sexuellen Mißbrauchs kommt insbesondere bei folgenden Faktorenkombinationen vor:

- eine gesellschaftliche Subkultur mit einem ausgeprägt patriarchalischen religiösen Überbau, in dem bedingungsloser Gehorsam einen hohen Stellenwert hat (»ehrt euren Vater und eure Mutter«, »man soll nicht mit Prügel sparen«)
- sexuelle Impulse und deren Äußerungen, die abgelehnt und als »schmierig« und »sündig« bezeichnet werden
- eine mangelhafte sexuelle Beziehung zwischen Vater und Mutter
- eine versagende Impulskontrolle mit blockierten Ausweichmöglichkeiten
- Vaters vermeintliches »Anrecht« auf Gehorsam und Besitz des Kindes
- Macht durch physisches Übergewicht des Vaters
- Ohnmacht und Frustration beim Umgang mit Gefühlen.

Die Mutter ist in der patriarchalischen Familie abhängig, gehorsam, sie liebt »Ordnung und Sauberkeit«, und sie ist voller Ablehnung, wenn es um Sex geht. Auch wenn sie von den inzestuösen Beziehungen bereits weiß, wird sie aus Angst vor dem Verlust von Ehemann, Vater, Familie, Status und »gutem Namen« schweigen. Als Ablenkungsmanöver kann eine solche Mutter zwanghaft umsorgend sein. Bei dieser Form des sexuellen Mißbrauchs geht es häufig um gesellschaftlich angesehene »normale« Familien. Vor allem in diesen oftmals »geschlossenen« Familiensystemen mit mehreren Kindern besteht die Gefahr, daß diese nacheinander mißbraucht werden.

Die »moderne« freie Familie oder die Lebensgemeinschaft. In der »sexuell freien, natürlichen Erziehungsfamilie« oder Lebensgemeinschaft mit mehr oder minder wechselnder Zusammensetzung (in bestimmten Gruppen kommen und gehen häufig mehrere Partner) gibt es fließende Übergänge bei sich verwischenden Rollenmustern, die für Kinder, die sich in der Entwicklung befinden, sehr verwirrend sein können. Die Erwachsenen können hier einen aufreizenden oder sexuell gefärbten Umgang mit den Kindern pflegen, wobei irgendwann einmal die Grenzen einfach nicht mehr erkennbar sind. Inwiefern bei einem solch fließenden Übergang hin zu sexuell orientiertem Kontakt bei Kindern noch von dem »freien Willen, Liebe zu machen« die Rede sein kann, ist noch sehr die Frage.

Die beschränkte Unterscheidungsfähigkeit – sicherlich bei kleineren Kindern –, die Beeinflußbarkeit, die Manipulierbarkeit, die Abhängigkeit und die Verführbarkeit von Kindern in der Entwicklung sind sehr groß. Das gilt auch bei pubertierenden Jugendlichen, die mit ihrer eigenen Sexualität und Identität kämpfen. Der Spielraum, den das sich entwikkelnde Kind hat, um noch Kind sein zu dürfen, kann in solch einer sexuell freien Lebensgemeinschaft sehr von einer erwachsenen Sicht der Sexualität begrenzt sein. Man kann sich fragen, inwiefern hierbei das Tempo und der Rhythmus des Kindes berücksichtigt werden und wie weit die Interessen und Ziele des Erwachsenen hier eine Rolle spielen.

Kinder können in den Augen von Erwachsenen erotisch und verführerisch sein (in den Augen mancher Menschen sind sie das bereits im Säuglingsalter!). Häufig beginnt solch eine »Beziehung« schleichend mit dem gemeinsamen Duschen, Baden, Schlafen, sich gegenseitig drücken und liebkosen. Der Vater wird allmählich immer erregter, was ihn zwar verwirrt, doch wogegen er sich offensichtlich nicht wehren kann. Es kommt zu einer Kettenreaktion, bei der niemand die Notbremse zieht. Oder, wie ein Vater sagte: »ja, ich bin dann so erregt, dann muß ich irgendwas tun«. Er war sich offensichtlich nicht darüber im klaren, daß dieser »Konflikt« auch auf andere Weise gelöst werden kann. Das Kind verliert in diesem Augenblick den Vater als Vater und die Mutter als Mutter und gerät in eine vollkommene Isolation, auch gegenüber den anderen Kindern.

Andererseits muß man sich vor einem zu intoleranten und zu »sittenstrengen« Umgang mit Affekt, Erotik und Sex hüten. Kinder geraten dann wieder in die »viktorianische« Kälte mit allen Folgen, die sich daraus ergeben.

Kinder sind häufig in ihren Kontakten ausgesprochen körperlich eingestellt, und sich ausgiebig zu drücken ist noch kein Inzest. Wenn ein Kind deutlich macht, daß es bestimmte Berührungen nicht will, muß dies natürlich respektiert werden. Kinder müssen lernen, daß sie auch »nein« sagen können, daß sie einen Anspruch auf Intimsphäre haben. Ihre Intimsphäre ist ebenso heilig wie die der Familie in unserer Gesellschaft.

Die »Multi-Problem«-Familie. Die sogenannte »Multi-Problem«-Familie hat Probleme in mehreren Bereichen. Die Stellung in der Gesellschaft, die finanzielle Situation, die Persönlichkeit der Eltern, die Partnerbeziehung, die primäre Pädagogik, dies alles läßt zu wünschen übrig. Solch eine »Multi-Problem«-Familie befindet sich häufig in einer selbstgewählten oder aufgezwungenen gesellschaftlichen Isolation. Dann wird kräftig dem Alkohol zugesprochen, Pornos sind die übliche Lektüre oder Videounterhaltung. Die Familie hat eine matriarchalische Struktur, wobei eine »Urmutter« die Familie mehr oder weniger leitet. Die magische Autorität der Mutterfigur führt dazu, daß der Mann untergeordnet ist und auf einer Ebene mit den Kindern steht. Ein emotional »unreifer« Vater, der sich unterdrückt und mit den Kindern gleichgestellt fühlt, läßt sich leicht auf pädophilen Inzest mit einem oder mit mehreren der Kinder ein. Meist handelt es sich dann um ein Mädchen, gelegentlich auch um einen Jungen. Manchmal werden die Kinder sogar an Kneipenbekanntschaften und andere Bekannte »ausgeliehen«, wobei dann regelrechte »Netzwerke« entstehen können. In dieser Subkultur der »gesellschaftlich Minderbemittelten« können sich allerlei Formen und Variationen des Sex zwischen Erwachsenen und Kindern nach dem Prinzip abspielen »wo gehobelt wird, fallen Späne«. Die Beteiligten fühlen sich in hohem Maße miteinander verbunden und sehen die Außenwelt als eine komplizierte, feindlich gesonnene »Outgroup«. Jeder Einzelne ist hier für sich genommen ohne Hoffnung und sucht nach Wärme und Struktur; heraus kommen dabei aber nur purer Sex, Chaos und frühreife Kinder. Vernachlässigung, Mißhandlung und Mißbrauch werden hier häufig von Generation zu Generation gleichsam weitervererbt: Mutters Mutter und/oder Vater sowie Mutter und Vater selbst wurden früher ebenfalls gefühlsmäßig und materiell vernachlässigt und sexuell mißbraucht. Eine Minderheit der Väter gehört zu den sogenannten »Psychopathen«. Sie selbst wurden vernachlässigt, mißbraucht oder mißhandelt, sie sind sehr egozentrisch und glauben, sie hätten angesichts ihrer Vergangenheit einen Anspruch auf Gewalttaten. Diese Väter sind es, die mit ihren Gewalttaten dann in die Zeitung kommen. Irgendeine Empfindung für das Opfer ist bei ihnen nicht vorhanden. Die Prognose auf eine erfolgreiche Behandlung des Täters – freiwillig oder erzwungen – ist hier sehr schlecht. In 30–60% der Fälle sexuellen Mißbrauchs – der häufig mit Mißhandlung einhergeht – spielt Alkohol eine wichtige Rolle als »Helfer« bei Problemen. Nach dem Genuß von Alkohol hat sich der Vater nicht mehr in der Hand, und sexuelle und aggressive Impulse setzen sich durch.

Ich gebe hier ein Beispiel für eine »Multi-Problem«-Familie, in der die Kinder mißbraucht werden. Es ist die Geschichte eines schwach begabten 12jährigen Jungen, der jahrelang gemeinsam mit seinem Schwesterchen vernachlässigt wurde.

> *»Vater und Mutter stritten sich ständig. Dann wurde geschrien, und manchmal haben sie sich geschlagen. Meine Schwester und ich saßen dann still in einer Ecke, denn Vater war sehr stark, vor allem dann, wenn er getrunken hatte. Eines Abends waren dann alle beide besoffen und haben Streit bekommen, weil Vater etwas essen wollte. Aber es war nichts mehr da, denn das Geld war für Bier draufgegangen. Alles, was noch da war, wurde kaputtgeschlagen und zerschlagen. Wir lagen voller Angst unter dem Bett. Mein Vater rief: ›Du Nutte, sieh zu, wie du mit den Kindern fertig wirst, ich hau ab.‹ Wir glaubten damals, er würde schon wieder nach Hause kommen. Wir hatten kein Geld, denn meine Mutter konnte all die Formulare nicht ausfüllen. Dann haben sie das Gas abgesperrt. Später kam meine Mutter in die Küche, als ich da stand, um zu spülen. Sie wollte sehen, ob ich schon ein großer Junge war. Sie*

sagte, sie müßte etwas holen, und dann blieb sie die ganze Zeit stehen und schaute.

Später fragte sie, ob sie mir wieder den Rücken waschen könne, so wie früher. Ich fand das zwar schön, aber auch ein bißchen komisch, denn sie hatte wieder getrunken. Später begann sie, mich ganz zu waschen. Als sie einen neuen Freund hatte, machte sie es nicht mehr. Als das dann aus war, fragte sie, ob ich zu ihr ins Bett käme, denn ihr wäre kalt. Wir hatten keine Heizung und das Gas war abgesperrt. Wir kochten auf diesen Flaschen, Sie wissen schon. Na, und dann eines Nachts mußte ich bei ihr schlafen, sie hatte Angst, denn sie sagte, sie hätte etwas gehört. Ich wurde morgens mit einem großen Pimmel wach. Ihre Hand lag auf meinem Bauch. Ich wollte schnell aufstehen und zur Toilette gehen, aber sie war schon wach und hielt mich zurück. Sie wollte wissen, ob ich krank sei, ich hätte so einen harten Bauch (ich hatte abends heimlich Bier getrunken). Dann begann sie, über mein Ding zu reiben. Na, dann ging es immer weiter, sie küßte mich auf den Mund, und sie sagte, ich solle mit meiner Hand das gleiche bei ihr tun. Ich hatte Angst, aber ich hatte auch ein angenehmes Gefühl. Dann habe ich so komisch gezuckt, und dann war es vorbei. Ich fühlte mich ganz komisch.

So etwas tut eine Mutter doch nicht, das tun nur diese Sexweiber, auf dem Video. Ich glaubte, es sei jetzt vorbei, denn sie sprach nicht mehr davon. Aber dann mußte ich immer häufiger zu ihr kommen, und wir haben richtig Sex gemacht. Aber ich durfte niemandem etwas sagen, ich hatte Angst. Dann kam sie mit einem Mann nach Hause, und sie machte meine Schwester und mich wach. Sie wollte uns etwas zeigen. Sie waren beide ganz aufgedreht, und ich weiß nicht genau, was passiert ist. Sie haben sich ausgezogen und haben dann – na ja, und wir mußten eben zusehen. Dann sagten sie, ich solle das auch mit meiner Schwester tun, aber das wollte ich nicht. Dann sagte sie: ›Dann machst du es eben mit mir‹. Ich wollte nicht, aber ich glaubte, wenn ich es tue, ließe sie meine Schwester in Ruhe. Dann durfte ich wieder ins Bett. Aber meine Schwester hatte alles gesehen.

Später kam der Mann mit schmierigen Videofilmen, und wir mußten uns das ansehen und auch Liebe machen. Wir bekamen dann Bier und dann haben wir es getan. Das ging mit uns immer häufiger so, und dann waren wir alle besoffen. Und dann mußte ich es mit meiner Mutter tun und er und meine Schwester mußten zusehen. Dann mußten wir auch zusehen, wenn er es mit meiner Schwester tat. Manchmal mußte ich ihm einen runterholen, und sie mußten zusehen, aber das wollte ich nicht, denn ich hatte Angst, ich durfte das niemandem erzählen, denn dann würde er mich erschießen. Dann kam diese Frau vom Kinderschutzbund, weil meine Schwester etwas erzählt hatte. Ich bin froh, daß ich da jetzt fort bin. Manchmal denke ich noch daran, wenn ich Bauchschmerzen haben. Ob ich vielleicht Aids habe oder ob ich jetzt ein Homo werde? Von meinem Vater habe ich nie mehr etwas gehört, aber im Kinderheim finde ich es auch nicht schlecht.«

Folgen der Mißhandlung kleiner Kinder

In diesem Kapitel werde ich die Folgen der Kindesmißhandlung und des sexuellen Mißbrauchs bei kleinen Kindern behandeln. Die Folgen für Heranwachsende kommen dann im nächsten Kapitel zur Sprache. Die Folgen der Mißhandlung und des Mißbrauchs können eindeutig physischer Natur sein, aber nicht immer deuten ernsthafte Verletzungen auch auf ernsthafte Probleme hin. So kann eine blutende Kopfwunde das Ergebnis eines unglücklichen Sturzes nach einer Ohrfeige sein. Und manchmal sind scheinbar unbedeutende kleine Wunden das Ergebnis einer sehr schweren Mißhandlung, beispielsweise dann, wenn das Kind kleine, runde Brandwunden aufweist. Solche unauffälligen Wunden – Ergebnis einer Zigarette – wurden meist von schwer gestörten Personen beigebracht und zeigen, daß sich das Kind in großer Gefahr befindet. Vorsicht bei der Diagnose ist also geboten. Das gilt in noch höherem Maße für die psychischen Folgen der verschiedenen Formen von Mißhandlung. Kinder können augenscheinlich gut damit fertig werden und einfach ruhig sein, aber tatsächlich leiden sie an nicht bemerkten Depressionen, die schließlich mit Selbstmord enden können. Darüber hinaus können die Folgen der Mißhandlung auch erst in der Pubertät ans Tageslicht kommen, manchmal sogar erst Jahrzehnte später.

Belastungsfähigkeit

Mißhandlung schadet der Entwicklung des Kindes. Dennoch sind die Folgen der Mißhandlung bei Kindern unterschiedlich. Manche Kinder erleben schreckliche Dinge und haben später kaum Probleme damit, andere Kinder sind für ihr Leben gezeichnet, weil sie irgendwann einmal eine leichtere Form der Kindesmißhandlung erleben mußten. Diese Unterschiede hängen mit Faktoren zusammen, die dem Schutz des Kindes dienen und die gemeinsam die Belastungsfähigkeit des Kindes bestimmen. Manche Kinder sind in hohem Maße belastungsfähig.

Ein extremes Beispiel für Kinder, die unter sehr schwierigen Umständen lebten, dennoch aber kaum etwas davon übrigbehalten haben, ist die Geschichte eines Zwillingspaares.

Die beiden Jungen wurden von 2. bis zum 7. Lebensjahr weitgehend von der Außenwelt isoliert in einem Schrank aufgezogen. Als sie mit 7 Jahren entdeckt wurden, wiesen sie erhebliche Rückstände in ihrer körperlichen und geistigen Entwicklung auf. Aber dennoch zeigte sich, daß es zwischen den Jungen ein sehr starkes emotionales Band gab, das ihnen dabei half, die schwierigen Umstände zu ertragen. Als sie 15 waren, erwiesen sie sich als durchschnittlich intelligent und zeigten keinerlei psychopathologische Auffälligkeiten. Die Jungen waren sozial im Umgang, sie waren aufgeweckt und hatten eine positive emotionale Beziehung zu ihrer Pflegefamilie.

Der wichtigste Schutzfaktor bei den Zwillingsbrüdern war die Tatsache, daß sie sich stets aneinander festhalten konnten. Und so gibt es noch weitere Faktoren, die die schädliche Auswirkung von Kindesmißhandlung dämpfen können. Beispielsweise eine gute körperliche und geistige Verfassung, eine gute Beziehung zu einem Erwachsenen, eine gute Anlage, die das Kind leistungsfähig macht.

Wenn Kinder unter den gleichen belastenden Umständen leben, aber unterschiedlich belastungsfähig sind, sind auch die Folgen unterschiedlich. Ein Beispiel ist folgender Bericht über einen Jungen und seine Schwester.

Ihre Mutter heiratete entgegen dem Willen ihrer Eltern einen Seemann. Nach einigen Jahren bekam sie eine Tochter, was sie sehr glücklich machte. Ein Jahr später kam dann das zweite Kind, nach einer schwierigen Geburt, der Vater war auf See. Es zeigte sich, daß der Junge sehr temperamentvoll war, die Mutter hatte alle Hände voll zu tun. Vater war häufig fort und hatte zu Hause nur einen Wunsch: Ruhe. Vater begann immer häufiger zu trinken. Das ärgerte die Mutter, aber sie wagte nicht, darüber zu sprechen, weil er dann wütend wurde oder seine Trinkerei bagatellisierte. Der Junge wurde vom Vater sehr verwöhnt. Die Mutter hatte keinerlei Zugriff auf das Kind und sie begann ihrerseits, die Tochter zu verwöhnen. Mutter konnte die Spannungen nicht mehr ertragen. Wenn Vater weg war, blieb sie manchmal tagelang im Bett. Aus Scham wagte sie es nicht, ihre Eltern um Hilfe zu fragen. Das Mädchen sorgte sich um den Bruder und kaufte ein. Wenn Vater nach Hause kam, sahen die Kinder, wie er die Mutter grün und blau schlug. Die Mutter wurde immer depressiver, der Vater tauschte die Familie mit einer Freundin. Mutter beging Selbstmord und wurde von ihrer 10jährigen Tochter im Bett gefunden. Die Kinder kamen dann in eine Pflegefamilie. Der Junge besucht eine Sonderschule für Kinder mit Lernproblemen und schwer erziehbare Kinder. Er leidet unter Konzentrationsstörungen, und es stellte sich heraus, daß er überdies leseblind ist. Sein Selbstwertgefühl ist sehr schwach ausgeprägt, er ist aggressiv, hantiert und kämpft viel mit seiner Schwester. Die Pflegeeltern kommen nicht dagegen an. Dem Kinderpsychologen zufolge sieht die Prognose für diesen Jungen sehr schlecht aus. Das Mädchen scheint keinerlei Probleme zu haben und besucht erfolgreich das Gymnasium. Wahrscheinlich ist es für sie hilfreich gewesen, für ihren Bruder sorgen zu müssen. Dies hat ihr ein Selbstwertgefühl gegeben und das wiederum hat ihre Belastungsfähigkeit verbessert. Auch die Unterschiede bezüglich der Intelligenz und des Temperaments zwischen Bruder und Schwester werden eine Rolle gespielt haben. Das Mädchen war sehr belastungsfähig und vital, der Junge hingegen nicht.

Ein anderes Beispiel für große Belastungsfähigkeit kann man bei Kindern sehen, die mit Kriegsgewalt leben. Kinder scheinen Kriegssituationen (wie in Irland und Israel) gut zu ertragen, wenn die Eltern nur in der Lage sind, Ruhe zu bewahren und wenn es ihnen gelingt, auch unter extremen Umständen den Kindern eine Stütze zu sein.

Vitale Kinder haben oft – wie sich zeigt – eine Reihe gemeinsamer Eigenschaften, etwa eine gute Intelligenz, ein ruhiges Temperament, eine positive soziale Orientierung und ein positives Selbstwertgefühl. Außerdem handelt es sich bei ihnen häufiger um Mädchen als um Jungen. Ein Mädchen, das ein positives Selbstbild hat, aktiv und autonom ist, ist auf jeden Fall ein vitales Kind.

Neben diesen Eigenschaften des Kindes selbst gibt es schützende Faktoren außerhalb des Kindes, die die Belastungsfähigkeit erhöhen. So ist eine gute Beziehung zu einem Elternteil oder einem wichtigen Erwachsenen in der Umgebung ein bedeutender schützender Faktor.

Unterstützung in der Familie

Untersuchungen haben gezeigt, daß vitale Kinder im allgemeinen Eltern haben, die kompetent, liebevoll, geduldig und gut integriert sind, die zueinander passen und die Werte des anderen teilen. Kinder mit geringer Vitalität gibt es – wie sich zeigt – oft in Familien voller Zwietracht und Konflikte.

Aber auch wenn das Kind von einem Elternteil erzogen wird, kann die Vitalität des Kindes gut sein. Es ist dann wichtig, daß dieser eine Elternteil Interesse an dem Kind hat, bei den Hausarbeiten hilft, die Interessen und die Selbständigkeit des Kindes fördert. Die Einstellung der Eltern gegenüber ihrem Kind hängt nicht von ihrer gesellschaftlichen Stellung ab. Auch in Elendsvierteln können kompetente Kinder aufwachsen, wenn sie dann nur wenigstens einen Erwachsenen haben, der als Identifikationsfigur dienen kann.

Das Kind kann selbst seine Belastungsfähigkeit erhöhen, indem es vitale Vorbilder als solche erkennt und auswählt und sich Hilfe unter Altersgenossen, älteren Freunden, Familienangehörigen, Geistlichen und Lehrkräften sucht. Darüber hinaus können Kinder füreinander eine enorme Hilfe bedeuten, sogar wenn sie sich streiten. Brüder und Schwestern können allerlei Rollen einnehmen, mit denen sie sich gegenseitig gegen familiäre Gewalt schützen. Ein Bruder oder eine Schwester kann beispielsweise die Rolle der helfenden Person zugewiesen bekommen. Ein älterer Bruder kann die Rolle des Vaters übernehmen, eine ältere Schwester die Rolle der Mutter. Eine solche Beziehung ist die dauerhafteste in einem Menschenleben und kann somit ein Leben lang von Bedeutung sein! Eine Illustration der Kraft, die von einer solchen Beziehung ausgehen kann, ist wohl das oben schon genannte Beispiel der eingesperrten Zwillinge. Ein starker protektiver Faktor ist die Rolle, die ein Kind innerhalb der Familie spielen kann. Wenn ein Risikokind darum gebeten wird, anderen zu helfen, und wenn das Kind diese Aufgabe gut erfüllt, kann es daraus ein positives Selbstwertgefühl ableiten. Das Kind bekommt mehr Selbstvertrauen, Sorge und Verantwortung für kleinere Geschwister kann ein Gefühl der Ohnmacht verdrängen. Vielleicht erklärt dies, weshalb trotz der zahlreichen Streßfaktoren bei Migrantenfamilien diese Kinder verhältnismäßig gut zurande kommen. Auch ausländische Untersuchungen zeigen, daß allochthone oder farbige Kinder ihre Sache gut machen, trotz Rassismus, einer schlechten sozio-ökonomischen Stellung, der Zweitsprachenproblematik und trotz kranker Eltern. Die Kohäsion und die Zusammengehörigkeit der Familie sowie ihre Einbettung in die allochthone »Wir-Kultur« wirken schützend. Das ändert natürlich nichts daran, daß die gleiche Kultur aufgrund ihrer sozialen Kontrolle bei einem rascher sich emanzipierenden Heranwachsenden ebenfalls zu beträchtlichen Reibungen führen kann.

Die Schule als Stütze

Auch die Schule als sozialer Organismus kann Hilfe bieten. Wichtig hierbei ist, daß die Betonung nicht nur auf Leistung liegt. Die didaktische Haltung von Lehrkräften darf nicht auf Herunterputzen und Bestrafen abzielen, sondern muß Aufbauen und Belohnen zum Ziel haben. Es muß eine demokratische Einstellung vorherrschen, so daß Raum für eine persönliche Beziehung zwischen Lehrkräften und Schülern besteht. Darüber hinaus ist es wichtig, daß völlige Klarheit über die Regeln und die Art und

Weise bestehen, wie es in der Schule zugeht. Diese Regeln müssen resolut und ehrlich praktiziert werden. Lehrkräfte tun gut daran, deutliche und ausgesprochene Erwartungen hinsichtlich des Verhaltens und der Leistungen der Schüler zu haben. Die Aufgaben, die sie Kindern zuweisen, müssen sich auf Verantwortlichkeiten stützen, die zu ihrem Alter passen. Notwendig ist darüber hinaus, daß die Lehrkräfte Wertschätzung und Hilfe seitens der Schulleitung erfahren. Wenn die Schulleitung deren Meinung berücksichtigt und die Verantwortung bei Differenzen übernimmt, werden die Lehrkräfte besser arbeiten. Das wirkt sich natürlich auch auf die Schüler aus.

In der Praxis erweist sich, daß mißhandelte Kinder häufig Lernschwierigkeiten bekommen. Wenn die Lehrkraft dies nicht erkennt und das Kind als »faul« etikettiert (faule Kinder gibt es nicht, Kinder werden faul gemacht, der Mensch ist von Natur aus neugierig!), ist dies sehr schädlich für das Selbstwertgefühl. Auch bei sogenannten witzigen Bemerkungen oder durch »self fulfilling prophecy« wird ein Kind immer weiter in den Sumpf geraten. Eine Lehrkraft kann diskriminieren, (sexuell) lästig werden, unangemessen streng sein, ständig ärgern, ungerecht oder grausam auftreten, tyrannisieren oder das Kind zum Sündenbock machen, sich am Gruppenprozeß des Ausstoßens beteiligen und damit die Vitalität des Schülers untergraben. Vor allem dann, wenn das Kind einer solchen Behandlung nicht ausweichen kann und wenn der Schüler von niemandem unterstützt wird und niemand ihm glaubt, kann das Kind einen Ausweg im Selbstmord suchen.

Hilfe aus der Nachbarschaft

Klub- und Nachbarschaftshäuser oder eine besorgte Nachbarin oder ein besorgter Nachbar können, als feste Anlaufstelle, eine gute Hilfe sein. Leider haben Familien, in denen Kindesmißhandlung vorkommt, als zentrales Merkmal die Isolierung. Diese Isolierung kann durch das Mißtrauen verursacht werden, das die Familie hinsichtlich der »schlechten« Außenwelt hat, die sich »besser« fühlt. Oder die Nachbarschaft kann die Familie in die Isolation treiben, indem sie sich nicht mit der »Privatsphäre« dieser Familie beschäftigen will. Es kommt noch hinzu, daß die Angst, »angesteckt zu werden«, eine wichtige Rolle spielen kann.

In naher Zukunft könnte die zunehmende Vergreisung eine positive Auswirkung auf die soziale Unterstützung innerhalb der Nachbarschaft haben. Die Kondition unserer Opas und Omas ist besser, so daß sie beim sozialen Auffangen von Kleinkindern eine größere Rolle spielen können. Eine gute, ständige Unterstützung, sei es nun durch »echte« Opas und Omas oder durch andere ältere Menschen, kann Kindern und Eltern eine sehr wichtige Hilfe sein. Außerdem wird es die geistige Gesundheit der älteren Menschen fördern, wenn sie eng in die Erziehung mit eingebunden werden. Kinder halten einen jung, und das Gefühl, gebraucht zu werden, kann für ältere Menschen eine sinnvolle Aufgabe bilden.

Beeinträchtigung der Belastungsfähigkeit

Neben den Faktoren, die das Kind schützen und es stützen, gibt es solche Faktoren, die die Belastungsfähigkeit beeinträchtigen. So wie man sagen kann, daß eine gute Intelligenz die Belastungsfähigkeit verbessert, so kann man feststellen, daß eine geringere Intelligenz die Belastungsfähigkeit beeinträchtigt. Eine geringere Intelligenz ist somit ein Risikofaktor, ebenso wie heftiges Temperament, ein geringes Selbstwertgefühl oder eine negative soziale Orientierung.

Viele Eigenschaften des Kindes sind erblich und biologisch festgelegt. Es ist nun einmal wichtig, wie das zentrale Nervensystem arbeitet. Die Verarbeitung von Reizen, das Konzentrationsvermögen, das Gedächtnis, die Sprachentwicklung, das Temperament und das persönliche Tempo des Reifens beeinflussen die Belastungsfähigkeit des Kindes. Insbesondere Jungen sind in diesem Punkt stärker gefährdet als Mädchen. Sonderschulen werden daher von doppelt so vielen Jungen wie Mädchen besucht, und in anderen Ländern ist es ebenso.

Abgesehen von diesen biologischen Faktoren wirken sich auch bestimmte Mechanismen von Generation zu Generation aus, sei es durch erbliche Faktoren, sei es durch anerzogene Verhaltensmuster. So sind bestimmte »Multi-Problem«-Familien von Generation zu Generation multiproblematisch geblieben, trotz der Bemühungen von zahlreichen Menschen, die helfen wollten.

Ein wichtiger Streßfaktor für Kinder in unserer heutigen Gesellschaft ist die Ehescheidung. 30% der Ehen enden mit einer Scheidung, und die Auswirkungen eines solchen Ereignisses auf das Kind hängen von den oben genannten Faktoren wie Autonomie, Selbstwertgefühl, Intelligenz, Unterstützung durch einen Elternteil, die Situation in der Schule und das Vorhandensein von Geschwistern ab. Die Ehescheidung muß bei einem vitalen Kind, das über alle diese unterstützenden Faktoren verfügt, nicht zu großen Schäden führen. Dann allerdings ist es von Bedeutung, daß die Eltern in der Lage sind, ihre Konflikte zu lösen und das Kind ordentlich zu behandeln und zu versorgen. Darüber hinaus wiegt die Frage schwer, ob die

Beziehung des Kindes zu demjenigen Elternteil, der fortgeht, bestehen bleibt.

Traumatische Ereignisse können zu psychischen Problemen führen, doch chronische, leichtere Traumata sind sogar schädlicher. Kinder von Eltern, die sie vernachlässigen, haben, wie sich zeigt, einen größeren Entwicklungsrückstand aufzuholen als Kinder aus Familien, in denen die Eltern sie mißhandeln. Offensichtlich ist es besser, irgendwelche Kontakte zu haben, selbst wenn diese feindlich oder negativ erscheinen, als überhaupt gar keine Kontakte. Bei Zerbrechen der elterlichen Beziehung kann ein aggressiver Kontakt zwischen den Geschwistern beruhigend wirken. Kämpfen kann emotional hungrigen Kindern dabei helfen, sich klarzumachen, daß sie leben. Es ist also nicht immer möglich, festzustellen, welche Faktoren hinderlich sind und welche schützend. Darüber hinaus wissen wir nicht, welchen geschädigten Kindern es später aufgrund der schützenden Faktoren doch noch besser geht, weil der Schaden nicht festzustellen ist und weil Kinder und ihr Nervensystem häufig über kompensierende Restfunktionen verfügen, die bei einer angemessenen Stimulierung noch vieles gut machen können. Es gibt keine spezifische direkte Beziehung zwischen der Art von Streßfaktoren und der Psychopathologie, die sich daraus entwickeln kann. Allerdings liegt auf der Hand, daß eine Kombination verschiedener Streßfaktoren zu einer Symptomatologie führt, die ein Buch über Kinderpsychiatrie füllen könnte.

Physische Folgen körperlicher Kindesmißhandlung

Die Schwere der körperlichen Abweichungen hängt nicht mit der Ernsthaftigkeit von Familienproblemen zusammen. Ein leichtes Trauma kann eine zufällige Äußerung ernster Probleme sein. Das Kind kann beispielsweise kaum physische Schäden aufweisen, weil es von der Mutter beschützt wird. Das Problem ist darum nicht geringfügiger, wenn sich herausstellt, daß die Mutter deshalb, weil sie ihr Kind schützt, vom Vater zusammengeschlagen wird. Auch andersherum kann es vorkommen, daß ein schlimmes Trauma durch ein unglückliches Zusammentreffen von Umständen entsteht. Ein Kind kann beispielsweise unglücklich nach einer Ohrfeige stürzen und lebenslange Gehirnschäden zurückbehalten, wenn es die Treppe hinunterfällt. Oder was als ein leichter Tritt in den Hintern gedacht war, wird zu einem Tritt in die Nierenhöhle mit der Folge, daß eine Niere, die Milz, die Leber oder der Darm reißt. Das Kind kann so an inneren Blutungen sterben.

Bei dem »shaking syndrome«, bei dem ein weinendes Kind durch einen überspannten Elternteil wütend hin und her geschüttelt wird, können ernsthafte Gehirnblutungen und Netzhautablösungen mit Blindheit als Folge entstehen, ohne daß man zunächst etwas erkennen kann. Vielleicht ein einmaliges Ereignis, aber mit dem Ergebnis, daß ein hirngeschädigtes Kind mit möglicherweise auftretenden Lern- und Verhaltensproblemen sowie allen Folgen zurückbleibt, die sich daraus in der Zukunft ergeben: Sonderschule, geringere Chancen, etwas zu lernen, Arbeit zu finden und am Wohlstand beteiligt zu sein.

Brüche

Kleine Kinder haben nur selten einen Bruch. Wenn das dann doch einmal der Fall ist, ist es meist eine sogenannte »greenstick«-Fraktur, wobei der Knochen nicht ganz gebrochen ist (die Knochenteile stecken dann noch zusammen, vergleichbar mit einem dünnen grünen Zweig, der bricht). Brüche bei Kindern entstehen meist dann, wenn sie rücksichtslos herumgezerrt und herumgeschoben werden – oder sie sind eine Folge von Bestrafungen.

Wenn ein Kind mit dem Kopf gegen die Wand geschlagen wird, kann dies zu einer Schädelfraktur führen, deren Symptome Benommenheit, Erbrechen, Kopfschmerzen und Reizbarkeit sind. Wenn eine Blutung zwischen der harten Hirnhaut und dem Schädel entsteht, kann dies bei zu später Behandlung zum Koma (das Kind scheint dann nach einem »freien Intervall« zu schlafen) und zum Tod führen, weil das Volumen der Blutung das Hirn verdrängt, so daß es zum Atemstillstand kommt.

Rippenfrakturen bei einem kleinen Kind unter 18 Monaten, die nicht durch einen schweren Sturz oder Verkehrsunfall hervorgerufen wurden, sind fast immer die Folge einer Mißhandlung. Spiralfrakturen von Oberarm und Unterschenkel kommen häufiger bei Mißhandlung vor als bei anderen Traumata. Frakturen, die mit Verletzungen rund um Kopf und Nacken einhergehen, sind Hinweise auf Mißhandlung.

Brandwunden

Brandwunden sind Verletzungen, die man bei Kindern häufig findet. Etwa 2% der Brandwunden bei Kindern sind nicht »durch ein Unglück« entstanden. Die übliche Geschichte ist dann die, das Kind habe eine Pfanne mit Fett oder einen Kessel oder aber eine Kaffeekanne vom Herd gezogen. Wenn das geschieht, befinden sich die Wunden meist um die

Körpermitte und um die Achseln. Wenn diese Bereiche nicht in Mitleidenschaft gezogen sind, muß man zwangsläufig an Mißhandlung oder aber an eine andere Ursache denken. Beigebrachte Brandwunden (etwa wenn das Kind auf den Radiator gesetzt wird, weil es ins Bett macht, oder weil man »beibringen« will, daß ein Ofen heiß ist oder wenn man ihm das Bügeleisen auf die Hand drückt) sind ernstzunehmende Hinweise.

Kleine Brandwunden durch Zigaretten sind selten, und wenn sie einmal vorkommen, sind es eher harmlose Verletzungen, weil das Kind rasch reagiert. Wenn es sich um mehrere, deutlich erkennbare, runde und tiefe Wunden handelt, dann ist es sehr wahrscheinlich, daß diese absichtlich beigebracht wurden.

Brandwunden an Händen und Füßen in der Form eines Handschuhs oder eines Sockens bei einem Kind, das bereits läuft, weisen darauf hin, daß das Kind absichtlich in heißes Wasser gehalten wurde. Wenn ein Kind in zu heißes Wasser gerät, zieht es sofort die Hand oder den Fuß zurück, oder es fällt hinein, so daß es am ganzen Körper schwer verbrannt ist. Verbrennungen in den Leisten, im Kreuz und an den Gesäßbacken sind selten auf ein Unglück zurückzuführen.

Brandwunden werden von schwer gestörten Persönlichkeiten beigebracht, wobei die Prognose für das Kind schlecht ist. Wenn die Wunden auch nicht so schlimm sind, so ist doch die Familiensituation in diesen Fällen besorgniserregend.

Vergiftungen

Eine eigene Form körperlicher Mißhandlung ist die Verabreichung von Stoffen, die für ein Kind schädlich sind, etwa Alkohol, Medikamente oder verdorbene Lebensmittel. Häufig handelt es sich um Valium der Mutter oder um Antidepressiva. Man gibt beispielsweise zuviel Tofranil, wenn das Kind ins Bett macht, und zwar in der Annahme, daß viele Pillen auch viel helfen. Oder man gibt Kindern, die oft weinen, leichte, vom Arzt verschriebene Schlafmittel. Wenn man genug Pillen gibt, bleibt das Kind ruhig, und Vater oder Mutter können in Ruhe aus dem Haus gehen, ohne daß das Kind etwas davon merkt.

Es geschieht auch, daß ein Kind Wasser mit Salz zu trinken bekommt, damit es Durst hat, so daß es dann schließlich mehr trinkt. Manche Eltern fühlen sich nämlich von ihrem Kind zurückgewiesen, wenn es nicht trinken will. Das Ergebnis ist dann allerdings, daß das Kind noch weniger trinkt,. weil es Salzwasser einfach unangenehm findet. Das Kind kann so austrocknen. Bei drogenabhängigen Eltern kann das Kind absichtlich oder per Unglück mit Drogen oder Tabletten vergiftet sein, sei es, weil man das Kind ruhig halten wollte, sei es, weil das Kind herumliegende Pillen gegessen hat, oder sei es, weil das Kind abhängig geboren wurde. Die Verabreichung von »ungewöhnlichen« Getränken geschieht meist im Zusammenhang mit dem »Syndrome Münchhausen by Proxy« in der Absicht, das Kind krank zu machen, damit Kind und Mutter ärztliche Beachtung finden.

Leichte Verletzungen

Die meisten Verletzungen bestehen in Schnitten, Quetschungen und blauen Flecken. Die Schwere der Verletzung kann sehr viel weniger wichtig sein als der Grund, weshalb sie entstanden ist. Blaue Flecken und Mundverletzungen können entstehen, wenn Kinder zwangsgefüttert werden. Der Mund wird dann zwischen Daumen und den anderen Fingern fixiert und man drückt die Flasche mit Gewalt in den Mund, wenn das Kind sich weigert, zu essen. Bisse mit einem großen Abdruck des Gebisses stammen von Erwachsenen und sind nicht auf den kleinen Bruder oder die kleine Schwester zurückzuführen. Kratzwunden können von der Katze, vom Hund oder von Brüdern und Schwestern stammen.

Ein blaues Auge bei einem Kind, das noch nicht läuft, ist selten ein Unglück. Blaue Augen sind nur dann auf einen Unfall zurückzuführen, wenn es auf der Stirn oder an der Nasenwurzel ebenfalls zu Verletzungen gekommen ist (Brillenhämatom). Zwei blaue Augen sind die Folge von zwei Faustschlägen. Vier blaue Flecken links und rechts auf dem Rücken an der Wirbelsäule entlang zusammen mit zwei blauen Flecken rund um die Brustwarzen sind die Folge des »Schüttelsyndroms«. Dann kann es zu gebrochenen Rippen und Gehirnblutungen oder zu Blutungen in der Netzhaut mit Blindheit, halbseitigen Lähmungen, mentaler Retardierung und schließlich Koma und Tod kommen. Diese scheinbar unerheblichen blauen Flecken müssen daher sehr ernst genommen werden.

Blaue Flecken auf den Schienbeinen, Ellbogen und Unterarmen sind bei kleinen Kindern, die häufig fallen, sich raufen und klettern, eine normale Erscheinung. Blaue Flecken auf dem Rumpf sind weniger normal, vor allem dann, wenn sie in verschiedenen Stadien vorhanden sind (violett, braun, grün, gelb). Jede Farbe bleibt etwa 6 Tage bestehen, so daß die meisten Flecken innerhalb von 4 Wochen wieder verschwunden sind. Aber hier gibt es viele Variationen, je nach Ausmaß und abhängig davon, ob weiches Gewebe oder ein Knochen darunter liegt. Absichtlich beigebrachte

Verletzungen findet man häufig auf Oberarmen, Rumpf, Vorderseite der Oberschenkel, Seite des Gesichts, Ohren und Nacken, Geschlechtsorganen und Gesäßbacken. Kleinere Unfälle führen häufig zu Flecken auf den Schienbeinen, den Hüften, den Unterarmen, hervorragenden Knochen der Wirbelsäule, Stirn und unter dem Kinn.

Gehirnschäden

Die Grundlage für die Entwicklung von Intelligenz ist ein gut funktionierendes Nervensystem. Bis etwa zum 6. Lebensjahr entwickelt sich das Gehirn, und zwar sowohl hinsichtlich des Umfangs als auch hinsichtlich der Differenzierung und Integration. So spezialisiert sich die linke Gehirnhälfte auf Sprache und Klang, und in der rechten Hälfte entwickelt sich das räumliche und visuelle Gedächtnis. Bei Gehirnschäden in einem dieser beiden Bereiche – durch Schädelfraktur oder aufgrund einer Blutung – werden einige Funktionen des Gehirns beeinträchtigt. Ein umfassender Gehirnschaden entsteht beispielsweise durch Vergiftung (Kohlenmonoxyd bei Rauchen in der Schwangerschaft, Alkohol oder Drogen) oder durch Sauerstoffmangel, etwa dann, wenn der Hals des Kindes so lange zugehalten wird, bis es blau aussieht. Und das Gehirngewebe regeneriert sich nicht, so daß das Kind Aufmerksamkeits- und Konzentrationsstörungen aufweisen wird oder das gesamte intellektuelle Vermögen zurückgeht. Darüber hinaus kann es zu einer schwerwiegenden Leseblindheit kommen, wenn das Zusammenwirken beider Gehirnhälften aufgrund von Schäden nicht mehr richtig vonstatten geht (meist ist Dyslexie allerdings erblich).

Materielle Vernachlässigung

Viele Kinder in der Dritten Welt werden materiell vernachlässigt. Sie sterben, weil sie nicht genug zu essen bekommen, weil es an Hygiene und medizinischer Versorgung fehlt. Auch in unserer Gesellschaft gibt es Kinder, die körperlich vernachlässigt werden. Die Eltern sind abhängig oder psychisch krank. Oder sie sind nur minder begabt und mißtrauen gutgemeinten Ratschlägen. Schwerwiegende materielle Vernachlässigung, die mangelnde Mindestversorgung im Hinblick auf Ernährung, Reinigung, medizinische Kontrolle, Impfung, Kleidung oder ärztliche Behandlung kann bei Babys tödliche Folgen haben. Ein fieberndes Kind mit Durchfall kann innerhalb eines Tages austrocknen und sterben, wenn nicht rasch ärztliche Hilfe geleistet wird. Ein nicht rechtzeitig gesäubertes und nur schlecht ernährtes Kind kann an Durchfall leiden und Infektionskrankheiten bekommen, seine körperliche Widerstandsfähigkeit kann sich verschlechtern, das Wachstum kann sich verlangsamen, und es kann zu einer allgemeinen Entwicklungsverzögerung kommen. Wenn das zentrale Nervensystem noch nicht ausgereift ist, können Protein- und Eiweißmangel zu bleibenden neurologischen Schäden führen. Wenn ein Kind nicht geimpft wird, kann es – auf jeden Fall in Großstädten und unter ungünstigen sozioökonomischen Bedingungen – Diphtherie, Keuchhusten, Kinderlähmung (vor allem bei Pendelmigration in Länder, wo diese Krankheit häufig auftritt), Tetanus und Tuberkulose bekommen. Auch Masern verlaufen bei schlecht versorgten Kindern aufgrund von Nebeninfektionen schwer, wobei die Gefahr besteht, daß es zu Gehirnhautentzündung kommt und neurologische Schäden zurückbleiben, die durch rechtzeitige Impfung vermeidbar gewesen wären.

Unter ungünstigen sozio-ökonomischen Bedingungen steigt die Kindersterblichkeit, es werden häufiger behinderte Kinder geboren und Kinderkrankheiten treten vermehrt auf. Viele unbehandelte Hals-, Nasen- und Ohreninfektionen sowie Infektionen der Luftwege können direkt die allgemeine körperliche Widerstandsfähigkeit und Abwehrkraft schwächen. Bei Kindern im Sprechalter kann dies zu einer verzögerten Entwicklung von Sprechfähigkeit und Sprache führen, was wiederum die Entwicklung des Denkens hemmt und dann zu Lernschwierigkeiten in der Schule führt. Bei langfristiger Vernachlässigung sind solche Auswirkungen dauerhaft.

Psychische Folgen körperlicher Kindesmißhandlung

Die Folgen körperlicher Kindesmißhandlung bei Schulkindern sind häufig weniger fatal als bei kleineren Kindern, jedenfalls soweit es das Körperliche angeht. So sterben 14% der mißhandelten Kinder unter sechs Jahren, und in fortgeschrittenem Alter sind es 5% der mißhandelten Kinder. Das hängt damit zusammen, daß Schulkinder eher in der Lage sind, sich zu wehren. Außerdem gibt es in ihrer Welt mehr Hilfsstrukturen.

Die psychischen Schäden als Folge der Gewalt können erheblich sein. Das Schlagen mit Stöcken und Riemen führt zu schlimmen Striemen, doch die schlimmsten Auswirkungen hat die Erniedrigung. Das Selbstwertgefühl wird beeinträchtigt, doch das Kind leckt auch weiterhin wie ein »geprügelter Hund« die Hand dessen, der es füttert, weil es ja schließlich niemanden gibt, der hilft oder dem man vertrauen kann. Kinder sind gegenüber ihren Eltern erheblich loyaler als Eltern gegenüber ihren Kindern.

Psychische Isolation

Ein mißhandeltes Kind ist in einer ambivalenten Beziehung zu seinen Eltern gefangen, die ihm eine Reihe unbewußter Botschaften mitteilen: »du bist von mir, ich kann mit dir tun und lassen, was ich will, du bist nichts wert, denn du bist ein Rotzbengel, und niemand wird dich nett finden, du bist also völlig abhängig von mir.« Die Eltern verstehen kaum, weshalb ein Kind sich so verhält, wie es sich verhält, weil unbewußte Projektionen eine Rolle spielen. Das Kind kann sie beispielsweise an die Zeit erinnern, als sie selbst mißhandelt wurden. Die unverarbeitete Wut wird am Kind ausgelassen. Das Kind kann dies nicht relativieren und fühlt sich abgewiesen. Außerdem erfährt das Kind die Situation als völlig aussichtslos, bis zu seinem 18. Lebensjahr ist es von seinen Eltern abhängig, aber dieser Zeitpunkt ist noch so unvorstellbar weit entfernt...

Manchmal bedient sich das Kind gefährlicher Tricks, um die Aufmerksamkeit auf sich zu lenken. Das Kind richtet seine Aggression hierbei nicht auf die Eltern, sondern auf sich selbst, weil Aggression gegen die Eltern zuviel Angst und Schuldgefühle erzeugt. Die Angstgefühle, die Gefühle des Verlassenseins, der Erniedrigung und des Ärgers werden unterdrückt. Gefühle können nicht einmal benannt werden, weil dies nie erlernt wurde und sie können somit auch nicht geäußert werden. Es entsteht eine Angst vor körperlichem Kontakt, weil Körperkontakt mit Streß einherging. Die Folge ist die, daß sich das Kind noch weniger drücken läßt, wodurch die Frustration und die Angst der Mutter hervorgerufen wird, was dann wieder zu einem heftigen Zurückstoßen führt: »dann hau doch ab«.

Soziale Entwicklung

Das mißhandelte Kind ist konstant auf der Hut und zeigt Anzeichen von Überaktivität, und zwar neben der sogenannten »frozen watchfullness«: ein erstarrter angstvoller Blick, weil jeden Augenblick wieder etwas schiefgehen kann. Das Mißtrauen gilt nicht nur den Erwachsenen, sondern auch den Brüdern und Schwestern, weil es in Familien, in denen Mißhandlung auftritt, zu einem »splitting« kommt: das eine Kind ist rundum gut – Papas Liebling oder Mamas Liebling – das andere Kind ist durch und durch schlecht: das »schwarze Schaf«. Es muß um jedes bißchen Aufmerksamkeit gekämpft werden, meist auf eine negative Art und Weise.

Kinder werden daher auch gegeneinander ausgespielt oder sie werden in eine feste Rolle gedrängt und gehen »Verbindungen« mit einem

Erwachsenen ein, so daß sie parentifiziert werden und elterliche Aufgaben und Verantwortung übernehmen, was ihre Belastungsfähigkeit weit übersteigt.

Am häufigsten kommt dies dann vor, wenn ein Elternteil allein lebt. Häufig wird dann das älteste Kind des anderen Geschlechts in das elterliche System aufgenommen. In der Tat gibt es dann nichts, was wie eine »Familie« aussieht, sondern nur einen Zusammenschluß geschädigter Individuen, die nicht miteinander und auch nicht ohne einander leben können, und die sich daher in einer weitreichenden Isolation befinden. Und diese Isolation ist es, was die Kinder so einsam macht. Kinder aus Familien, in denen Mißhandlung vorkommt, haben keine Freunde, sie wissen auch gar nicht, wie man Kontakte knüpft, jedenfalls auf andere als auf negative Art und Weise. Manchmal geht es ihnen eine Zeitlang gut und die Eltern sind freundlich, was die doppelte Bindung und die ambivalenten Gefühle noch verstärkt. Wenn jemand durch und durch schlecht ist, soll man ihn besser negieren. Die Kinder haben Probleme mit einer grenzenlosen Hilflosigkeit und werden je nach Dauer der Situation immer weniger widerstandsfähig. Durch ihr aggressives, depressives, regressives und überaktives Verhalten sind sie bei anderen Erwachsenen und Kindern nicht beliebt. Der Grund und die Folgen sind dann miteinander verzahnt: das Kind ist so, weil es mißhandelt wurde, und es wird erneut mißhandelt, weil es so ist.

Intellektuelle Entwicklung

Die intellektuelle Entwicklung von Schulkindern umfaßt nach Ansicht des Entwicklungspsychologen Piaget drei Phasen: die Reste der präoperationalen oder symbolischen Phase, bis etwa zum 7. Lebensjahr; die konkret-operationale Phase, vom 7. bis zum 11. Lebensjahr und die formal-operationale Phase, vom 11. Lebensjahr bis weit in das Jugendlichen-Alter hinein.

In der präoperationalen Phase lernt ein Kind, sich mit Sprache, Spiel, Gebärden und Zeichen auszudrücken. Der Egozentrismus nimmt ab, weil das Kind besser in der Lage ist, sich in die Perspektive anderer Menschen hineinzudenken. Bei vernachlässigten Kindern beobachtet man eine Verzögerung dieser Entwicklung. Der Egozentrismus bleibt länger erhalten. Wie soll man andere berücksichtigen, wenn man selbst überhaupt nicht berücksichtigt wird? Ein krimineller Entwicklungsgang droht, weil die Ge- und Verbote der Eltern, die das Gewissen darstellen, vom Kind nicht akzeptiert werden. Aufgrund der verzögerten Sprech-/Sprachentwicklung ist das Kind in seinen Äußerungen frustriert und versteht die Welt und seine Freunde nicht so recht. Das führt zu Isolation, Kontaktschwierigkeiten und – aus Frustration – zu aggressivem Verhalten.

In der konkret-operationalen Phase entwickelt das Kind eine Logik, die auf der Manipulation mit Objekten beruht. Das Kind lernt, Dimensionen aufeinander zu beziehen und es erkennt, daß manche Aspekte der Objekte die gleichen bleiben, auch wenn sie sich in ihrer Form verändern. So kann ein Kind in dieser Phase erkennen, daß das Gewicht von zwei gleich großen Lehmklumpen gleich bleibt, auch wenn sie anders aussehen. Das Kind kann Elemente klassifizieren und hierarchisch unterteilen, was später für die Fähigkeit zu rechnen wichtig ist. Wenn allerdings die Sicherheit und die Möglichkeit nicht gegeben sind, zu spielen und zu entdecken, ist ein Kind dazu nicht in der Lage. Emotionale Anstrengungen und die Angst, zu versagen, beeinflussen stark die Fähigkeit, zu rechnen. Daher sind bei vielen mißhandelten Kindern in einem bestimmten Alter auch Rechenschwierigkeiten zu beobachten.

In der formal-operationalen Phase, am Ende der Grundschule, lernt der angehende pubertierende Jugendliche, logisch zu argumentieren, zu experimentieren und mit Proportionen und Analogien umzugehen. Er kann Glaubenssysteme konstruieren, fühlt sich aktiv in die Ideenwelt einbezogen und lernt, über sein eigenes Denken zu reflektieren. Bei mißhandelten Kindern kann diese letzte Phase jenseits des Erreichbaren bleiben. Amerikanische Untersuchungen haben gezeigt, daß 43% der mißhandelten Kinder körperliche oder geistige Behinderungen aufweisen. In einer Gruppe behinderter Kinder wurden 65% mißhandelt. Die tägliche Sorge darum, das nackte Leben zu retten, frißt soviel Energie, daß das Kind auf pseudodebilem Niveau lebt. Die schmerzhaften Gefühle der Zerstörung und Erniedrigung werden tief verdrängt und vom Verstand und der täglichen Erfahrung getrennt. Die Existenzgarantie des Kindes ist verschwunden. Wenn jemand nur lange genug zu einem sagt: »was du erlebt hast, das ist gar nicht wahr, das interpretierst du verkehrt, und da bist du selbst dran schuld«, dann glaubt man das tatsächlich. Man lernt dann, daß die Wirklichkeit gar nicht die Wirklichkeit ist und daß die eigene Wahrnehmung nichts wert ist. Bei mißbrauchten Kindern kann dies in der einsetzenden Pubertät tatsächlich dazu führen, daß sie Phantasie und Wirklichkeit durcheinanderwerfen. Wenn sie ihre Geschichte dann endlich erzählen können, werden sie der »pseudologica fantastica« beschuldigt. Dies kann ein Mädchen für den Rest des Lebens in der Entwicklung und im Denken hemmen. Den Menschen kann man nicht trauen, Männern schon gar nicht, also auch nicht dem Lehrer, also lernt man nichts. Man empfindet als Kind dann einen fürchterlichen Ekel bei allem, was mit Lernen zu tun hat. Vorzeitiger Schulabgang droht, Folgen: geringeres Wissen, schlechtere

Arbeit, größere Abhängigkeit, größere Gefahr, ausgebeutet zu werden, wieder verstärkte Untergrabung der Persönlichkeit. Diese Untergrabung des Selbstwertgefühls ist das Kernsymptom bei jeder Form der Mißhandlung. Das Selbstwertgefühl und das Selbstbildnis sind Motor der psychischen Entwicklung hin zu Selbständigkeit und Identität (Van Acker 1988).

Folgen der psychischen Mißhandlung

Psychische Kindesmißhandlung ist das Kernthema, wenn es um Formen von Mißhandlung und Vernachlässigung geht. Fast immer gehört psychische Kindesmißhandlung zu anderen Formen der Mißhandlung, häufiger ist sie zu finden als andere Mißhandlung, sie ist in ihren Folgen häufig vernichtender für die Persönlichkeit eines Kindes und für seine Entwicklung zur Selbständigkeit und Identität und sie ist am schwierigsten zu fassen und zu behandeln. Vor allem bei kleinen Kindern sind die Folgen schwerwiegend. Psychische Kindesmißhandlung verursacht schwerwiegende psychische Schäden, die das Kind in jeder Hinsicht in Mitleidenschaft ziehen.

Ablehnung

Ablehnung wirkt weniger verheerend als völliges Negieren. Ablehnung kann auch dadurch entstehen, daß bestimmte Eigenschaften eines Kindes zurückgewiesen werden, etwa sein Verhalten, sein Temperament oder sein Aussehen.

Ablehnung führt zu angstvoll sich anklammernden Kindern oder zu ängstlich vermeidenden Kindern. Die Kinder, die sich anklammern, können ihre Umgebung aufgrund der hohen Angstschwelle nicht erkunden. Die Kinder, die fortlaufen, versuchen es auf eigene Faust, doch sie werden auf diese Weise nur pseudo-selbständig, so daß sie kaum oder überhaupt keine Beziehungen zu Altersgenossen unterhalten und somit kaum zu interaktivem Spiel finden, was die Entwicklung der Psychomotorik und der Sprache verzögert.

Korrumpieren

Korrumpieren deutet auf ein Verhalten hin, mit dem versucht wird, Kinder zu desozialisieren und zu antisozialem und abweichendem Verhalten zu bewegen, vor allem im Hinblick auf Aggression, Sexualität oder Gebrauch von Drogen. Dieses Verhalten macht das Kind ungeeignet und unempfindlich für normale soziale Erfahrungen. In leichter Form führt dies zur Ermutigung von frühem Experimentierdrang. Bei kleinen Kindern handelt es sich hier um das Hervorrufen einer Abhängigkeit von Alkohol oder Schlafmitteln. Bei Säuglingen und Kleinkindern können die Eltern aggressives Verhalten fördern oder sexuelles Verhalten anerziehen, wie etwa »Spielchen«. Denkbar ist auch, daß Kinder in sexuelle Kontakte mit Jugendlichen oder Erwachsenen einbezogen werden.

Für das Kind ergibt sich daraus, daß antisoziales Verhalten als normal erfahren wird. In einer späteren Phase kann das Kind andere Kinder angreifen oder sexuell »benutzen«, und so gerät es schließlich in eine Position außerhalb der Gruppe. Darüber hinaus kann Korrumpieren später zu »pseudodebilem« Verhalten führen, weil das Kind aufgrund der Kontakte zu anderen Kindern erkennt, daß es andere Erfahrungen hat als diese. Das ist das von mir so genannte »Hören-Sehen-und-Schweigen-Syndrom«. Das Kind hat Erfahrungen, über die es nicht erzählen darf, nicht erzählen kann, nicht erzählen will und nicht zu erzählen wagt, weil es unter Druck gesetzt wird. Es sieht und hört alles in dieser Hinsicht, weil es ständig auf der Hut ist, aber es wird nichts erzählen. Auch der normale alltägliche »Smalltalk« entfällt; das Kind schaut zu und schweigt, weil das Unaussprechliche nicht benannt werden kann. Diese Kinder werden häufig als taub, mutistisch oder autistisch bezeichnet, aber in Wahrheit sind sie Opfer von Korrumpieren, häufig in Kombination mit Terrorisieren. Eine genaue Diagnose mit einer umfassenden körperlichen Untersuchung, mit einem psychologischen Test und mit einer ausführlichen Beleuchtung der Familie ist hier notwendig, um zu verhindern, daß das Kind völlig sinnlos von allen möglichen medizinischen Spezialisten durch die Mühle gedreht wird.

Terrorisieren

Terrorisieren heißt, das Kind mit extremen, unklaren oder unheilversprechenden Strafen zu bedrohen, um intensive Angst zu erzeugen. Es können auch unerfüllbar hohe Anforderungen an das Kind gestellt werden, und das Kind wird dann bestraft, wenn es diese Anforderungen nicht erfüllt. In leichter Form bedeutet dies die Ausnutzung von Willkür und

Angst bei der Disziplinierung. Ernsthafter ist ein solches Verhalten dann, wenn es das alltägliche Sicherheitsgefühl untergräbt und noch schlimmer wird es, wenn dramatische, mysteriöse oder außergewöhnliche Drohungen oder doppelte Bindungen darin enthalten sind. In Kapitel 2 kamen diese sogenannten Doppelbindungen schon ausführlich zur Sprache: sie entstehen dann, wenn das Kind einerseits – beispielsweise durch die gesprochene Sprache – die Mitteilung erhält, der Erwachsene brauche es und andererseits – über einen anderen Kommunikationskanal, beispielsweise durch Mißhandlung oder Vernachlässigung –, daß es so minderwertig oder kaum der Mühe wert oder ein Objekt sei, an dem man sich abreagieren könne. Das Kind wird im Abhängigkeitsverhältnis zugleich angezogen und zurückgestoßen. Auf diese Weise ist es dem Kind unmöglich, selbständig zu werden. Diese doppelte Bindung ist ein Schlüsselbegriff im Zusammenhang mit Mißhandlung. Die Eltern brauchen das Kind, und zwar für ihre eigenen unerfüllten Bedürfnisse, doch zugleich reagieren sie die Wut früherer und auch gegenwärtiger Kränkungen an diesem Kind ab. Die Folgen für das Kind sind schlimm: Mangel an Grundsicherheit, Angst, Alpträume, Essensunlust und schlechter Schlaf, Spielunlust und verzögerte Entwicklung aufgrund der alles lähmenden Angst. Das Kind kann intensiv gequält werden. Beispiele dafür gibt es genug: das Kind durch die Luft werfen, mit Ungeheuern oder mit Verstoßen, mit Einsperren, mit Umbringen oder mit Aushungern, mit Verdurstenlassen oder nur mit Zurücklassen im Wald drohen. Darüber hinaus gibt es Eltern, die mit ihrem Pitbull-Kampfhund drohen oder damit, sie würden das Lieblingstier töten oder ein geliebtes Kuschelspielzeug in den Müll werfen. Die unberechenbaren und extremen Reaktionen der Eltern übersteigen ständig die Grenzen der Belastungsfähigkeit des kleinen Kindes.

Weil kleine Kinder noch magisch denken, sind auch die oftmals »unschuldigen« Witze von Eltern vor allem bei einem ängstlich und unsicher gebundenen Kind katastrophal. Solche »unschuldigen« Witze, einhergehend mit Perioden gekünstelter und unechter »Wärme«, berauben das Kind für den Rest seines Lebens des Selbstvertrauens. Wir brauchen uns nur einmal anzusehen, wie wir selbst oder wie Regierungen auf Terrorismus reagieren. Wir brauchen uns nur einmal anzusehen, wie wir selbst damit umgehen, und wir können uns vorstellen, wie sich so etwas, das 24 Stunden täglich, jahrein, jahraus auf die Persönlichkeit eines Kindes niederprasselt, auf das Kind auswirkt.

Folgen psychischer Vernachlässigung

Isolation

Ein kleines Kind, das isoliert wird, lernt nicht, zu spielen und mit Erwachsenen und Kindern zu interagieren. Es empfängt keine Reize und seine Sprech-/Sprachentwicklung verzögert sich, wodurch wiederum das Denken und das »Be-greifen« der Welt ausbleibt. Zunächst muß man greifen können, um später über die Sprache be-greifen zu lernen. Das Wissen um das Wort führt zum Wissen um die Welt. Auch die Motorik (die Bewegung von Kopf, Armen und Beinen, von Händen und Füßen, von Fingern und Zehen) entwickelt sich bei isolierten Kindern mit Verzögerung.

Isolation findet man häufig bei alleinstehenden Eltern, die abhängig oder depressiv oder psychisch krank sind und die keine Hilfe erfahren, etwas, das häufig Hand in Hand geht. Bei langanhaltender Isolation kann es zu bleibendem psychomotorischem und neurologischem Rückstand kommen, der nie mehr rückgängig gemacht oder aufgeholt werden kann. Das Kind muß dann später häufig eine Sonderschule besuchen, auf eine Schule für lernbehinderte Kinder gehen, wo die Kinder »debil« sind und einen IQ von 70–90 haben, oder sie besuchen Schulen für schwer Erziehbare, wo die Kinder »leicht schwach begabt« bis »normal begabt« sind und einen IQ von 90 oder mehr haben. Also nicht nur Stoffe in der Umwelt wie etwa Blei oder andere Giftstoffe führen dazu, daß immer mehr Kinder Sonderschulen besuchen, sondern es ist auch die Art und Weise, in der »psycho-toxische Familienumgebungen« auf Kinder einwirken und wie die Schule mit dieser Art von Kindern umgeht.

Negieren

Ein Kind, das negiert wird, weil es eine Krankheit hat, weil es nicht gewollt war oder weil es nicht akzeptiert wird (es hätte ein Junge oder es hätte ein Mädchen sein sollen) oder weil es ein ständig weinendes zu früh geborenes Kind ist, oder weil es eine andere Hautfarbe hat, oder weil das Kind aus einer Vergewaltigung oder einer Inzestbeziehung hervorgegangen ist, entwickelt das Gefühl, es hätte nicht auf der Welt sein dürfen. Es wird nach einigen schüchternen Versuchen zu Kontakaufnahme diese Versuche aufgeben und entweder ständig weinen oder keinen Ton mehr von sich geben, weil es infolge der frühen Trennung von Mutter und Kind in eine sogenannte »anaklitische Depression« geraten ist. Das ständige Negieren und Schweigen der Eltern stellt eine konstante Bedrohung und feindliche Atmosphäre dar. Es gibt keine Grundsicherheit mehr, das Kind verzehrt sich allmählich. Dann kommt es zum »Non Organic Failure To Thrive« (NOFT)-Syndrom. »Failure to Thrive« heißt: nicht gedeihen. »Non Organic« bedeutet, die Ursache ist nicht körperlicher Art. Bei diesem Syndrom können die Ärzte keine körperliche Ursache dafür finden, daß das Kind nicht gedeiht.

Bei Einweisung in ein Krankenhaus beobachtet man dann sofort ein rasches Aufblühen und eine Gewichtszunahme, während die Aufnahme eines normalen Kindes in ein Krankenhaus ein streßbeladenes Ereignis ist, das zur Gewichtsabnahme führt.

Wenn das Kind dann wieder fröhlich und lebhaft reagiert, kommt es häufig vor, daß das Interesse der Eltern wieder zunimmt. Das dahinter liegende Problem der Eltern muß jedoch diskutiert werden, weil sonst mit einem Rückfall zu rechnen ist.

Emotionale Vernachlässigung

Emotionale Vernachlässigung beobachtet man häufig bei alleinstehenden Müttern mit postnataler Depression. Oder man findet diese Erscheinung bei Müttern, die arbeiten, ohne daß das Kind währenddessen versorgt ist, so daß das Kind tagelang allein in seinem Zimmer eingesperrt ist. Kleine Kinder, die emotional und affektiv vernachlässigt werden, haben keinen Kontakt mehr zu ihren Eltern. Sie wachsen isoliert in einer deprimierenden Umgebung auf, sie werden nie gedrückt oder gehätschelt. Es kann auch vorkommen, daß sie überhaupt nicht erzogen werden und nicht lernen, wo ihre Grenzen liegen. Sie verlieren das Vermögen, sich an jemanden zu binden. Sie werden depressiv und ziehen sich zurück oder sie werden aggressiv, um dennoch Aufmerksamkeit zu erregen. Beide Reaktionen führen zu späterer Vernachlässigung. Die Folge in fortgeschrittenem Alter ist ein Mensch mit defekten Gewissensfunktionen. Normen und Werte sind nicht ausgeprägt, es gibt kein ideales »Ich«, weil das Kind sich nicht mit irgendjemandem identifizieren kann. Die Kinder sind zu selbständig und häufig sehr ängstlich, sie lassen sich nur auf flüchtige, oberflächliche Kontakte ein. Sie können nicht spielen, das Phantasiespiel fehlt, sie reagieren panisch auf unbekannte oder unerwartete Situationen und sie ziehen sich völlig erstarrt in ihre Schale zurück. Sie sind darüber hinaus zu klein für ihr Alter. Die Folge, die sich für spätere Jahre daraus ergibt, ist die fortwährende Erfahrung von »Vernachlässigung« mit einem unstillbaren Hunger nach Affektion, der in den Wunsch nach materiellen Sicherheiten umgesetzt wird. Daher kann man auch in vernachlässigenden Familien ein teures Videogerät und einen Mangel an Basispflege nebeneinander beobachten. Die vernachlässigenden Eltern bemühen sich, ihre eigene leere Gefühlswelt mit materiellem Wohlstand auszufüllen. Vernachlässigung wird in ausgeprägter Weise von einer Generation auf die nächste übertragen, weil hier eine schleichende Form der Mißhandlung mit häufig lebenslangen Folgen vorliegt. Wenn man als Kind nicht gedrückt wurde, weiß man auch nicht, wie man es mit den eigenen Kindern tun soll.

Symbiotische Beziehung

Eine andere Form der emotionalen Vernachlässigung ist die symbiotische Beziehung. Hier wird dem Kind ständig zu verstehen gegeben, daß es ohne den Elternteil oder die Eltern nicht existieren kann. Die Eltern sind die einzigen, die für das Kind sorgen, die Außenwelt ist viel zu bedrohlich. Die Eltern können das Kind nicht loslassen, weil allein zurückzubleiben zu starke Verlassensängste erzeugt. Solch ein Kind bleibt sein Leben lang unselbständig, es werden an diesen Menschen keine Anforderungen gestellt, er lernt daher nicht, mit Frustrationen fertig zu werden. So etwas bezeichnet man als »verwöhnende Vernachlässigung«.

Das sind die späteren »big-baby-boys«, die zwar kriminell, aber stets gut zu ihrer Mutter sind. Oder es sind die phobischen Mädchen, die nicht mehr zur Schule gehen wollen oder die einfach fett werden. Die Jungen suchen dann später eine Ersatzmutterfigur als Frau, was sicher dann, wenn noch ein Kind dazukommt, zu heftigen Eifersuchtsanfällen führen kann. Die mißgünstigen Väter kehren dann häufig wieder zur Mutter zurück, suchen Zuflucht im Alkohol oder machen sich einfach aus dem Staub.

Die Folgen sexuellen Mißbrauchs

Sexueller Mißbrauch bei Kleinkindern hat meist katastrophale Folgen. Vor allem diejenigen Formen, die mit affektiver Vernachlässigung und Mißhandlung einhergehen, können zu lebenslang andauernden psychiatrischen Krankheitsbildern führen. Bei Kindern, die kinderpsychiatrisch behandelt werden, kann der Anteil derjenigen, die mißbraucht wurden, bis zu 50% betragen.

Sexueller Mißbrauch kommt nicht isoliert vor. Fast immer tritt er in Kombination mit anderen Formen der Kindesmißhandlung auf. Wenn ein Kind beispielsweise affektiv vernachlässigt wird, kann es nach Wärme suchen. Jemand innerhalb oder außerhalb der Familie, der dies mißbraucht und sich an dem Kind sexuell vergeht, kann dieses Kind später unter Druck setzen, damit es schweigt, sei es durch Korrumpieren, sei es durch Terrorisieren oder körperliche Mißhandlung.

Die Folgen sexuellen Mißbrauchs hängen stark von einer ganzen Reihe von Faktoren ab. Im allgemeinen gilt, daß die Schädlichkeit von den folgenden zehn Faktoren bestimmt wird:

1. Alter des Kindes: je kleiner das Kind, um so schädlicher der Mißbrauch.
2. Altersunterschied: je größer der Altersunterschied zwischen Täter und Kind, um so schädlicher ist die Tat.
3. Verwandtschaft: je näher man miteinander verwandt ist, um so schwerwiegender ist die Tat.
4. Geschlecht des Täters: Männer, die Mädchen mißbrauchen, sind für ernstere Folgen verantwortlich als Frauen, die Jungen mißbrauchen.
5. Art der Handlungen: Penetration ist wesentlich schädlicher, als ein einmaliger Kontakt mit ein wenig Gefummel.
6. Häufigkeit der Handlungen und Dauer der Beziehung: Mißbrauch zieht sich häufig über Jahre hin, kann aber auch die Handlung eines Gelegenheitstäters sein (meist pubertierende Jugendliche) und ist in diesem Falle weniger schädlich.
7. Ausmaß von Zwang und Gewalt: je größer der Zwang, um so ernsthafter die Folgen.
8. »Passive Zustimmung« des Kindes: wenn ein Kind nicht will und dies auch deutlich macht oder sich effektiv dagegen wehrt, sind die Folgen weniger schlimm. Bei einem eher schüchternen oder vernachlässigten Kind – mit schlecht entwickeltem Selbstwertgefühl – ist der Schaden wesentlich größer. Das Kind fühlt sich hilflos, schämt sich und hält sich für mitverantwortlich.
9. Sozialer Kontext, innerhalb dessen es zum Mißbrauch kommt: bei einer Familie mit einer stark unterdrückenden Sexualmoral sind der Druck zu Geheimhaltung und Scham- und Schuldgefühle beim Kind wesentlich größer als bei einer familiären Subkultur, in der Sex und Aggression nun einmal dazugehören.
10. Druck zu Geheimhaltung, Drohung, mit der das Schweigen erzwungen wird, moralische Erpressung, mit der dies geschieht und Verantwortung, die dem Kind aufgebürdet wird, verursachen großen Schaden. »Wenn du das erzählst, muß dein Vater ins Gefängnis, deine Mutter kommt ins Irrenhaus und du mußt ins Kinderheim; wenn du etwas erzählst, dann mache ich Schluß;

wenn du etwas erzählst, dann mache ich dich tot, dann ermorde ich deine Mutter, dann schlag ich dein Kaninchen kaputt ...«

Diese ständige Drohung mit körperlicher, psychischer und sexueller Gewalt ist wesentlich schädlicher als die »Taten« selbst.

Wie würden Sie reagieren, wenn Sie 24 Stunden lang eine Geisel wären? Manche Menschen können schon eine einmalige Geiselnahme nicht überwinden, und wie soll es dann bei einem Kind aussehen, das jahrelang mehr oder weniger eine Geisel des eigenen Vaters ist?

Körperliche Folgen

Geschlechtskrankheiten sind ein spezielles Anzeichen für Mißbrauch, auch wenn man dann immer noch nicht weiß, wer das Kind mißbraucht hat.

Ein Kind kann über Schmerzen klagen, es kann Irritationen der Genitalien geben, es kann zu Ausscheidungen, zu Entzündungen an den Augen oder zu einer Infektion im Mund oder Anus kommen. Vagina oder Anus können eingerissen oder blau verfärbt sein. Häufig ist die Vaginaöffnung vergrößert. Auf den Oberschenkeln können Quetschungen und blaue Flecken durch das erzwungene Spreizen der kleinen Beine zu sehen sein. Der Bereich rund um Anus und Vagina kann irritiert oder entzündet sein oder aber alte Narben aufweisen. Innere Verletzungen, Entzündungen und Infektionen können zu dauerhaften Verwachsungen im Bauch führen. Beim sogenannten »dry intercourse« wird der Penis zwischen den Beinchen gerieben und es entstehen rauhe, faltige Flecken auf der Haut zwischen den Beinen (Täter sehen darin keinen Inzest, weil sie nicht »drin« waren!). Ausschlag im Mund und rund um den Mund kann dann auftreten, wenn das Kind Fellatio praktizieren muß; in diesem Fall besteht häufig auch eine erhöhte Neigung zum Erbrechen (symbolisch für »das kann ich nicht mehr schlucken«, oder aus Angst vor Aids oder Schwangerschaft bei den meist nur schlecht aufgeklärten Kindern). Kinder, die am Unterleib verletzt sind, laufen merkwürdig: sie drücken die Knie gegeneinander. Häufig klagen sie dann auch über Schmerzen in den Beinen. Manchmal sitzen sie auf der Stuhlkante und wippen oder reiten dort als Form der Selbstbefriedigung. Auch häufig auftretende Infektionen der Harnwege können auf sexuellen Mißbrauch hindeuten.

Bei zwei Dritteln der mißbrauchten Kleinkinder kann man allerdings keine physischen Schäden feststellen! Also: wenn der Arzt nichts sieht, heißt das noch lange nicht, daß auch nichts passiert ist. Es ist allerdings auch nicht so, daß der Vater zwangsläufig das Kind mißbraucht hat, wenn man doch etwas sieht.

Psychische Folgen

Kleine Kinder, die Streß ausgesetzt sind, äußern sich häufig körperlich. Ihre Motorik und ihr Verhalten geben wichtige Anzeichen möglicher Mißhandlung zu erkennen. Weil sexueller Mißbrauch häufig mit Vernachlässigung und Mißhandlung einhergeht, sind die Anzeichen allerdings nicht immer spezifisch für sexuellen Mißbrauch. Im allgemeinen leiden die meisten Kleinkinder, die sexuell mißbraucht wurden, unter starken Angstreaktionen und psychosomatischen Äußerungen dieser Reaktionen wie Kopfschmerzen, Bauchschmerzen und verschiedene andere nur ungenaue Klagen. Eine häufig auftretende Folge ist ein ausgesprochen sexualisiertes Verhalten, das sich in zwanghafter Masturbation oder in zu häufigem Experimentieren mit anderen Kindern äußert. Dabei fügt dieses Kind anderen Kindern Schmerz zu oder macht Bemerkungen, die nicht zu seinem Alter passen. Bei allen möglichen Gelegenheiten exhibitionieren sie sich oder zeigen ein ausgesprochen werbendes, »verführendes« Verhalten gegenüber anderen Menschen, die für sie sorgen. Es können Kinder sein, die sich angstvoll an einem anderen Menschen festklammern oder die sich ganz im Gegenteil nicht (mehr) drücken lassen, vor allem nicht von einem Mann.

Wenn der Mißbrauch nachts stattfindet, können sie Schlafprobleme bekommen, sie können von »komischen« Männern träumen. Es ist möglich, daß sie wieder unsauber werden. Manche Kinder ziehen sich in ihre Phantasie zurück und zeigen apathisches Verhalten. Mißbrauchte Kinder assoziieren Nähe mit Sexualität. Sie unterscheiden nicht zwischen erotischen und nicht erotischen Beziehungen und reagieren auf Nähe stets mit sexueller Erregung. Durch das zwanghafte sexuelle Verhalten geraten sie im Kindergarten oder in der Vorschule in die Isolation. Es können merkwürdige Phobien entstehen, etwa eine Angst vor Joghurt, weil dieser Sperma gleicht; sie können Angst vor der »Vaterschlange« haben, wenn Papa immer sagte: »darf meine Schlange in dein Löchlein?« oder sie entwickeln eine große Angst vor Bienen, wobei das Kind doch noch nie gestochen wurde. Aber eine Biene sticht und ein Penis tut auch weh. In der Gedankenwelt kleiner Kinder sind dies ganz normale Assoziationen. Die Kinder erzählen so eine Wahrheit, die sie längst nicht immer richtig zu interpretieren wissen. Das war auch bei einem Kind der Fall, das einmal von jemandem mitgenommen wurde und Angst vor »roten« Autos hatte. Das fragliche Auto war weiß, aber innen war es rot. Die Erinnerungen von

Kindern sind nicht mehr oder weniger zuverlässig als die von Erwachsenen, aber man muß sich eben vor einer »erwachsenen« Interpretation hüten.

Bei kleinen Jungen finden wir im allgemeinen eher als bei Mädchen überaktives und »acting out«-Verhalten, mehr Aggression, ein noch stärker sexualisiertes Verhalten und Exhibitionismus. Diese Jungen suchen häufig auch sexuell gefärbten Körperkontakt. Darüber hinaus kommen Veränderungen am Anus und am Penis vor, sei es durch Manipulation, sei es durch zwanghafte Masturbation. Durch die Hyperaktivität gibt es bei solchen Jungen auch mehr Unglücke. Doch Unglücke können auch auf mangelnde Aufsicht zurückzuführen sein; oder »Unglücke« sind eine versteckte Form von Suizidverhalten, vor allem dann, wenn es sich um etwas ältere Kinder handelt.

Wenn ein Kind in die Hose oder ins Bett macht, können dies Anzeichen für eine fehlende oder falsche Reinlichkeitserziehung oder aber für einen Rückfall in ein früheres Stadium sein. In die Hose machen und Bettnässen kann allerdings auch auf Angst hindeuten oder die Folge eines verletzten Anus sein. Darüber hinaus kann es sich um Verhaltensweisen handeln, die dazu dienen, sich dem Inzest zu entziehen, dies gilt vor allem für Mädchen. Sie denken dann etwa: »wenn ich ins Bett mache, stinkt es, und dann kommt er vielleicht nicht mehr«.

Je älter die Jungen werden, um so größere emotionale und sexuelle Schwierigkeiten haben sie und bekommen schließlich Probleme mit ihrer sexuellen Identität (»bin ich jetzt ein Homo oder ein Hetero oder bin ich bisexuell?«). Je älter mißbrauchte Jungen werden, um so größer ist die Gefahr, daß sie selbst ebenfalls mißbrauchen.

Für alle Kinder gilt, daß sie sehr mißtrauisch werden, Beziehungsprobleme mit Altersgenossen und Schulprobleme haben sowie entweder unangepaßtes Verhalten oder »schwieriges« Verhalten zeigen.

Psychiatrische Störungen

Oben habe ich hoffentlich deutlich gemacht, daß die Folgen von Kindesmißhandlung sehr schwerwiegend sein können. Viele leichte psychische Probleme bleiben lange Zeit bestehen. Es geht dabei beispielsweise um Konzentrationsschwäche, das Bedürfnis nach viel Aufmerksamkeit, häufige Eifersuchtsanfälle, impulsives und lärmendes Verhalten, schlechte Ergebnisse in der Schule und Wutanfälle. Darüber hinaus bleiben vor allem schlechte Kontakte zu Altersgenossen ein langfristiges Problem.

Neben diesen »leichten« psychiatrischen Bilder gibt es auch einige, die das Kind für den Rest seines Lebens belasten können. Hierbei handelt es sich um Depressionen, Post Traumatic Stress Disorder (PTSD), »borderline«-Persönlichkeitsstörungen und die Entwicklung einer multiplen Persönlichkeit. Diese psychischen Störungen werden hier behandelt, weil es Hinweise darauf gibt, daß die Ursachen dafür in Traumata in frühen Jugendjahren zu suchen sind und daß es sich dann häufig um sexuelle Mißhandlung oder andere (zusätzliche) traumatische Erfahrungen handelt. Darüber hinaus wirken sich die Folgen dieser psychischen Störungen auf die ganze Person und auf ihre Umgebung aus.

Depressionen

Depressive Gefühle können mit machtloser Wut oder Empfindungen der Hoffnungslosigkeit und Hilflosigkeit als Reaktion auf den Zusammenbruch oder die Entwicklung eines negativen Selbstbildes einhergehen. Jungen können Depressionen häufig durch aggressives Verhalten zum Ausdruck bringen. Der Vorteil eines solchen Verhaltens ist, daß sie die Aufmerksamkeit auf sich ziehen und daß dann wenigstens irgendetwas unternommen wird. Der Nachteil ist der, daß sie hierbei häufig mit der Justiz aneinandergeraten (wenn sie klauen, um Aufmerksamkeit zu erregen), daß sie die Schule schwänzen (weil in der Schule sowieso keine Ehre einzulegen ist), daß sie Kontakte zu Pädophilen haben, von denen sie dann Aufmerksamkeit und auch Geld erhalten (die Verbindung von Geld und Sex führt dann rasch zur Prostitution). Depressive Mädchen fallen wesentlich seltener auf, weil das Rollenmuster in unserer Kultur immer noch so aussieht, daß sich Mädchen ruhig halten müssen, auf jeden Fall dann, wenn sie aus einer Familie mit einem negativen Bild des »schwachen Geschlechts« stammen. Erst wenn sie aggressiv werden – was häufig erst in der Adoleszenzphase der Fall ist – schenkt man ihnen Beachtung.

Depressionen werden häufig übersehen. Eltern und Lehrkräfte glauben, das Kind sei hübsch ruhig, man müsse sich nicht um das Kind kümmern. So können Depressionen jahrelang unbemerkt bleiben. Wenn das Kind dann eines Tages von der Brücke springt oder unter ein Auto läuft, ist jedermann völlig überrascht: »wie kann ein so ruhiges Kind so etwas nur tun ... ?«

Posttraumatische Streßstörungen

In letzter Zeit wird immer häufiger ein Zusammenhang zwischen Mißhandlung und dem Begriff »Post Traumatic Stress Disorder« (PTSD) hergestellt. Man spricht von PTSD, wenn vier Erscheinungsgruppen zu erkennen sind: eine traumatische Erfahrung; Phasen der Wiederbelebung von Bildern, Klängen und Gerüchen, die mit dem Trauma einhergingen; Phasen der Leugnung des Traumas und eine erhöhte Reizbarkeit.

Die traumatische Erfahrung muß ein deutlich erkennbarer Streßfaktor sein, der bei fast allen Menschen klare subjektive Leiden hervorruft. Davon ist beispielsweise dann die Rede, wenn ein Kind einen Selbstmordversuch der Mutter miterleben mußte, oder wenn es sieht, wie der Bruder von einem Elternteil zusammengeschlagen wird und jetzt im Koma liegt. Andere Beispiele sind plötzliche Zerstörung von Haus- oder Lebensgemeinschaft – beispielsweise dann, wenn der Vater das Haus in Brand steckt – oder die Tötung eines Lieblingstieres. Auch wenn sie mit ansehen müssen, wie jemand schwer verletzt wird, kann dies zu einer traumatischen Erfahrung werden. Für manche Kinder ist es schon schlimm genug, wenn sie nachts wach werden und feststellen, daß die Eltern nicht da sind. Dies kann bei ihnen für lange Zeit zu Schlafstörungen führen.

Das Wiedererleben des Traumas kann aus sich wiederholenden Träumen über das bewußte Ereignis deutlich werden oder dann, wenn durch Reize aus der Umgebung das Gefühl hervorgerufen wird, dieses traumatische Ereignis finde erneut statt. Solch ein Reiz ist beispielsweise dann gegeben, wenn man ein Messer oder eine Schere sieht, mit dem/der man einmal gestochen wurde. Vor allem Gerüche können eine sehr ausgeprägte assoziative Reaktion hervorrufen. Das Trauma kann erneut durch den Geruch von Schweiß oder Sperma oder durch Riechen anderer Luft erlebt werden, die mit der traumatischen Erinnerung verbunden ist (beispielsweise After-shave). Ein anderes Symptom ist das Auftreten einer intensiven psychischen Zerrüttung, wenn man Ereignissen ausgesetzt ist, die einen Aspekt des traumatischen Ereignisses symbolisieren oder dem gleichen, beispielsweise dann, wenn man eine Gewaltszene im Fernsehen sieht.

Das Leugnen des Traumas wird vor allem dann deutlich, wenn mindestens drei der folgenden Aspekte gegeben sind:

- Das Opfer will nicht über das Trauma sprechen.
- Situationen, die an das Trauma erinnern, werden gemieden.
- Das Opfer ist nicht in der Lage, sich an einen wichtigen Aspekt des Traumas zu erinnern (»ein weißer Fleck in meinem Gedächtnis,

ich habe ein Stück Vergangenheit verloren, aus der Zeit vor meinem sechsten Lebensjahr weiß ich nichts mehr«).

- Auffallend verringertes Interesse für eine oder mehrere wichtige Aktivitäten. Kleine Kinder können beispielsweise einmal entwikkelte Fähigkeiten, etwa Sauberkeit und Sprachvermögen, wieder verlieren. Schulkinder können sich in sportlichen und Lernleistungen oder im sozialen Verhalten zurückentwickeln.
- Gefühle der Loslösung oder Entfremdung von anderen Menschen treten auf.
- Das Gefühlsleben ist eingeschränkt. So kann es beispielsweise so aussehen, als sei es unmöglich, jemanden gern zu haben (»ich bin innen ganz kalt, ich bin es nicht wert, geliebt zu werden, denn ich bin nichts«).
- Es ist das Gefühl vorhanden, kaum eine Zukunft zu haben, beispielsweise nicht damit zu rechnen, eine Karriere zu machen, zu heiraten, lange zu leben.

Die erhöhte Reizbarkeit wird dann deutlich, wenn mindestens zwei der folgenden Aspekte gegeben sind:

- Schwierigkeiten beim Ein- und beim Durchschlafen.
- Leichte Reizbarkeit oder Wutanfälle.
- Gedächtnisstörungen oder Konzentrationsschwierigkeiten.
- Erhöhte Wachsamkeit.
- Ausgeprägte Schreckreaktionen.
- Intensivierung körperlicher Erscheinungen bei Auftreten von Ereignissen, die das Trauma symbolisieren oder diesem Trauma gleichen.

Alle diese Erscheinungen müssen für die Dauer mindestens eines Monats gegeben sein.

Post-traumatische Streßstörungen sind bereits bei kleinen Kindern festzustellen. Die typischen Symptome der Störung sind schon vom zweiten Lebensjahr an bei einigen Kindern beobachtet worden, die von einem aggressiven Hund angegriffen wurden. Die Klagen und Erscheinungen sind vermutlich von der Entwicklungsphase abhängig.

Bei Säuglingen und Kleinkindern wurden vor allem Reizbarkeit, Schlafprobleme und Krankheitserscheinungen wie etwa Durchfall beobachtet (Kinder machen buchstäblich vor Angst in die Hose).

Bei Grundschülern können sich nach traumatischen Erfahrungen Beschwerden wie etwa Alpträume, Wiedererleben des Traumas, Reizbarkeit und abwechselnd Zurückgezogenheit und Aggression entwickeln.

Kinder verarbeiten traumatische Ereignisse meist ganz offen in ihrem Spiel und haben häufig Träume, in denen sie ihren eigenen Tod erleben. Oft haben sie auch negative Zukunftserwartungen und können kaum Pläne für die Zukunft schmieden.

Heranwachsende Jugendliche erweisen sich entweder als sehr beeinflußbar und zurückgezogen oder – im Gegenteil – als sehr aggressiv und widerspenstig, wobei sie zum Drogengebrauch und zu sexueller Enthemmung neigen. Heranwachsende Jugendliche scheinen im Vergleich zu Erwachsenen besonders anfällig für psychologische Traumata zu sein. Im folgenden Kapitel – es ist ausschließlich Jugendlichen gewidmet – werde ich darauf noch zurückkommen.

Eine chronische posttraumatische Problematik findet man regelmäßig bei Menschen, die einen Teil ihrer Jugend in einem Heim zugebracht haben. Kinder, die in einer Situation leben, in der sie chronisch mißhandelt werden, leben unter vergleichbaren Bedingungen. Sie sind völlig abhängig, werden Aggression, Erniedrigung und Entpersonalisierung ausgesetzt. Außerdem gibt es kein Zeitlimit für die Situation: die Geschichte scheint kein Ende zu nehmen.

Erwachsene können noch in Worte fassen, was geschieht, aber ein unmündiges und unwissendes Kind mit einem Sprach-/Sprechrückstand, das nicht in der Lage ist, die Situation zu begreifen oder seine Gefühle in Worte zu fassen, kann diese unsinnigen Erfahrungen in keinerlei Weise ordnen. Es ist in einem System der Gewalt gefangen und akzeptiert dies als einen Teil der Wirklichkeit, ohne die Moral in Zweifel ziehen zu können. Gewalt ist normal: »violence breeds violence«.

»Borderline«-Persönlichkeitsstörungen

Bei »Borderline« (»Grenzfall« zwischen neurotisch oder psychotisch werden) entsteht die Störung in der frühkindlichen Bindungs- und Lösungsphase. Durch Traumata in den frühen Kinderjahren – Vernachlässigung oder häufiger Wechsel der Umgebung – wird die psychische Entwicklung des Kindes geschädigt. Sexueller Mißbrauch ist eine wichtige Ursache: 60% der Menschen mit »Borderline« sind in ihrer Jugend sexuellem Mißbrauch ausgesetzt gewesen.

Die Ich-Funktionen arbeiten nur mangelhaft, chronische Angst, Phobien, Zwangssymptome, Dämmerzustände, Zurückziehen, Entpersonalisierung, Depressionen und manchmal auch Verlust der Impulskontrolle können die Folgen sein. In der schwierigen Übergangsphase zur Pubertät, in der das Kind auch nach einer eigenen Identität sucht, verliert es sein

Interesse und wird dann weitgehend oder völlig psychotisch (im Volksmund heißt das: »verrückt«). Bei einer Psychose ist der Kontakt zur Wirklichkeit gestört, so daß schreckliche Ängste und Wahnvorstellungen entstehen. Die Gefahr des Selbstmords ist dann sehr groß.

Multiple Persönlichkeitsstörung

In den zurückliegenden Jahren ist das Interesse an multipler Persönlichkeitsstörung wieder gewachsen. Solch eine Störung tritt dann auf, wenn sich zwei oder mehr einzelne Persönlichkeiten innerhalb des Individuums entwickeln und wenn diese Persönlichkeiten jede für sich dominant sind. Jede dieser Persönlichkeiten ist eine integrierte und komplexe Einheit mit eigenen Erinnerungen, Verhaltensmustern und sozialen Beziehungen, die die Art der Aktivitäten der gerade dominanten Persönlichkeit bestimmen. Das, was diese einzelnen Persönlichkeiten über die jeweils anderen wissen, ist von Fall zu Fall unterschiedlich.

In der Vergangenheit wurde diese Erkrankung vor allem als eine Seltenheit verstanden und den hysterischen Reaktionsformen zugeordnet. Diese merkwürdige Krankheit scheint heute weniger selten zu sein als man früher glaubte und ist ursächlich auf traumatische Erfahrungen in der frühen Jugend zurückzuführen. In der wissenschaftlichen Literatur wurden 125 Personen mit MPS beschrieben. Die Mehrheit der Fälle hat einen inzestuösen Hintergrund. Typisch für MPS sind »Black-outs«. Beim Wechsel der dominanten Persönlichkeit verschwindet häufig die Erinnerung an Gefühle und Taten der vorher dominanten Persönlichkeit. Vielleicht wird die multiple Persönlichkeit unter Druck intensiver ambivalenter Empfindungen gebildet. Solche Gefühle führen zu einem Zwiespalt im Kind, zu einem Zwiespalt, gegen den sich das Kind nicht wehren kann. Einfach gesagt: die Person fällt in zwei oder mehr Teile auseinander.

In bestimmter Hinsicht gibt es Übereinstimmungen und Überschneidungen bei den Erscheinungen zwischen »Borderline«- Störungen, der multiplen Persönlichkeitsstörung und PTSD. Vermutlich führen traumatische Erfahrungen in früher Kindheit zu einer ganzen Reihe von anderen psychischen Erkrankungen, die häufig erst später manifest werden. Manchmal sogar erst nach 30 Jahren. Häufig werden dann keine Zusammenhänge mehr mit den früheren traumatischen Erfahrungen gesehen, weil diese in den unbewußten Bereich verdrängt wurden. Es könnte gut sein, daß alle diese Störungen ein Kontinuum möglicher Reaktionsweisen sind, je nach Schwere des Traumas, nach Zeitpunkt, zu dem das Trauma stattfand, und abhängig von der individuellen Reaktionsart darauf. Die Depression ist bei »Borderline« ernster als bei PTSD und bei der multiplen Persönlichkeitsstörung ernster als bei »Borderline«.

Die Folgen von Mißhandlung, Vernachlässigung und sexuellem Mißbrauch bei Heranwachsenden

In diesem Kapitel gehe ich auf die Folgen und Formen der Kindesmißhandlung und des sexuellen Mißbrauchs ein, die vor allem in der Adoleszenz vorkommen oder dann entstehen. Auch die im vorhergehenden Kapitel beschriebenen Formen der Kindesmißhandlung müssen wir uns immer wieder vor Augen rufen, um uns von der Adoleszenzphase der mißhandelten und mißbrauchten Jugendlichen ein sorgfältiges Bild machen zu können. Spezifisch für die Adoleszenzphase ist die Tatsache, daß sich die Formen der Mißhandlung ändern. Eltern können aus Angst vor der physischen Kraft ihres Kindes die körperliche Mißhandlung einstellen und diese durch psychische Mißhandlung ersetzen. Das umgekehrte ist auch zu beobachten, wenn die Familienprobleme eskalieren, weil das Kind Ansprüche anmeldet. Jahrelanger sexueller Mißbrauch droht oftmals erst in der Pubertät offenbar zu werden, wodurch die Mißhandlung dann noch zunimmt. Fortlaufen oder Selbstmord scheinen zuweilen die einzigen Alternativen zu sein.

In der Adoleszenz

Die Pubertät (körperliche Reifung) und die darauf folgende Adoleszenzphase (psychische Reifung) beginnen allgemein am Ende der Grundschulzeit. Das Kind macht von dieser Zeit an erhebliche Veränderungen durch. Der Körper verändert sich in kurzer Zeit grundlegend, und die sexuelle Identitätsentwicklung beschleunigt sich. Das Denken entwickelt sich ebenfalls und der Adoleszent beginnt beispielsweise Seinsfragen zu stellen: Fragen über den Sinn des Lebens, über Leben und Tod, über Werte und Normen. Auch im sozialen Bereich ändert sich vieles. Die Jugendlichen lösen sich vom Elternhaus und orientieren sich verstärkt an Altersgenossen. Sexuelle Beziehungen werden eingegangen und es wird experimentiert. Der Jugendliche testet die eigenen Grenzen und die Grenzen der Autoritäten rund um ihn herum aus.

Eltern mit Jugendlichen vermitteln ein Bild, das dem von Eltern mit kleinen Kindern völlig entgegengesetzt ist. Vorausschauen und Planen wird bei diesen Eltern ersetzt durch Überdenken, was gewesen ist, was verpaßt wurde und was man verloren hat. Die Hälfte des Lebens ist vorbei, der Tod nähert sich unwiderruflich. Die Energie schwindet und es treten häufiger körperliche Beschwerden auf. Es kommt zu Haarausfall, Falten entstehen, die Kondition wird schlechter, Übergewicht stellt sich ein. Während sich der Adoleszent verliebt, haben die Eltern Beziehungsprobleme, es tritt die Menopause ein und es kommt zur »Midlife Crisis«. Am Kreuzpunkt zwischen diesen aufwärts- und abwärtslaufenden Lebensgängen entstehen oder verschlimmern sich die Krisen zwischen Eltern und Kindern. Bei Kindern mit guter Bindung und stabilem Elternhaus führt diese Zeit nicht allzu häufig zu Problemen. Aber gerade in Familien, in denen die Beziehungen schon seit Jahren gestört sind, kommt es in diesem Lebensabschnitt zu ernsthaften Schwierigkeiten. Wenn die Kinder bisher nicht mißhandelt, vernachlässigt oder mißbraucht wurden, dann kann das jetzt passieren. Und wenn die Kinder auch schon vor dieser Zeit mißhandelt und mißbraucht wurden, dann kann sich dieser Zustand jetzt noch verschlimmern. Darüber hinaus kann sich die Form der Mißhandlung ändern, beispielsweise wird aus affektiver Vernachlässigung sexueller Mißbrauch.

Bei 20 bis 30% der pubertierenden Jugendlichen führt der Beginn der Adoleszenz zu erheblichen Problemen. Sie bekommen Schwierigkeiten mit sich selbst, mit ihren Beziehungen, mit dem Elternhaus, sie haben Schwierigkeiten in der Nachbarschaft oder in der Schule. Daneben gibt es Fälle von Psychopathologie, etwa Schizophrenie, »Borderline«-Störungen, Suizidverhalten, Depressionen oder post-traumatische Streßstörungen. Wenn das Kind in dieser schwierigen Phase auch noch mißhandelt oder mißbraucht wird, nehmen die sowieso schon vorhandenen Probleme noch zu.

70% der mißhandelten Adoleszenten haben Lernschwierigkeiten. Die Hälfte leidet unter Schlafstörungen, und zwar aus Angst vor Wiederholung der Mißhandlung. (Es ist gefährlich, Adoleszenten in solchen Fällen Schlafmittel zu verschreiben, gerade weil sie selbstmordgefährdet sein können. Eine Überdosis Tabletten kann fatale Folgen haben.) Ein Drittel der mißhandelten Adoleszenten nimmt Drogen, 40% haben Mordgedanken und ein Viertel zeigt selbstzerstörerisches oder draufgängerisches Verhalten. 13% begehen Selbstmordversuche und 38% denken an Selbstmord.

Körperliche Mißhandlung

Mißhandlung bei Adoleszenten wird häufig nicht erkannt und noch seltener gemeldet als bei kleineren Kindern. Genaue Zahlen gibt es nicht, doch die Schätzungen sagen, daß 2 bis 10% der Adoleszenten mißhandelt werden und daß 25% bis 70% dieser Fälle nicht gemeldet werden.

Die Tatsache, daß Mißhandlung von Adoleszenten nicht immer erkannt wird, hat mit einer Reihe von Mißverständnissen zu tun. Beispielsweise mit dem, daß pubertierende Jugendliche und Adoleszenten weniger anfällig sind als kleinere Kinder, daß sie ihre Situation besser begreifen und daß sie sich besser wehren können. Die Wirklichkeit sieht jedoch so aus, daß gerade mißhandelte Jugendliche die bedrohliche und scheinbar aussichtslose Situation nicht verstehen können. Durch ihr schwach ausgeprägtes Selbstbewußtsein erkennen sie nicht, daß sie ihre Situation ändern können. Häufig sind sie verletzbar, weil sie durch Schlafmangel, schlechtes Eßverhalten und chronischen Streß über eine geringe körperliche und geistige Kondition verfügen. Auch andere Ansichten, die vorherrschen, sind dafür verantwortlich, daß die Mißhandlung von Adoleszenten nicht bemerkt wird. Viele Menschen erfahren das normale Verhalten von Adoleszenten als bedrohlich. Sie sehen in ihnen daher nicht so schnell das Opfer, sondern eher den Verursacher der Überreaktion der Eltern.

Kinder, die von klein an mißhandelt wurden, haben häufig Eltern, die ebenfalls mißhandelt worden sind. Der Grund für die Mißhandlung kann darin zu suchen sein, daß die Eltern zu hohe Erwartungen an das Kind hegen und es nicht so akzeptieren, wie es ist. Das führt zu einem schlecht ausgeprägten Selbstwertgefühl bei dem Kind. Häufig kommt es dann zu Lernschwierigkeiten, zu emotionalen und Verhaltensproblemen, wodurch das Kind dann schließlich auch in der Schule in die Isolation gerät. Zwischen dem 7. und 11. Lebensjahr wird sich das Kind anpassen, um so die Mißhandlung zu umgehen. Doch nach dieser Lebensphase wird das Kind sich bemühen, sich von dem rigiden Diktat der Eltern zu lösen. Die Eltern sehen das Kind dann als untreu gegenüber der Familie an und mißhandeln es noch mehr. Doch als Folge seiner sozialen und emotionalen Entwicklung und der wichtiger werdenden Kontakte außerhalb der Familie erkennt der Adoleszent allmählich, daß seine Eltern »falsch« sind und nicht er selbst. Das kann dazu führen, daß der Adoleszent irgend jemandem außerhalb der Familie von der Mißhandlung erzählt oder daß er von zu Hause fortläuft.

Wenn der mißhandelte Adoleszent psychisch durch chronische Kritik und Mißhandlung geschädigt ist, werden häufig auch Schwierigkeiten in der Beziehung zu Altersgenossen auftreten. Der Adoleszent verschweigt dann die Mißhandlung und sucht in provozierendem Verhalten nach einem Ausweg. Die Folge ist, daß er mit Polizei und Justiz zu tun bekommt, wo die Mißhandlung dann häufig unbemerkt bleibt.

Wie entstehen Mißhandlung und Vernachlässigung?

Wie ich oben schon sagte, werden manche Kinder, die bislang noch nicht mißhandelt wurden, in der Adoleszenzphase dann schließlich doch mit Mißhandlung konfrontiert. Hier nun einige Beispiele dazu:

Schwierigkeiten im Zusammenhang mit der Entwicklung einer sexuellen Identität

Der Adoleszent sucht Anerkennung seiner Persönlichkeit durch die Eltern. Ein Elternteil kann dadurch buchstäblich und im übertragenen Sinne gereizt werden. Die Tatsache, daß dieser Elternteil sexuell von seinem eigenen Kind aufgereizt wird, kann ein starkes Schuldgefühl verursachen. Dieser Reiz ist jedoch eine normale Erscheinung und braucht die Eltern nicht zu beunruhigen. Doch wenn die sexuellen, inzestuösen Gefühle mit aller Gewalt geleugnet werden, entstehen enorme Spannungen. So kann die rigide Ablehnung inzestuöser Gefühle schließlich zu einem aggressiven Ausbruch führen. Der entsprechende Elternteil sucht dann die Ursache seiner Angst beim Kind. Das Kind wird so als schuldig angesehen und Mißhandlung oder Ablehnung können die Folge sein.

Loslösungsprobleme bei Kindern aus besonders umsorgenden Familien

Ein Kind, das in einer solchen Familie aufgewachsen ist, ist nicht in der Lage, sich auf normale Art und Weise von der Familie zu lösen. Das Kind muß sich viel mehr anstrengen und muß stärker provozieren, um loszukommen, während es doch früher »so ein braves, angepaßtes Kind« war. Dieses überkompensierende Verhalten führt dazu, daß das Kind fortläuft anstatt sich allmählich von der Familie zu lösen. Die Familie wird damit nicht fertig, auf so etwas ist man nicht vorbereitet. Der junge Mensch bemüht sich, nicht in die stark abhängige Position zurückzufallen. Diese Situation kann zu einem völligen Verstoßen des Adoleszenten durch die Eltern führen.

Eltern, die ihr widerspenstiges Kind zu negieren beginnen

Wenn sich der Adoleszent gegen die gesellschaftlichen Autoritäten – beispielsweise gegen Polizei und Schule – zur Wehr setzt, kann es vorkommen, daß die Eltern die Disziplinierung einstellen. Die Eltern bieten dann ihrem Kind keine Hilfe mehr und kontrollieren es nicht. Sie beginnen, das Kind zu negieren, weil sie nicht enttäuscht oder betrogen werden wollen. Dieses emotionale Verlassen führt beim Adoleszenten zu Angst. Aber er testet auch weiterhin aus, ob es Grenzen gibt, er sucht auch weiterhin die Konfrontation mit den Autoritäten. Und wenn der Adoleszent diese Konfrontation zu Hause nicht findet, weil die Eltern ihn negieren, sucht er sie in der Gesellschaft oder in der Schule, bis er in seine Grenzen gewiesen wird. Äußerungen solcher »Grenzerkundungen« sind: Vandalismus, Schuleschwänzen, Stehlen, Unfug anstellen, sich herumtreiben.

Affektive Vernachlässigung, die in materielle Vernachlässigung übergeht

Ein Kind, das affektiv vernachlässigt wird, wird sein Heil außerhalb der Familie suchen. Weil sich solche Kinder häufig auf der Straße herumtreiben, besteht die große Gefahr, daß sie sexuell mißbraucht werden. Typisch ist die häufige Abwesenheit von der Schule: warum soll man lernen, wenn sich niemanden um einen schert? Dem Lehrer kann man sowieso nicht vertrauen. Viele dieser Jugendlichen landen dann schließlich in weiterführenden Sonderschulen oder im Einzelunterricht. Die Motivation zum Lernen ist gleich Null oder durch jahrelang negativ bestätigtes Versagen auf ein Minimum gesunken.

Die Angst, erneut abgewiesen zu werden, ist groß. Agierendes Verhalten dient dazu, Gefühle der Angst vor Ablehnung abzuwehren; so weiß man jedenfalls bestimmt, daß man abgewiesen wird, man sorgt ja schließlich selbst dafür. Diese »streetwise kids« haben schon mit jungen Jahren die Erfahrungen Erwachsener gemacht. In der Pubertät, bei Konflikten im Zusammenhang mit Geld, wird ihnen von den Eltern die Tür gewiesen mit der Botschaft: »Jetzt mußt du schauen, wie du zurechtkommst«. Es droht Kriminalisierung. Über pseudosexuelle Kontakte können sie viel Geld verdienen, Prostitution ist nicht mehr so fern. Angesichts der Tatsache, daß sie oft nur schlecht aufgeklärt sind, stellen diese jungen Menschen eine Risikogruppe für Geschlechtskrankheiten und Aids dar.

Folgen von Mißhandlung und Vernachlässigung

Eine Folge von Vernachlässigung kann eine stürmische Adoleszenzphase sein. Der Adoleszent benimmt sich in der Schule daneben, er gibt sich dem Alkohol hin, leidet an Gefühlsarmut und an Eßstörungen und glaubt, er höre Geräusche (auditive Halluzination). Bei Adoleszenten äußern sich die Folgen von Mißhandlung und Vernachlässigung mehr auf psychischer als auf körperlicher Ebene. Die am häufigsten auftretenden Folgen sind:

»Acting out«-Verhalten. Der Adoleszent setzt seine Probleme in aggressives und provozierendes Verhalten um. Er läuft fort, er stiehlt, er schwänzt die Schule, er neigt zu Vandalismus.

Depressionen. Depressionen führen zu Risikoverhalten oder gerade zu einer allgemeinen Zurückhaltung. In diesem letzteren Falle stehen alle psychischen und körperlichen Funktionen nur auf Sparflamme. Folgen sind Müdigkeit, geringe Eßlust und Gewichtsrückgang (oder das Gegenteil, Gewichtszunahme durch Essen aus Frustration und Verdruß), ein negatives Selbsterleben, eine negative Erkenntnis der Welt und der Zukunft, ein geringes Selbstwertgefühl, Isolation, Lernschwierigkeiten, Hoffnungslosigkeit und Hilflosigkeit.

Generalisierte Angst. Diese Angst äußert sich in Mißtrauen, Lernschwierigkeiten, Identitätsproblemen, Schlafproblemen, Wutanfällen, Gedächtnisstörungen, Konzentrationsschwierigkeiten. Der Jugendliche ist mißtrauisch und geneigt, zu rationalisieren und zu manipulieren. Das Kind kann darüber hinaus heftig auf Ereignisse reagieren, die frühere traumatische Ereignisse symbolisieren oder diesen ähneln.

Denk- und Gefühlsstörungen. Diese Störungen äußern sich in Sprachschwierigkeiten, Selbstmordgedanken und Denkstörungen.

Suizidgedanken. Hilflosigkeit und Abhängigkeit führen häufig zu Selbstmordversuchen. In Familien, in denen mißhandelt wurde, und in denen auch die Eltern einander nicht gut sind, in denen die Kinder in zwei Lager verteilt werden oder in denen den Kindern die Rolle eines Erwachsenen zugewiesen wird, wird das Kind von Problemen überschwemmt. Ein Selbstmordversuch ist dann nicht mehr fern.

Gerade weil die Mißhandlung häufig nicht erkannt wird, ist es weitgehend vom Zufall abhängig, wo sich die mißhandelten Adoleszenten wiederfinden. Jüngere Menschen, die »acting out«-Verhalten zeigen, landen häufig bei der Polizei und bei der Justiz. Depressive und selbstmordgefährdete Jugendliche finden sich häufig im Krankenhaus wieder und diejenigen, die fortlaufen, landen dann beim Jugendamt und manchmal auch bei der Psychiatrie. Jugendliche beispielsweise mit Denkstörungen und Halluzinationen finden sich häufig in der ambulanten Psychiatrie wieder.

Folgen sexuellen Mißbrauchs

Jeder Mensch sucht Aufmerksamkeit und Affektion. Jeder will das Gefühl haben, bedingungslos akzeptiert zu werden. Kurzum: jedermann sucht Liebe. Aber mit Kindern, die sexuell mißbraucht werden, geschieht etwas, das nicht zu begreifen ist. Derjenige, von dem man völlig abhängig ist, benutzt einen für seine oder für ihre eigene Bedürfnisbefriedigung, ohne die Integrität und den Anspruch auf Selbstbestimmung zu achten. Das, was so schön hätte sein können – eine Entdeckungsreise mit einem dem Kind eigenen Tempo in die Erotik und Sexualität – wird dem Kind abgenommen. Die Integrität und die Intimsphäre werden ständig verletzt. Die Einsamkeit infolge des belastenden Geheimnisses und die Verantwortung für das Weiterbestehen der Familie kommen noch hinzu.

Die Folgen für das Kind bei Fortsetzung des Inzests sind katastrophal. Und fast nie hört es von allein auf, weil die Machtempfindungen, die der Täter erfährt, regelrecht abhängig machen. Außerdem sind die Täter geneigt, die Schwere des Mißbrauchs zu bagatellisieren. Sie können sich nicht vorstellen, wie es wäre, wenn sie selbst gegen ihren Willen von einem kräftigen Macho benutzt würden.

Übrigens muß Inzest nicht nur Penetration bedeuten. Auch andere Praktiken können sich negativ auswirken: Fellatio, Masturbation, »dry intercourse« oder gezwungen zu werden, bei Masturbation zuzusehen. Wenn der Täter das Kind sehr stark an sich bindet, wodurch es dem Kind unmöglich ist, eine Beziehung außerhalb der Familie aufzubauen, kann das ebenso schädlich sein wie die »Tat an sich«.

Kinder, die ernsthafte Traumata erfahren haben – etwa wiederholte physische, psychische und sexuelle Gewalt – können als Reaktion darauf eine multiple Persönlichkeitsstörung (MPS) entwickeln. Die Erinnerungen an die Traumata sind dann dissoziiert (aufgeteilt) und werden von verschiedenen Teilen der Persönlichkeit, jeweils mit eigenem Bewußtsein, erhalten. Andere Teile wissen dann kaum etwas oder überhaupt nichts infolge der Verdrängung. Es kann auch zu einer teilweisen Spaltung zwischen Gefühl und Verstand kommen. Das Gefühl wird unterdrückt und das Ereignis wird rationalisiert. Das Kind vergrößert die Verwirrung noch mit Argumenten wie: »es war meine eigene Schuld«, »es ist nichts passiert«, »es war nur ein Mal«, »ich habe selbst mitgemacht«, »ich war doch auch erregt«. Es ist selbstverständlich, daß die Identität einer Person (die bereits vorhanden ist) darunter schwer zu leiden hat, sicherlich dann, wenn auch noch die Adoleszenz als Problemzeit hinzukommt.

Direkte psychische Folgen bei Mädchen

Die am häufigsten auftretenden Reaktionen mißbrauchter Mädchen sind: Angst, Wut, Schuldgefühl und Scham. Mißbrauchte Mädchen haben Angst vor dem Täter, aber sie haben auch Angst vor der Entdeckung des Inzests und vor den möglichen Folgen, beispielsweise einer Schwangerschaft und einer Geschlechtskrankheit (manche Täter unterhalten auch noch Beziehungen außerhalb der Familie). Daneben sind sie wütend über den Vater und über die Mutter. Neben der ständigen Angst vor einer Annäherung durch den Vater entsteht die Angst vor Mißbrauch der anderen Kinder, die Angst vor Ehescheidung bei Entdeckung, die Angst vor Verurteilung durch andere und die Angst, daß man einem nicht glaubt. Diese zuletzt genannte Angst ist leider berechtigt. »Es werden wohl reaktivierte ödipale Phantasien oder Individuationstechniken sein«, sagte der freudianische Psychiater. »Kinder lügen häufig«, sagte der Polizist. »Das hätte ich doch gemerkt«, sagte die Mutter. »Bei einer Ehescheidung findet man so etwas häufiger, um die Besuchsregelung zu blockieren«, sagte der Anwalt. »Sie wird es wohl selbst gewollt haben«, sagte der Arzt, den ihr sexuell werbendes Verhalten aufreizte. »Es ist die Mode, also wird es auch schon etwas ›Anstelleritis‹ sein«, sagte der Arzt.

Die Folgen des »Geheimnisses« und dessen Leugnung sind Grund für erhebliche Verwirrung.

Die Erniedrigung, die ein mißbrauchtes Mädchen erfahren hat, erzeugt Schamgefühle. Das Mädchen fühlt sich zum Lustobjekt degradiert und dieses Stigma schmerzt. Gleichzeitig gibt es da die sexuelle Erregung. Das Mädchen kann von sexuellen Gefühlen überschwemmt werden und sich zwanghafter Masturbation ergeben. Weil das traumatische des Inzests mit dem Angenehmen des Sex verbunden ist, fühlt sich das Mädchen mitschuldig.

Mißbrauchte Kinder haben gelernt, über Sexualität Aufmerksamkeit zu erhalten. Wenn der Vater den Mißbrauch schließlich einstellt und ein kleineres Kind genommen hat, weil er Angst vor Schwangerschaft hat, fühlt sich das Mädchen dann zusätzlich verraten. Aus Rache kann es seine Attraktivität durch Promiskuität unter Beweis stellen wollen. Mit einer vergleichbaren Reaktion muß ein alleinstehender Vater rechnen, der eine

Freundin hat. Die Wut über den jahrelangen Mißbrauch wird dann an der neuen Beziehung ausgelassen: »Entweder geht die oder ich gehe«.

Langfristige psychische Folgen bei mißbrauchten Mädchen

Das Mädchen kann für den Rest seines Lebens unter Angstreaktionen, Alpträumen und Wutanfällen leiden, die sich vor allem gegen die eigene Person richten. Bis ins hohe Alter haben diese Frauen Angst vor ihrem Vater. Die Scham und die Schuldgefühle bleiben bestehen und können die Form von selbstzerstörerischem Verhalten annehmen: ein Teil des besudelten Körpers muß beseitigt oder zerstört werden. Sexuelle Gefühle und Berührungen können zeitlebens als ekelerregend empfunden werden. Emotionen werden möglichst ausgeschlossen; affektive Bedürfnisse werden einfach nicht empfunden. Weil die mißbrauchte Frau ihre Traumata überwinden will, kann sie zwanghaftes Verhalten zeigen. Das läuft darauf hinaus, daß sie unbewußt und zwanghaft Konfrontationen mit der Quelle ihrer Angst sucht. Die Frau kann dann glauben, daß sie die Situation aktiv beherrscht. Wenn es dann allerdings tatsächlich zu einer Konfrontation kommt, tritt akute Angst auf, die nach wenigen Augenblikken beherrscht wird. Um die Angst dann zu unterdrücken, kann die Frau selbst die Initiative zum sexuellen Kontakt ergreifen. So schützt sie sich auf jeden Fall gegen die Aggression des Täters. Ein solches Verhalten, und dann insbesondere die Abkehr vom Sex und die Neigung, immer wieder die Grenzen zu überschreiten, können innerhalb einer Ehe zu sexueller Gewalt führen. Aufgrund der sexuellen Hemmungen und der Angst vor Zärtlichkeit entwickeln sich wiederum Mechanismen, durch die in der nächsten Familie erneut die große Gefahr besteht, daß es hier zu Mißbrauch kommt. Wenn das Mädchen dann später selbst einmal Mutter wird, wird diese Frau dann Sexualität nicht als eine positive Gefühls- und Liebeserfahrung bewerten. Alles, was mit Sex zu tun hat, ist schmutzig und wird von ihr abgelehnt, wobei dann die Gefahr besteht, daß sich das sexuelle Interesse des Vaters anschließend wieder auf die Tochter konzentriert. So kann sich Inzest über mehrere Generationen einer Familie fortsetzen, die Szenen wiederholen sich ständig.

Sexuell mißbrauchte Frauen haben Schwierigkeiten damit, affektive Kontakte zu Männern herzustellen. Kombiniert mit dem negativen Selbstwertgefühl, den Belohnungen für sexuelles Verhalten und noch weiteren Faktoren wie etwa Fortlaufen, flüchtigen emotionalen Kontakten und zwanghaften Reaktionen ist es nicht weiter verwunderlich, daß man im Prostituiertenmilieu häufig sexuell mißbrauchten Mädchen begegnet. Rund 60% der Prostituierten sind als Kind von durchschnittlich 2 Personen mißbraucht worden. Die Reaktion dieser Frauen auf ihre schlimmen Erfahrungen sind extrem negativ: »Mein Vater kauft und verkauft mich, es soll mir egal sein, was andere mit mir tun«.

Psychische Folgen bei Jungen

Zunächst überwiegt ebenso wie bei Mädchen die Angst vor Entdeckung, Einsamkeit, Verwirrung und sexuell unangepaßtes Verhalten. Typisch für Jungen ist allerdings, daß sie dann an der Art ihrer Sexualität zweifeln: »Bin ich jetzt vielleicht ein Homo?«

Auch wenn ein Junge von einer Frau mißbraucht wird (20% der Fälle), kann er glauben, er sei ein Homo, weil die Erfahrung nicht angenehm war und er sich also nicht als »echter Mann« erwiesen hat. Um die Zweifel zu beseitigen und trotz allem ein richtiger Kerl zu sein, kann er sich beispielsweise mit Bodybuilding beschäftigen. Wenn die Depressionen dann andauern, können sie in Selbstmordgedanken münden. Die Angst, homosexuell zu sein, die Angst vor Männern und das geringe Selbstwertgefühl erhöhen die Gefahr, daß der Junge erneut mißbraucht wird, denn es sind die unsicheren, die stillen Jungen, die Opfer werden.

Wenn der Mißbrauch sich über längere Zeit fortsetzt und mit Erpressung einhergeht, werden die Probleme nur noch schlimmer. Der Junge kann völlig machtlos sein, und das äußert sich dann beispielsweise im Schuleschwänzen, weil er sich vor den Lehrern fürchtet, im Fortlaufen oder darin, daß er den Mißbrauch einfach leugnet. Diese Dissoziation kann schließlich zur multiplen Persönlichkeit führen. Der Junge kann sich auf Sex regelrecht fixieren. Und ebenso wie bei mißbrauchten Mädchen kann das dann in zwanghafte Masturbation, Promiskuität und Prostitution münden. Manche Jungen landen dann beim Pornofilm und in der Homo-Prostitution, sie kommen unter grauenhaften Umständen ums Leben, nachdem sie wiederholt ausgebeutet wurden. Unsere Phantasie reicht hier manchmal gar nicht mehr aus. Einige dieser Jungen werden selbst zu Männern, die mißbrauchen: »Turning passive into active«. Die Gefahr, daß der Junge dann selbst zum Täter wird, erhöht sich noch aufgrund seines geringen Selbstvertrauens und der Tatsache, daß er deshalb am liebsten mit kleineren Kindern spielt. 100% der Täter sind selbst mißbraucht worden. Das Szenario droht sich auch in anderen Situationen – beispielsweise beim Militärdienst – zu wiederholen.

Die Eltern als Opfer

Es wurde schon viele Male gesagt: Mißhandlung, Vernachlässigung und sexueller Mißbrauch von Kindern hören nicht von allein auf. Ein Kind, das keine Liebe findet, kann Liebe später – wenn es selbst einmal Kinder hat – auch nicht weitergeben. Ein mißbrauchtes Mädchen kann nach der Heirat sexuellen Kontakt ablehnen und auf diese Weise den Mann indirekt in den Inzest treiben. Dieses Kapitel handelt von den Kindern, die Väter und Mütter geworden sind, und die sich als unfähig erwiesen haben, den verhängnisvollen Kreislauf zu durchbrechen. Und leider gibt es natürlich auch Eltern, die selbst niemals Opfer gewesen sind, die aber dennoch ihre Kinder mißhandeln oder mißbrauchen.

Mütter und Inzest zwischen Vater und Kind

Mütter von Kindern, mit denen Inzest getrieben wird, werden von zahlreichen Problemen regelrecht überschwemmt. Diese Probleme können psychische Probleme, Beziehungsprobleme zum Kind, Beziehungsprobleme zum Partner und Beziehungsprobleme zur Außenwelt sein.

Psychische Probleme

Es ist ein großer Schock für die Mutter, wenn sie den Inzest entdeckt, vor allem dann, wenn sie bis dahin keinerlei diesbezügliche Vermutungen hatte. Der Boden wird ihr unter den Füßen weggerissen, sie landet in einem Alptraum, fühlt sich mißbraucht und vom Ehepartner betrogen, und sie fühlt sich von ihrem Kind oder von ihren Kindern ausgeschlossen. Sie hat als Frau, als Partner, als Mutter, als Beschützerin versagt, so jedenfalls empfindet sie es. Sie zweifelt am Wert aller zurückliegenden Ehejahre, sie zweifelt am Wert all ihres Tuns. Alle Erinnerungen werden mit dem Inzest in Zusammenhang gebracht. Viel von dem, was in der Vergangenheit war, erscheint heute als Vorspiegelung. So zerstört Inzest die Vergangenheit, er zerstört das Heute und er zerstört die Zukunftsperspektive. Die Mutter fällt in ein schwarzes Loch. Gefühle der Erniedrigung und der Minderwertigkeit herrschen vor, sie gehen mit Haßgefühlen gegenüber dem Täter einher. Die Frau fühlt sich selbst schuldig, sie spürt Mitleid für ihr Kind, sie empfindet aber auch Aggression gegenüber dem Kind und sie empfindet Schmerz, weil etwas verlorengegangen ist.

Häufig führen solche Empfindungen dann in eine Krise. Das psychosoziale Gleichgewicht ist zerstört, und die Mutter wird von Problemen überwältigt. Sie fühlt sich ohnmächtig und bedroht, wird ängstlich und gerät in Panik, sie wird depressiv und hegt sogar Selbstmordgedanken, wenn die Angst dann in Aggression gegen die eigene Person mündet. Aber die Angst vor dem Verlust des Mannes, des Hauses, der Kinder, des Ansehens und des Selbstwerts kann auch zu Aggression führen, die sich gegen die Außenwelt richtet, gegen den Ehepartner, gegen die Kinder, gegen diejenigen, die helfen wollen oder gegen die Menschen, die schlechte Nachrichten bringen, sie kann sich auch gegen die eigenen Eltern oder gegen die Familie richten.

Die Schuldgefühle sind um so schwerer, je weniger die Mutter das Kind schützt. Mütter, die nach Vermutungen oder nach Entdeckung nicht in der Lage waren, den Inzest zu stoppen, und die für kürzere oder längere Zeit diese Vorkommnisse geduldet haben, haben ihre Emotionen meist stark verdrängt. Daneben bilden die Gefühle der Ohnmacht beim Erkennen der psychischen Probleme der anderen Kinder eine zusätzliche Belastung. Die Mutter fühlt sich machtlos, weil sie nicht in der Lage ist, den Kindern zu helfen. Durch Inzest gerät sie mit ihrer Doppelrolle von Mutter und Ehefrau in Probleme. Welcher Rolle soll sie den Vorrang geben?

Beziehungsprobleme zum Kind

Mutter und Kind entfremden sich einander. Solange der Inzest fortdauerte, waren sie sogar Rivalen. Diese Entfremdung kann weiter zunehmen, wenn die Mutter das Kind nach der Entdeckung nicht unterstützt. Aber es ist schwierig, das Kind zu unterstützen, wenn der Vater den anderen Kindern ein guter Vater war. Und die Interessen der anderen Kinder müssen von der Mutter ebenfalls geschützt werden. Die Beziehung zwischen Mutter und Kind wird um so besser sein, je schneller die Mutter Partei für ihr Kind ergreift.

Das Kind wirft der Mutter vor, sie habe es nicht geschützt. Die Mutter will ihre Schuldempfindungen dadurch verringern, daß sie sich entschuldigt, sie habe nichts gewußt, das Kind habe ja auch nichts erzählt. Dadurch schiebt sie unbewußt die Verantwortung auf das Kind und sucht sie nicht beim Täter und bei sich selbst. Das Kind hat das Gefühl, ihm werde Unrecht getan und hält die Vorwürfe aufrecht. Mutter versteht es nicht, und die Beziehung wird immer schlechter, während die beiden einander doch so dringend bräuchten.

Eine andere Art und Weise, in der die Mutter ihr Schuldgefühl bekämpfen kann, ist die »Buße«. Die Mutter wendet sich dabei in übertriebener Weise dem Kind zu und negiert sich selbst so weit wie möglich. Die Folge davon ist, daß auf diese Weise die Schuldgefühle beim Kind noch verstärkt werden.

Es kommt ebenfalls vor, daß sich die Mutter so sehr als Opfer fühlt, daß sie nicht in der Lage ist, sich davon zu lösen und einfach im Selbstmitleid versinkt. Aber sie kann auch so von Haß gegenüber dem Täter erfüllt sein, daß dies ihr ganzes Tun und Lassen beherrscht und ihre Beziehung zur Umgebung gefährdet. Die Mutter kann ihre Haßgefühle auch auf die Kinder übertragen. Einerseits ist den Kindern eines klar: »Vater ist ein Lump«. Andererseits müssen die Kinder jetzt ihre eigene – vielleicht positive – Beziehung und Loyalität bezüglich des Vaters abbauen. Die Reaktion nach dem Motto »alle Männer sind gleich« vermittelt Mädchen ein grundlegendes Mißtrauen gegenüber Männern und Jungen. Und sie haben dabei Probleme mit der Identifikation. Sowohl Mädchen als auch Jungen bekommen dann, wenn sie älter sind, Schwierigkeiten mit Autoritätskonflikten. Wenn die Mutter die Gefühle des Kindes ignoriert, wird das Kind ständig das Gefühl haben, ihm geschehe Unrecht. Die Folge davon ist, daß sich Mutter und Kind immer weiter voneinander entfernen. Das Ende des Alptraums (wörtlich und im übertragenen Sinne) für das Kind ist für die Mutter der Beginn eines langen und elenden Wegs. Diese Erlebnisunterschiede stehen einer guten Beziehung im Wege.

Kinder können auch davon überzeugt sein, daß die Mutter es gewußt hat. Wenn die Mutter ihre Kinder dann nicht vom Gegenteil überzeugen kann, verschlechtert sich die Beziehung. Der Täter zerstört also indirekt auch die anderen Beziehungen der Mutter und ist dafür verantwortlich, wenn auch die anderen Kinder Schwierigkeiten bekommen. (Und dies alles deshalb, weil der Mann sich einmal fünf Minuten nicht im Griff hatte. Mit Liebe hat dies alles nichts zu tun.)

Beziehungsprobleme mit dem Täter

Neben Haßgefühlen hat die Mutter manchmal noch affektive Gefühle gegenüber dem Ehepartner. Diese Gefühle verschwinden nicht so einfach. Die Frau bringt schon seit Jahren Verständnis für ihren Partner auf (»Er hat soviel zu tun«, »manchmal ist er auch sehr nett«), das kann sie nicht so einfach einstellen. Dieses Verhaltensmuster hat sich jahrelang über unsere Sozialisationsprozesse und Rollenerwartungen eingeschliffen. Die Mutter kann sogar mit ihren Beschwichtigungen so weit gehen, daß sie die Schuld allein bei sich oder beim Kind sucht. Sie zweifelt dann bezüglich der Schritte, die notwendig sind, etwa eine Ehescheidung und Erstattung von Anzeige. Auch die Finanzen können eine wichtige Rolle spielen. Eine Mutter mit drei oder vier Kindern soll plötzlich zum Sozialamt? Diese »besondere Begegnung« mit Beamten, die dann hinter dem Schalter stehen, und bei denen man alle möglichen Formulare ausfüllen und denen man viele Fragen beantworten muß, stellt eine zusätzliche Form der Erniedrigung dar. Der Gang zum Sozialamt wird um so schwieriger, je höher der Lebensstandard ist und je geringere Aussichten die Mutter hat, sich selbst und ihre Kinder auf gleichem Niveau durchzubringen. Die Mutter hat häufig ihre eigene Entwicklung und ihren Beruf der Karriere des Ehemannes geopfert, indirekt hat sie also mit Anteil daran, daß er ist, was er ist.

Wenn die Mutter sich entscheidet, mit dem Ehepartner weiterhin zusammenzuleben, ist die Erinnerung an den Inzest ständig innerhalb der Beziehung vorhanden. Und von den Bildern und Gedanken ganz zu schweigen, die die Mutter dann hat, wenn sie mit ihrem Mann im Bett liegt. Ständig wechseln Gefühle des Hasses, des Mißtrauens, des Argwohns und der Affektion einander ab. Die Mutter kommt kaum zur Ruhe. Die Außenwelt hat keine Ahnung und ist voller Vorurteile.

Wenn sie sich entschließt, sich scheiden zu lassen, gibt es neben den Problemen mit der neuen Wohnung, mit dem gemeinsamen Hausstand, mit dem Sorgerecht, mit dem Umzug, mit dem Schulwechsel, mit der Veränderung der sozialen Beziehungen (dann merkt man erst, wer die richtigen Freunde sind) auch noch Ärger mit dem Besuchsrecht. Besuchsregelungen, die erzwungen werden, greifen die Autonomie der Kinder an, wobei sie doch kein Bein mehr haben, auf dem sie stehen können. Andersherum kommt es auch vor, daß Kinder selbst Kontakt zum Vater haben wollen, was die Mutter dann überhaupt nicht verstehen kann. Sie sieht ihre Kinder nur ungern fortgehen und empfindet dies als illoyal. Vor allem bei Jungen stellt dies häufig ein Problem dar.

Beziehungsprobleme mit der Außenwelt

Die Mutter aus einer Inzestfamilie wird mit einer Umgebung konfrontiert, die beschuldigt. Wehrhafte, emanzipierte und unterstützungsfähige Frauen, die sich absolut nicht in ihrer Situation bewegen, laden nicht gerade zur Kontaktaufnahme ein, dafür ist das Mißtrauen zu groß und das Minderwertigkeitsgefühl zu stark. Wenn sie schon Hilfe suchen, dann beim Hausarzt. Häufig bleibt es dann bei Pillen gegen Angst und Schlafprobleme, ohne daß wirklich gesprochen wird. So löst die Frau ihr Problem nicht, ganz im Gegenteil: sie wird wieder abhängig, jetzt aber von Pillen. Manche Pillen können nach einiger Zeit die depressiven Gefühle sogar noch verstärken oder sie werden vom Vater, von der Tochter oder von der Frau selbst als Mittel für den Selbstmord benutzt.

Wenn die Mutter sich an den Kinderschutzbund wendet oder wenn sie zur Polizei geht, kann es passieren, daß man ihr nicht glaubt. Wenn sie geschieden ist und der Inzest nach der Scheidung beginnt, wird manchmal angenommen, die Mutter erfinde den Inzest, um sich an ihrem Ex-Mann zu rächen. Die Folge kann sein, daß sich die Frau so ausgelaugt und machtlos fühlt, daß sie sich einfach in dieses Schicksal ergibt, mit allen Folgen, die dies für das mißbrauchte Kind hat.

Wenn die Mutter und/oder die Kinder zwar gläubige Ohren finden und Anzeige bei der Polizei erstattet wird, führt dies für Mutter und für Kind zu verschiedenen emotionalen Problemen. Der Vater wird plötzlich zum Verbrecher, der im Gefängnis sitzt. Schmerzhafte Details müssen besprochen werden, und es kommt zu Untersuchungen, denn es muß ja schließlich ein »Beweis« erbracht werden.

Ein Rechtsanwalt kann dann bei der Verhandlung mit sehr peinlichen Argumenten oder Vermutungen an die Adresse von Mutter und Kind kommen. Manche Mütter geraten dadurch völlig aus der Fassung – und mit ihnen die Kinder. Wenn die Anzeige dann im Sande verläuft oder der Prozeß zum Freispruch führt, vielleicht weil es an Beweisen mangelt, ist die Hoffnung auf Gerechtigkeit und irgendeine Genugtuung völlig verschwunden und das Gefühl, ungerecht behandelt worden und das Opfer zu sein, herrschen vor. Das verhindert die Weiterentwicklung von Mutter und Kindern in Richtung einer neuen, wehrhaften Identität als »Überlebende«.

Mißhandlung der Eltern

Volkskrant, 30. September 1989: »Jugendlicher verhaftet, nachdem er die Mutter erstochen hat. Den Haag: Die Polizei hat am Donnerstagabend in Den Haag einen 18jährigen Mann festgenommen. Er wird verdächtigt, am 20. September seine 39jährige Mutter erstochen zu haben. Mutter und Sohn bekamen bei einem Besuch des Jungen bei der Mutter einen heftigen Streit. Der Junge soll seiner Mutter eine Flasche Mineralwasser und eine Kristallvase auf den Kopf geschlagen haben, woraufhin sie bewußtlos wurde. Wie die Polizei mitteilte, hat der Junge sie dann mit einigen Messerstichen getötet. Bevor er fortging, drehte er den Gashahn auf. Wie er sagte, wollte er damit den ›Leichengeruch überdecken‹. Der

Junge erzählte einem Bekannten, er habe seine Mutter umgebracht. Dieser Bekannte ging dann zur Polizei. Die Leiche wurde am Donnerstagabend in der Wohnung gefunden.«

Geschlechtstrieb und Aggression sind die Urimpulse, denen der Mensch seine Existenz verdankt. Das führt nicht nur zur Überbevölkerung und zum Krieg, sondern es führt auch innerhalb der Familie zur Gewalt, der Familie, die nach den Worten von Levi-Strauss noch die am wenigsten schlechte Form des Zusammenlebens ist. Die Formen der Gewalt innerhalb der Familie sind zahllos: Vatermord, Muttermord, Mißhandlung von Frauen, Kindesmißhandlung und Tierquälerei.

Das Phänomen der Mißhandlung der Eltern wurde erst vor einigen Jahren »entdeckt« und beschrieben. Eine Untersuchung aus dem Jahre 1976 (Gelles u.a.) zeigte, daß 9% der Kinder zwischen 10 und 17 Jahren irgendeine Form der Gewalt gegen ihre Eltern einsetzen. Dabei waren es in 3% ernsthafte Formen, etwa Stoßen, Treten, Beißen oder der Gebrauch von Messern oder Schußwaffen. Kein seltenes Phänomen also.

Es ist dann von Mißhandlung von Eltern die Rede, wenn ein bei ihnen wohnendes Kind regelmäßig einen oder beide Elternteile physisch angreift und/oder bedroht. Die Gewalt, die dabei benutzt wird, kann aus Schlagen, Stoßen, Schubsen, Ärgern, Quälen, Schimpfen, Stechen, Beißen, Drohen, Zerstören, Einschließen, Erpressen, Stehlen, Verfassen von Drohbriefen, Telefon- oder TV-Terror bestehen. Ein wichtiger Mechanismus bei der Mißhandlung der Eltern ist das Wachsen der physischen Kraft des Kindes und die Abnahme der Vitalität der Eltern. Die Gefahr der Mißhandlung ist also größer, wenn die Eltern älter sind und das Kind schnell reift.

Familien, in denen Mißhandlung der Eltern vorkommt

Die Mißhandlung der Eltern kann in unterschiedlichen Familien vorkommen. Ich gehe unten auf drei Möglichkeiten ein, was natürlich nicht heißt, daß alle Eltern in solchen Familien mißhandelt werden. Ebensowenig kann man behaupten, daß neben den drei genannten Fällen keine Elternmißhandlung vorkommt. Eltern können in allen Familien mißhandelt werden, also auch in den sogenannten »besten«.

Familien der höheren Schichten

Die Mißhandlung der Eltern kommt in den höheren Schichten innerhalb isolierter Familien vor, bei denen der Vater häufig weg ist und die Mutter eine symbiotische Beziehung zum ältesten Kind unterhält. Meist sind dies Jungen, aber auch Mädchen können sich in der Pubertät der Gewalt bedienen.

Die Familie lebt recht isoliert bezüglich der sozialen Umgebung. Die Eltern sind schon älter und haben keine harmonische Beziehung. Letzteres hat zur Folge, daß es kaum Einigkeit zwischen den Eltern bezüglich der Erziehung der Kinder gibt. Der Vater ist wenig ansprechbar und nur selten zu Hause. Die Mutter vermißt den Dialog mit ihrem Mann und sucht Kompensation beim ältesten Kind. Das Kind hat keinerlei Chance, eine selbständige und unabhängige Persönlichkeit zu werden. Durch die Tatsache, daß die Mutter das Kind bis ins kleinste behütet, bleibt seine Frustrationstoleranz sehr niedrig und sein Verhalten ist fast ausschließlich auf die sofortige Befriedigung von Bedürfnissen ausgerichtet. Diese Abhängigkeit, dieser Mangel an Selbständigkeit führt dann dazu, daß das Kind keine Verhaltensgrenzen kennenlernt. Sein Verhalten ist fordernd und egozentrisch und bei der geringsten Frustration wird das Kind wütend und aggressiv gegenüber derjenigen Person, die es schützt, und die dann als liebevolle Mutter nicht reagiert, aus Angst, das Kind könne verletzt werden. Die Mutter, die so extrem abhängig von dem Kind wird, läuft Gefahr, mißhandelt zu werden.

In diesen Familien wird viel mit verschiedenen Sanktionen gedroht, die allerdings fast nie wirklich ausgeführt werden. Viele Diskussionen und Dispute drehen sich um (Un)Ordnung, Freunde, Geld, Ausgehen und Selbstmord, womit dann gegenseitig gedroht wird. Diese Streitereien werden zwischen Mutter und Kind und zwischen Vater und Mutter ausgetragen. Es wird nicht nur gedroht, geschlagen und getreten, häufig werden auch wertvolle Gegenstände vom Kind beschädigt, zerstört oder gestohlen.

Mittelklasse-Familien

Eine zweite Möglichkeit ist die ordentliche Mittelklasse-Familie, bei der hinter einer bürgerlichen Fassade das Kind beide Elternteile mißhandelt. Die Familiensituation ist infolge jahrelanger versagender Pädagogik äußerst problematisch. Das mißhandelnde Kind ist meist ein temperamentvoller Junge, der schon früh Wutanfälle bekam, gegen die sich die Eltern nicht wehren konnten.

Wenn der Vater mißhandelt wird, geschieht dies deshalb, weil er physisch und/oder psychisch schwach ist und weil das mißhandelnde Kind von der Mutter aufgestachelt wird. Die Mutter verwöhnt und beschützt ihren Sohn dabei, teilweise aus Angst davor, verlassen zu werden. Sie will keine Hilfe, wenn sich die aggressive Gewalt gegen sie selbst richtet. Sie bezieht ihren Mann aus Angst vor Konflikten nicht mit ein und außerdem würde er sowieso nichts dagegen tun. In der Schule kann sich der Sohn als »Mamakind« kaum durchsetzen, aber zu Hause ist er ein wahrer Tyrann. Er stellt ständig höhere Anforderungen, Mutter geht auf den Zehenspitzen durchs Haus und bei auch nur dem geringsten Anlaß explodiert der Sohn. Für andere Aktivitäten außerhalb des Hauses hat die Mutter einfach keine Zeit. Sie muß sich ja schließlich voll und ganz der Erziehung ihres kleinen »Schäfchens« widmen. Alles muß bereitstehen: das Essen, die Schuhe, das warme Badewasser ... Die Mutter fühlt sich als gute Mutter, weil sie seinem Glück alles opfert und weil sie mit einem einzigen »lieben Wort des kleinen Herrn« schon zufrieden ist. Vater verschwindet immer weiter aus dem Blickfeld. Häufig sind die Großeltern mütterlicherseits hieran noch beteiligt. Der Vater unterhält häufig eine symbiotische Beziehung zu seiner eigenen Mutter. Zunächst ist er Kind seiner Mutter, dann erst ist er Ehemann und schließlich ist er vielleicht auch noch Vater seines Kindes.

»Multi-Problem«-Familien

Eine dritte Art von Familie, in der man die Mißhandlung der Eltern findet, ist die sogenannte »Multi-Problem«-Familie, in der Gewalt – beispielsweise in Form von Kindesmißhandlung und Mißhandlung der Frauen – schon seit Generationen zur Subkultur gehört. Die Eltern befinden sich schon früh in der »Midlife Crisis« und suchen im Alkohol die Lösung ihrer Probleme. Sobald die Kinder, oft sind es Jungen, in die Pubertät kommen, werden die Eltern nicht mehr mit ihnen fertig. Die Kinder, die dann ihre Eltern mißhandeln, sind meist entweder die ältesten im Hause oder es sind sogenannte Nachzügler. Oft handelt es sich um größere Familien, in denen der Täter als »Mutters Liebling« gilt. Manchmal wird der Vater schwer mißhandelt, aber meist ist die Mutter das Opfer oder die anderen Kinder werden mißhandelt. Bei dieser Art von Familie handelt es sich oftmals um gebrochene Familien. Einer der Elternteile wird erheblich idealisiert, wodurch der andere dann zum Urheber aller Konflikte wird. Der mißhandelnde Jugendliche war immer schon ein »schwieriges« Kind. Brandstiftereien, Diebstähle und Schuleschwänzen gab es schon in der Grundschule. Als pubertierender Jugendlicher und Adoleszent gerät er dann auf die kriminelle Bahn und macht sich der Anwendung von Gewalt schuldig. Er stellt sich vor der Außenwelt gern als ein unglücklicher und vernachlässigter Straßenjunge dar, aber zu Hause tyrannisiert er die ganze Familie. Manchmal endet eine solche triste Situation mit der Ermordung des Vaters oder der Mutter.

Gründe für die Mißhandlung von Eltern

Die Frage, ob Elternmißhandlung heute häufiger vorkommt als früher, läßt sich nicht beantworten. Es gibt allerdings eine Reihe von Faktoren in der gegenwärtigen gesellschaftlichen Position von Jugendlichen und von Eltern, die möglicherweise der Mißhandlung in die Hand arbeiten.

Täglich sehen Kinder im Fernsehen, daß man Konflikte mit Gewalt lösen kann, während sie gleichzeitig immer weniger Respekt vor der väterlichen Autorität haben. Jugendliche erhalten immer mehr Einfluß, weil sie mehr Geld bekommen und schneller heranreifen. Andererseits sind die Jugendlichen abhängig, weil es Jugendarbeitslosigkeit gibt, weil die Schule länger dauert und weil es kaum Wohnungen gibt.

Eltern haben es schwer, weil bezüglich der Erziehung keine eindeutigen Auffassungen gegeben sind, obgleich vor allem die antiautoritäre Erziehung seit den sechziger Jahren an Raum gewonnen hat.

Die Anzahl der Ehescheidungen steigt immer noch an, was zur Folge hat, daß es immer mehr Familien mit Stiefeltern gibt, es gibt immer häufiger Streit um Geld, Streit um Besuchsregelungen, es gibt Umzüge und emotionalen Druck auf Kinder und Eltern.

Eltern arbeiten häufiger außer Haus und haben weniger Zeit, sie können sich weniger ihrem Kind widmen, und sie haben nicht mehr so viel Verständnis für ihr Kind. Es gibt eine starke Wechselbeziehung zwischen Aufmerksamkeit und Ausmaß von Vandalismus in Form von übertragener Aggression.

Die Folgen für die Eltern

Die Mißhandlung von Eltern hat mit Kindesmißhandlung gemein, daß man sie oftmals nur schwer nachweisen kann. Hoffnungslos zerstrittene Familien schaffen es, jahrelang den Mythos der glücklichen Familie aufrechtzuerhalten. Der ängstliche und beschämte Elternteil verhält sich gegenüber dem Kind loyal und wird nicht so rasch um Hilfe bitten. Wenn die Geschichte dann doch einmal zur Sprache kommt, wird sie vom betreffenden Elternteil bagatellisiert, und er gibt sich selbst die Schuld an der Gewalt: »Na ja, manchmal wird ihm schwarz vor den Augen, und dann haut er alles zusammen, das hat er von seinem Vater. Dann mache ich eben wieder Ordnung und bin froh, wenn alles wieder gut ist. Er kann schließlich auch sehr lieb sein«.

Dennoch können die Folgen für die Eltern sehr schwer sein. Eltern tragen die unterschiedlichsten körperlichen Verletzungen infolge der Mißhandlung durch ihr Kind davon: blaue Flecken, Striemen am Hals, Rippenbrüche und viele kleine »Unglücke«, an denen der »Küchenschrank« schuld ist. Die ständige Angst, in der die Eltern leben, führt zu zahllosen Beschwerden: Zittern, Schwitzen, Mundtrockenheit, Herzklopfen, Bauchschmerzen, Muskelschwäche und Schwindelgefühle.

Typisch ist weiterhin, daß die Eltern psychosomatische Beschwerden und unklare Hilfswünsche haben, daß sie viele Besuche absagen.

Auffällig ist, daß das Opfer unbeweglich ist, seufzt, mit leiser Stimme spricht, langsam reagiert und unterkühlte Emotionen zum Ausdruck bringt.

Mißhandelte Eltern fühlen sich in hohem Maße für die Mißhandlung verantwortlich und sind äußerst loyal gegenüber ihrem Kind. Sie haben ein negatives Bild von sich selbst und verhalten sich abhängig. Durch die Ängste und die Schuldgefühle entwickeln sich Nervosität, Hyperventilation und Depressionen. Ebenso wie mißhandelte Kinder können auch mißhandelte Eltern psychische Störungen entwickeln, etwa posttraumatische Streßstörungen. Im schwerwiegendsten Fall endet die Mißhandlung der Eltern dann mit einem Mord.

Wenn ich in meiner Praxis die Vermutung habe, es liegt die Mißhandlung von Eltern vor, packe ich das heiße Thema ganz kühl an: »Wie geht es denn Pit, hat er immer noch so seine Wutanfälle? Und wenn ja, was machen Sie denn dann? Finden Sie auch, daß Erziehung so schwierig ist? Wissen Sie eigentlich, was Sie machen müssen? Früher hatte ich allerlei Theorien über Erziehung, heute habe ich zwei Kinder. Früher hatte ich sie zum Fressen gern, heute denke ich manchmal: Hätte ich es bloß getan! Würden Sie sie auch manchmal gern in den Keller sperren?« Häufig reagieren die Eltern dann erleichtert und erzählen ihre Geschichte. Und das ist einfach ein unerläßlicher erster Schritt, wenn man nach einer Lösung sucht.

Wie erkennt man, daß etwas nicht stimmt, und was soll man dann unternehmen?

In diesem Kapitel werden die Anzeichen und Symptome schematisch dargestellt, die auf Kindesmißhandlung hindeuten. Hier folgt keine »Checkliste«, mit der sie dann die Diagnose »Kindesmißhandlung« stellen können. Wenn das nur so einfach wäre! Nein, die Absicht, die dahintersteckt, ist die, deutlich zu machen, daß bestimmte Signal- und Symptommuster häufig bei Kindern auftreten, die mißhandelt, vernachlässigt oder mißbraucht werden. Es gibt allerdings auch zahlreiche Symptome, deren Ursache eine ganz andere sein kann. Kinderpsychiatrische Symptome sind nun einmal nicht spezifisch für bestimmte Ursachen. Auch darauf werde ich in diesem Kapitel eingehen.

Eines der Probleme dabei, wenn man die Diagnose stellen will, ist, daß jedermann Kinder in einem anderen Licht sieht. Der Hausarzt sieht die zahlreichen Infektionskrankheiten als Folge von Streß. Der Schularzt sieht die Lern- und Verhaltensprobleme, die unreife Motorik und die Sprech-/Sprachstörungen sowie eventuell die Wachstums- und Entwicklungsstörungen. Der Arzt in der Beratungsstelle sieht die Mutter-Kind-Beziehung, die Sozialarbeiterin sieht die Situation zu Hause, wenn sie einen Hausbesuch macht, der Lehrer sieht die Lernstörungen, die sozio-emotionalen Störungen, die Verhaltensprobleme und den Umgang mit den Altersgenossen. Der Schutzpolizist weiß von den Streitereien, die Nachbarn hören die Mißhandlung. Der Sportclubleiter sieht die blauen Flecken und die Striemen auf dem Rücken, wenn man sich umzieht. So kann jeder, der mit Kindern arbeitet, durchaus den Verdacht haben, daß es um Kindesmißhandlung geht. Eine absolute Voraussetzung ist dann allerdings, daß man die Symptome sehen kann, daß man sie sehen will und daß man sich getraut, sie zu sehen.

Ich will nicht mit gehobenem Finger eine Hexenjagd lostreten oder eine paranoide Gesellschaft schaffen, in der jedermann verdächtigt wird, sein Kind zu mißhandeln. Das Ziel besteht darin, nach einer sorgfältigen Entwicklung zusammen mit einem Vertrauensarzt die »Wahrscheinlichkeitsdiagnose« Kindesmißhandlung zu stellen. Das Leben eines Kindes kann davon abhängen, und es geht dann nicht um die Zahl der toten Kinder (»die sterben nicht alle«, sagte einmal ein Minister), sondern es geht gerade um die Kinder, die überleben. Um tote Kinder – durchschnittlich eines pro Woche – braucht man sich nicht mehr zu kümmern. Es geht um etwas ganz anderes: es geht um die »Qualität« der Existenz eines Kindes. Es gibt schon so viele Kinder und Menschen mit Haß und Wut, mit Depressionen und mit Minderwertigkeitsgefühlen oder anderen psychischen Störungen. Und es gibt zu viele Kinder, pubertierende Jugendliche und Eltern, die sich die Frage stellen: »Warum hat mir nur nie irgend jemand einmal die Hand gereicht?«

Das Problem unserer Zeit ist nicht die Verwischung von Normen und Werten, sondern der Verlust des Maßes der Dinge. Wenn ich sehe, was in Krankenhäusern so alles getan wird, um mit High-tech und medizinischen Kunstgriffen allerlei Arten von Kindern am Leben zu erhalten und wenn ich dann sehe, was alltäglich um mich herum mit eigentlich gesunden Kindern mehr oder minder mutwillig passiert, wie sie getreten, geschlagen, erniedrigt, negiert, isoliert und abgelehnt, wie sie sexuell mißbraucht und korrumpiert werden, dann habe ich das Gefühl, daß unsere Gesellschaft tatsächlich aus verschiedenen Welten besteht, wobei die eine Welt der Wohlhabenden, der Wissenden und der Mächtigen auch nicht die geringste Ahnung von der anderen Welt hat, die es unter ihr gibt. Aber das einmal beiseite gelassen.

Anzeichen und Symptome

Allgemeine Anzeichen von Mißhandlung können Wechsel der Wohnung, der Schule, des Hausarztes, der Partner und der Krankenhäuser sein. Diese Wechsel spiegeln die labile sozio-ökonomische Situation wider, wobei man von einer selbstgemachten Krise in die nächste poltert. Die vielen Umzüge können auch dazu dienen, Interventionen der Umgebung zu entgehen. Das erhöht die Isolation des Kindes, wieder eine neue Schule, wieder eine neue Nachbarschaft, wieder ein Freund weg ...

Daneben gibt es eher spezifische Signale, die ich im folgenden nach der Art der Mißhandlung klassifizieren will.

Anzeichen körperlicher Mißhandlung

Zahlreiche blaue Flecken – nicht nur auf exponierten Körperteilen – deuten auf körperliche Mißhandlung hin. Auch mehrere Brüche pro Jahr deuten in die Richtung körperlicher Mißhandlung. Gleiches gilt für Brandwunden mit »seltsamer Form« oder unwahrscheinlicher Herkunft, die nicht ordentlich oder überhaupt nicht behandelt wurden. Darüber hinaus muß man einfach aufmerksam werden, wenn ein Kind oft krank gemeldet wird. Dann ist es möglich, daß es unter Vorspiegelung einer Krankheit zu Hause gehalten wird, und zwar aus Angst, daß die Mißhandlung in der Schule entdeckt wird.

Anzeichen körperlicher Vernachlässigung

Bei Kleinkindern sind die Anzeichen von Vernachlässigung deutlicher erkennbar als bei älteren Kindern, weil diese immer besser für sich selbst sorgen können. Sie können stehlen oder sie können auf andere Arten zu Geld kommen. Bei Kleinkindern gibt es folgende Anzeichen: ein sich verschlechterndes oder ein unterentwickeltes Wachstum und Gewichtsabnahme, fehlende Impfungen, riechende Haut und filziges Haar, Blutarmut, unversorgte Wunden und Infektionen, Hauterkrankungen und Parasiten (immer Läuse).

Bei älteren Kindern ist folgendes zu beobachten: sie kommen oftmals zu spät zur Schule oder fehlen ganz, sie treiben sich auf der Straße herum, sie haben den Ruf eines »Gassenkindes«, sie weinen niemals, sie sind emotional abgekühlt. Diese Kinder können auf unerklärliche Weise viel Geld haben, entweder weil sie korrumpiert wurden oder weil sie auf irgendeine andere Weise über pädosexuelle Kontakte, durch Klauen oder andere Gaunereien Geld »dazuverdienen«. Die ältesten Kinder werden häufig zu Hause gehalten, um für die jüngeren zu sorgen.

Anzeichen psychischer Vernachlässigung

Kinder, die mißhandelt werden, sind häufig psychischer Vernachlässigung ausgesetzt. Affektive Vernachlässigung kann zusammen mit materieller Vernachlässigung auftreten, doch dies ist nicht zwingend notwendig. Ein Kind kann beispielsweise sehr gepflegt aussehen, es trägt die schönsten Kleider und es hat das teuerste Spielzeug. Aber der Schein trügt: es gibt genügend Eltern, die ihren Mangel an Affektion für das Kind mit teuren Geschenken wiedergutmachen wollen. Materielle Vernachlässigung findet sich häufig in sozial minderbemittelten Familien, aber – gegebenenfalls mit Geld »wiedergutgemachte« Vernachlässigung findet man auch in oberen Schichten der Gesellschaft. Dadurch, daß Eltern ihre Kinder isolieren, können diese vereinsamen. Die Auswirkungen für das Kind sind folgende: sie haben wenig Kontakte, ihre Sprech-/Sprach- und Spielentwicklung verzögert sich und es herrscht Mangel an sozialen Fähigkeiten. Kinder werden lustlos und schlafen schlecht, weil sie sich nicht ausleben können. Bei älteren Kindern kann dies zu einer allgemeinen Hemmung des Denkens, des Fühlens und des Tuns führen.

Negieren vermittelt einem Kind das Gefühl, daß es gar nicht da sein dürfe. Die Symptome entsprechen denen der Isolation.

Psychische Vernachlässigung kann sich in der Gefühlsarmut eines Kindes äußern oder dadurch, daß es entweder jedermanns Freund/jedermanns Freundin ist oder daß es zu einem übertrieben »selbständigen« Kind wird, das stets Abstand wahrt. Das Kind läßt sich hinter seiner Maske nichts anmerken. Es kann sich nach der Schule herumtreiben oder in übertriebenem Maße die Aufmerksamkeit des Lehrers oder anderer »Ersatz«-Elternfiguren auf sich lenken. Jungen, die affektiv vernachlässigt werden, können zu Herumtreibern werden und in die Kriminalität abrutschen. Mädchen neigen eher dazu, Aufmerksamkeit dadurch zu erregen, daß sie distanzlose Beziehungen zu jedermann eingehen.

Anzeichen psychischer Mißhandlung

Das typischste Symptom der Ablehnung – ganz gewiß dann, wenn sie gleichzeitig mit starker Bindung einhergeht – ist die doppelte Bindung, die das Kind zu seinen Eltern unterhält. Das Kind befindet sich in einem Zustand ständiger Verwirrung bezüglich des Denkens, Fühlens und Reagierens. Das Kind erhält von seinen Eltern gegensätzliche Rollen zugewiesen und ist somit unsicher. Es wird emotional labil, nervös, weint schnell, hat Angst davor, andere Bindungen einzugehen, hat Lernschwierigkeiten und leidet unter sozio-emotionalen Problemen. Physisch kann dies beispielsweise in einem Ekzem zum Ausdruck kommen, das heftig auf Streß reagiert.

Korrumpieren führt nicht gleich zu sichtbaren Anzeichen und Symptomen, allerdings greift es die persönliche Integrität eines Menschen an. Das Kind hat Loyalitätsprobleme, weil es seine »Seele an den Teufel verkauft hat«. Das Selbstwertgefühl wird untergraben.

Terrorisieren geschieht häufig durch Drohung mit sexueller oder physischer Gewalt. Das Kind kann Symptome der Angst zeigen, es kann labil sein und post-traumatische Streßreaktionen aufweisen. Das Kind bekommt Eß- und Schlafstörungen, weil es ständig auf der Hut sein muß und sich nur auf Zehenspitzen bewegen kann. Die ständige Angst führt zugleich zu Konzentrations- und Lernschwierigkeiten. Deutliche physische Angstsymptome sind Zittern, Schwitzen, Nervosität, Schlafprobleme, Bettnässen und in die Hose machen, Hyperventilation, ohnmächtig werden, Schwindelgefühle, tiefes Seufzen. Verschiedene psychosomatische Beschwerden wie Kopfschmerzen, Bauchschmerzen, Erbrechen, Durchfall und häufiges Wasserlassen können insbesondere bei Schulkindern auf Angst hinweisen.

Ein Kind, das körperlich – und häufig also auch geistig – mißhandelt wird, und zwar in Kombination mit affektiver Vernachlässigung, wird von den Eltern als ein Klotz am Bein und als ein Objekt angesehen, an dem man die eigenen Frustrationen auslassen kann. Die Folge ist ein umfassender Entwicklungsrückstand. Symptome können folgende sein: Hirnschäden, Unterernährung, Depressionen und Taubheit infolge von unbehandelten Hals-, Nasen- und Ohreninfektionen. Die Kinder fehlen regelmäßig. Sie sehen »trist« aus, Jungen sind häufig überaktiv, Mädchen ziehen sich meist zurück. Diese Kinder sind äußerst mißtrauisch. Emotional erweisen sie sich oft als labil, einerseits abhängig, andererseits aber spielen sie mit Beziehungen, um herauszufinden, wie weit sie gehen können. Sie sehen häufig besonders jung aus, aber haben einen ernsten Gesichtsausdruck. Sie sind emotional zu kurz gekommen und dadurch klein geblieben (im wörtlichen und im übertragenen Sinne), aber zugleich haben sie schon Erfahrungen Erwachsener gemacht und müssen die Verantwortung Erwachsener tragen, wenn es noch andere Kinder gibt.

Das ausgeprägteste Symptom für einen allgemeinen Entwicklungsrückstand ist das negative Selbstbild, das diese Kinder haben: »Ich bin nichts, ich kann nichts, ich will nichts, und ich will auch nie irgendwas werden. Es hat keinen Sinn, wenn ich mir Mühe gebe, es ist doch für die Katz. Alles geht schief, wie gut ich es auch immer tue«.

Allgemeine Symptome sexuellen Mißbrauchs bei Mädchen

Kleine, mißbrauchte Mädchen können folgende Symptome aufweisen: eine hölzerne Motorik (sie halten ihren Körper gleichsam »verschlossen«), Apathie, Angst vor Männern, Ablehnung von Kontakten, erotisierendes Verhalten, Masturbation, Bauchschmerzen, Unsauberkeit.

Bei Mädchen in der Grundschule können die schulischen Leistungen zurückgehen. Darüber hinaus fehlen sie häufig. Andere Symptome sind: Verhaltensprobleme, Schlafmangel, erotisierendes »weibliches« oder werbendes Verhalten, undeutliche Beschwerden und die Angst, ihre Periode zu bekommen, die Bitte, die Pille zu erhalten. Diese Mädchen haben oft viel Erfahrung mit Sex und sind davon fasziniert. Es kann auch zu Anorexie (Hungern) und Bulämie (Freßsucht) kommen, manchmal auch beides zusammen. Bulämie und Fettsucht sind eine Art, sich unattraktiv zu machen. Wenn ein Mädchen unter Anorexie und Bulämie leidet, wird es eine ganz normale Figur haben. Manche Mädchen zeigen überangepaßtes Verhalten, um nur ja nicht aufzufallen. Sie wollen sich gleichsam unsichtbar machen.

In der Pubertät können mißbrauchte Mädchen Beziehungsprobleme mit Eltern und Altersgenossen bekommen. Andere Symptome sexuellen Mißbrauchs sind: Fortlaufen, Schule schwänzen, Abrutschen in die Kriminalität, Prostitution, Schwangerschaft, Abhängigkeit von Alkohol oder Drogen, selbstzerstörerisches Verhalten, Depressionen und Selbstmordversuche (meist mit »sanften« Mitteln: Pillen oder Alkohol). Auch ein ausgeprägt umsorgendes Verhalten kann auf sexuellen Mißbrauch hindeuten.

Allgemeine Symptome sexuellen Mißbrauchs bei Jungen

Vor allem affektiv vernachlässigte, vermindert wehrhafte Jungen werden mißbraucht. Meist geschieht dies außerhalb der Familie, und die Täter sind Männer. Es kann allerdings auch innerhalb der Familie geschehen, und zwar sowohl durch die Mutter als auch durch den Vater. Mißbrauchte Jungen sind meist schüchtern, sie sind das schwarze Schaf in der Familie. Sie können viel Geld und unerklärlich teure Geschenke haben. Andere Symptome sind: Angst vor Aids, Depressionen oder ganz im Gegenteil, aggressives Verhalten, Vorliebe für sexuelle Spielchen mit jüngeren Kindern, Identitätsprobleme, Mißbrauch von Alkohol und Drogen, Selbstmordversuche (die »harten« Methoden: sich vor den Zug werfen oder vom Hochhaus springen). Ein bemerkenswertes Symptom ist Brandstiftung. Sollte dies vielleicht psychoanalytisch zu erklären sein und auf das Angezogenwerden von gefährlicher, erhitzter Sexualität hindeuten?

Medizinische Symptome sexuellen Mißbrauchs bei Mädchen und Jungen

Sowohl bei Mädchen als auch bei Jungen können folgende medizinische Symptome festgestellt werden: Geschlechtskrankheiten, Seropositivität, psychosomatische Beschwerden (insbesondere Bauchschmerzen), Bettnässen und in die Hose machen, Erbrechen (das Bett vollkotzen, in der Hoffnung, daß »er« sich davor ekelt, womöglich auch weil Fellatio praktiziert werden mußte), immer wiederkehrende Harnweginfektionen, Ausschlag rund um den Mund durch Fellatio, Verletzung des Anus, gerötete Haut rund um die Gesäßspalte als Folge von »dry intercourse« sowie Schmerzen und blaue Flecken auf den Oberschenkeln. Bei Mädchen kommen noch folgende Symptome hinzu: Verletzungen in der Vagina und rund um die Vagina herum, vergrößerte Vaginaöffnung und Infektionen der Vagina. Ein anderes auffälliges Symptom ist die Tatsache, daß sich mißbrauchte Mädchen vor der Rückenlage auf dem Untersuchungstisch des Arztes fürchten oder – ganz im Gegenteil – desinteressiert und ohne Anzeichen von Scham dort liegen.

Anzeichen und Symptome mit anderer Ursache

Die Anzeichen (manchmal nur zwei oder drei) sagen, daß da etwas los ist. Die Analyse zeigt dann, was wirklich vorliegt. Eine Analyse zeigt auch, wer am besten helfen kann. Und die Schwere der Situation sagt uns, wann geholfen werden muß. Die Analyse der Symptome darf sich nicht nur auf das Kind beziehen, sondern muß sich auch auf die Beziehungen innerhalb der Familie und die sozio-ökonomische Situation erstrecken.

Symptome sind nicht eindeutig, leider ist das so. Daher möchte ich unten die am häufigsten auftretenden Symptome beschreiben, die eine andere Ursache als Kindesmißhandlung haben können.

Frakturen

Ein Kind, das häufiger Knochenbrüche hat, kann hyperaktiv sein oder oft fallen, weil es einfach schlecht sieht. Darüber hinaus kann das Kind eine leichte Lähmung haben infolge einer schweren Geburt. Oder es kann Spreizfüße, unterschiedlich lange Beine oder eine motorische Störung haben. Das Kind kann auch unter einer seltenen Knochenkrankheit leiden (etwa Osteogenesis imperfecta). Häufiges Fallen oder seltsame Bewegungen beim Gehen können auf eine Gehirnstörung hinweisen: eine Entzündung, ein Trauma, eine Gefäßveränderung oder einen Tumor.

Blaue Flecken

Blaue Flecken können vom ständigen Kämpfen mit anderen Kindern herrühren, sie können ihre Ursache in der Überbeweglichkeit haben, sie können durch Hautveränderungen, durch Gefäßveränderungen und Allergien hervorgerufen werden, sie können aber auch auf einen Mangel an Blutplättchen (beispielsweise infolge von Leukämie oder einer anderen Knochenmarkstörung) hindeuten.

Brandwunden

Brandwunden können per Unglück geschehen, häufig hängt das mit Unachtsamkeit zusammen, beispielsweise dann, wenn ein Kind im Sommer auf die heiße Kunstlederbank eines Autos gesetzt wird und dann auf einem Parkplatz stundenlang in dem Auto warten muß. Viele Migrantenkinder, die später in die Niederlande gekommen sind, haben Narben von verschiedenen Verletzungen, die sie sich in ihrer Heimat am offenen Feuer zugezogen haben. Oftmals können ihre Narben auch von einem Heiler beigebracht worden sein oder die Spuren von schlecht geheilten oder ungenügend behandelten Wunden sein.

Bauchschmerzen

Kinder, die oftmals Bauchschmerzen haben, können aus irgendwelchen Gründen Streß haben, es kann eine Nahrungsmittelallergie oder ein Enzymmangel vorliegen. Weitere Ursachen können auch ein nicht bemerkter Leistenbruch, Darmkrämpfe, Obstipation oder die Zähne (bei Kleinkindern) sein.

Häufiges Weinen

Ältere Kinder, die häufig weinen, können gelernt haben, daß Weinen die einzige Art und Weise ist, Aufmerksamkeit zu erhalten. Oder sie leiden unter nicht bemerkten Lernproblemen in der Schule (Dyslexie oder allgemeiner Lernrückstand), so daß sie sich fortwährend in hohem Maße anstrengen müssen. Dann erzielen sie zwar einigermaßen gute Noten, aber mit welchem Einsatz. Und ein häufig weinendes Kind kann darüber hinaus auch ein Kind sein, das sich immer festklammert, möglicherweise auch eines, das eine Beziehungsstörung zu einer Lehrkraft hat. Darüber hinaus kann das Kind spüren, daß es in der Beziehung zwischen den Eltern Spannungen gibt, wobei es dann glaubt, es trage die Schuld daran.

Häufig krank sein

Kinder, die häufig krank sind, leiden möglicherweise an asthmatischer Bronchitis oder an chronischen Atemwegserkrankungen, Blutarmut, Mandelentzündungen oder einer mangelhaften Widerstandsfähigkeit infolge von Vitaminmangel.

Nicht essen wollen

Das kann man bei Kindern beobachten, die zu früh und zu leicht geboren wurden. Diese Kinder essen im allgemeinen häufiger ein kleines bißchen: »Mäusehäppchen«. Übrigens sind fast alle Beschwerden über schlechtes Essen den zu hohen Erwartungen der Eltern und ihrer Angst zu verdanken, das Kind würde sich Vitaminmangel zuziehen. Es kommt nur selten vor, daß ein Kind allein durch schlechtes Essen nicht wächst oder abnimmt. Kinder, die merkwürdige Dinge essen, wie etwa Bleistifte und Federn, haben häufig nicht entdeckte Blutarmut.

Schlecht schlafen

Das kann man bei Kindern beobachten, die unter asthmatischer Bronchitis oder chronischen Atemwegserkrankungen leiden. Bei hektischen Kindern, die viel raufen, bei Kindern mit Blutarmut, bei Kindern, die Kaffee oder Cola (mit Koffein!) trinken oder bei Kindern, die auf dem Video »merkwürdige Filme« sehen. Alpträume sind in einem bestimmten Alter normal, allerdings dann nicht, wenn das Kind den Inhalt dieser Alpträume erzählen kann. Kinderängste sind in frühen Jahren ebenfalls normal, aber sie müssen wieder verschwinden. Darüber hinaus kann ein Kind gelegentlich wach werden, und die Eltern haben nicht erzählt, daß sie fort waren. Solch ein Kind vertraut seinen Eltern eine ganze Zeit lang nicht mehr und möchte dann nicht mehr schlafen. Wenn Opa oder Oma sterben und jemand sagt: »Schau, jetzt schläft Opa und er wird nie mehr wach«, dann kann das dazu führen, daß das Kind nicht mehr schlafen will, weil es fürchtet, ebenfalls nicht mehr wach zu werden. Nach einem Einbruch schlafen Kinder lange Zeit schlecht, aber auch, nachdem sie gesehen haben, wie sich die Eltern abends miteinander zanken oder womöglich mit den Nachbarn schlagen, kann so etwas vorkommen. Nach einem Umzug kann es ebenfalls eine Zeitlang dauern, bevor das Kind sich an die neue Umgebung gewöhnt hat. Doch auch eine verstopfte Nase, ein juckendes Ekzem oder zu schlechte Belüftung sind für Schlafprobleme verantwortlich.

Wenn das Kind nicht schlafen kann und die Eltern ruft oder zu ihnen ins Bett kriecht, schlafen auch die Eltern schlecht. Sie können reizbar werden gegenüber dem Kind, wodurch das Kind dann noch schlechter schläft. Und auf diese Weise ist es möglich, daß ein relativ geringfügiges Problem die ganze Familie dann in erheblichem Maße belastet.

Schlechtes Wachstum

Der Grund für schlechtes Wachstum bei einem Kind kann eine Magen-/Darmerkrankung oder eine hormonelle Störung sein. Es ist möglich, daß das Kind von seiner Anlage her einfach klein ist, weil die Eltern ebenfalls klein sind. Auch andere Ursachen sind möglich: eine Skeletterkrankung, eine Ernährungsstörung (Diabetes), eine Erkrankung des Nervensystems oder eine Chromosomenveränderung (Veränderung im Erbgut). Auch eine chronische Allergie kann fehlendes Wachstum erklären.

Allgemeiner Lernrückstand

Ein Schulkind kann einen allgemeinen Lernrückstand aufweisen, weil es einen zu kleinen Kopf hat, weil die Eltern früher ebenfalls Lernprobleme hatten, weil es schlechte Augen und schlechte Ohren hat, weil das Kind unter einem Geburtstrauma gelitten hat oder weil es Depressionen hat. Lernschwierigkeiten sind meist komplex, es spielen verschiedene Faktoren eine Rolle, die einander noch verstärken. Wenn ein Kind beispielsweise depressiv ist, weil es in der Schule stets schlechte Leistungen bringt, was wiederum auf eine nicht entdeckte Dyslexie zurückzuführen ist, bekommt es zu Hause Ärger mit den Eltern, weil es in der Schule keine Leistungen bringt. Anschließend verstärken sich die Depressionen des Kindes.

Ein Kind, das regelmäßig unaufmerksam ist, kann unter einer leichten Form von Epilepsie leiden, es kann aber auch eine Konzentrationsschwäche vorliegen. Eine nicht entdeckte Hörstörung kann ebenfalls die Ursache eines Lernrückstands sein. Zahlreiche Ohrenentzündungen sind nicht von Schmerzen begleitet und führen zu einem leichten Gehörverlust. Zu Hause fällt das nicht auf, doch in einem Klassenzimmer mit 30 unruhigen Kindern macht sich das bemerkbar. Kinder mit Hörschwierigkeiten können neben Konzentrationsproblemen auch Kontaktschwierigkeiten mit anderen Kindern haben, es kann sein, daß sie sich häufig streiten oder aggressiv reagieren, beispielsweise wenn jemand »plötzlich« hinter ihnen steht, wodurch das Kind dann erschrickt.

Vaginale Ausscheidung

Wenn ein Mädchen dasitzt und sich kratzt, kann dies zu Ausscheidungen führen, es kann auch eine normale Infektion im Spiele sein. Eine andere mögliche Ursache ist, daß beim Doktorspiel etwas in die Vagina geraten ist. Auch übertriebene Hygiene kann zu Ausscheidung führen. Dieses übermäßige Waschen kommt häufig bei Müttern vor, die früher selbst mißbraucht wurden und die nun fürchten, daß ihr Kind ebenfalls mißbraucht wird.

Vaginale Ausscheidung muß immer vom Arzt untersucht werden, weil vaginale Infektionen die Gebärmutter und die Eileiter in Mitleidenschaft ziehen und sogar zu Sterilität führen können.

Erbrechen

Erbrechen kann auf eine Erkrankung im zentralen Nervensystem sowie auf einen Abszeß oder auf Migräne hinweisen. Andere mögliche Ursachen sind eine Magen-/Darminfektion oder ein Darmverschluß. Erbrechen kann auch ein Anzeichen für eine Vergiftung sein. Manchen Formen der Epilepsie geht ein komisches Gefühl in der Magengegend voraus.

Verletzungen am Anus

Diese Verletzungen können die Folge von Obstipation sein. Aber ein entzündeter Anus kann auch auf einen heftigen Durchfall – möglicherweise infolge von Nervosität –, auf einen Parasiten oder eine Nahrungsmittelallergie zurückzuführen sein. Ein anderer Grund ist häufiges Kratzen bei einer Wurminfektion.

In die Hose machen

Vor allem bei Jungen gibt es »Überlaufinkontinenz«, wobei weicher Kot einen eingedickten Pfropfen umgeht. Auch »Einhalter«, die Angst vor dem WC haben, oder Kinder, die weit von zu Hause entfernt sind und dort spielen und die nach der Schule nicht nach Hause gehen, machen in die Hose.

Bettnässen

Ein Viertel der Jungen im Alter von sechs Jahren macht noch täglich ins Bett, bei den Mädchen sind es 10%. Häufig ist dieses Bettnässen stark familiär bestimmt. Wenn das Kind erneut unsauber wird, muß man an andere Dingen denken: Umzüge, eine aufregende Zeit, ein Brüderchen oder ein Schwesterchen ist dazugekommen, Krankheit, Harnweginfektion, manchmal Epilepsie oder Diabetes. Wenn ein Kind tagsüber in die Hose pinkelt, hängt das häufig mit zu langem Einhalten, mit einer Harnweginfektion oder mit Aufregung zusammen.

Lern-, emotionale und Verhaltensprobleme bei pubertierenden Jugendlichen

Solche Probleme lassen sich nur schwer interpretieren, weil die Pubertät sowieso mit einer Vielzahl von Verhaltensänderungen einhergeht. Manchmal können pubertierende Jugendliche von Mißhandlung und/oder Mißbrauch reden, während das überhaupt nicht wahrscheinlich ist. Doch es ist trotzdem sinnvoll, ein solches Signal genau zu untersuchen, weil man als loyaler Jugendlicher doch sehr gestört sein muß, wenn man seinen Vater oder seine Mutter in solcher Weise beschuldigt. Angesichts der Loyalität von Kindern gegenüber ihren Eltern, die wesentlich ausgeprägter ist als umgekehrt, ist es sehr merkwürdig, wenn ein Kind sich so etwas wirklich komplett aus den Fingern saugt. Die Wahrheit kann allerdings auch tatsächlich verfälscht wahrgenommen oder falsch interpretiert worden sein, aber ständig Lügen erzählen, die schlimme Folgen für die anderen Familienmitglieder haben, das ist doch sehr unwahrscheinlich. Aufmerksamkeit läßt sich auch auf andere Weise erregen. Außerdem hat jeder Mensch einen Anspruch auf Aufmerksamkeit, so daß es ein legitimes Bemühen eines Kindes ist, solche Aufmerksamkeit zu erwecken und diese auch zu bekommen. Wenn ein Kind dies nicht erhält, wird es in seinem Verhalten immer merkwürdiger, um schließlich dennoch diese Aufmerksamkeit zu bekommen.

Die Diagnose

Es gibt viele Möglichkeiten, eine falsche Diagnose zu stellen, ganz sicher dann, wenn es um die Diagnose »Kindesmißhandlung« geht. Wenn beispielsweise die Definition »zu breit gefaßt ist«, können normale Erziehungsvorkommnisse als Mißhandlung gedeutet werden. So beispielsweise kann einmal eine Tracht Prügel bei einem schlimmen Vorfall – wenn das Kind ansonsten eine gute Beziehung zu den sorgsamen Eltern hat – als »Mißhandlung« ausgelegt werden. Herumschmusen kann als »sexuell gefärbt« gedeutet werden. Oder man kann durch Identifikation und unverarbeitete Jugendtraumata zu schnell irgendetwas »schlimm« finden. Solche falschen Diagnosen heißen dann »Fehler-positiv«: die Diagnose Kindesmißhandlung wird zu Unrecht gestellt. Häufig kommt das nicht vor: bei 5% der gemeldeten Fälle allerdings zeigt sich bei näherer Untersuchung, daß ein Nachweis für Mißhandlung nicht vorliegt.

Eine andere Form der falschen Diagnose ist die, wenn keine Mißhandlung festgestellt wird, aber sehr wohl mißhandelt wird. Das bezeichnet man als »Fehler-negativ« und leider kommt dies sehr häufig vor.

Die Folgen einer »Fehler-negativen« Diagnose sind schlimmer als die einer »Fehler-positiven«. Natürlich ist es für die Eltern sehr schlimm, wenn sie zu Unrecht der Kindesmißhandlung beschuldigt werden, aber sie können sich wehren und womöglich einen Anwalt nehmen. Die meisten Eltern überleben diese Zeit, 5% der mißhandelten Kinder allerdings sterben an den Folgen von Mißhandlung ...

Ärzte machen zu selten Meldung

Schulärzte in den Niederlanden untersuchen im Lauf von drei bis vier Jahren 3,3 Millionen Kinder zwischen 4 und 18 Jahren. Von diesen 3,3 Millionen Kindern werden mindestens 3% mißhandelt. Schulärzte müßten also 100 000 Fälle von Kindesmißhandlung bemerken. Die Praxis sieht jedoch so aus, daß die Schulärzte etwas weniger als 400 Fälle melden (6% der Meldungen). Hausärzte, Kinderärzte, Sozialarbeiter und Beratungsärzte melden noch weniger. Das bedeutet, daß von allen mißhandelten Kindern nur 1,3% durch einen Arzt gemeldet werden! Der Rest der mißhandelten Kinder wird einfach übersehen: »Fehler-negativ«!

Angenommen, Sie sind Schularzt und haben 5000 Kinder zu betreuen. Statistisch gesehen werden 150 »Ihrer« Kinder mißhandelt. Bei 5% der Kinder vermuten Sie Kindesmißhandlung, diese 250 sind in Ihren Augen Risikokinder. Diese Kinder lassen Sie dann jedes halbe Jahr zusätzlich kommen. Das bedeutet viel Arbeit. Aber man muß sich jetzt doch die Frage stellen, was schlimmer ist: 99 von 100 Fällen übersehen, mit allen Folgen, die das haben kann, oder 250 Kinder zusätzlich einmal im halben Jahr untersuchen.

Bei sexuellem Mißbrauch ist diese Zahl nicht weniger schlimm. Wenn 5% der Kinder mißbraucht werden, dann sind das 150000 Kinder. In Wahrheit werden aber nur 2100 gemeldet. Noch keine 2% der mißbrauchten Kinder sind das also. 98,4% werden nicht entdeckt. Angenommen, die Hälfte der Kinder behält davon Schäden zurück, dann sind das immer noch 75000, die Probleme haben. Ein Teil davon wird zu den sogenannten »survivors« gehören, doch die anderen schaffen es nicht ...

Rechtskräftiger Beweis

Jeder Arzt weiß, daß eine große Anzahl von Diagnosen nach der Verifikation falsch ist, und darüber hört man nie etwas (der Patient ist tot). Aber es gibt keine Diagnose, die so heftig bekämpft wird wie die Diagnose »sexueller Mißbrauch«. Mißbrauch macht häufig strafrechtliche Schritte notwendig, weil die Täter auf andere Weise kaum zu packen sind. Aber jetzt kollidieren zwei Vorstellungswelten. Die des Arztes, der die starke Vermutung hat, es liegt sexueller Mißbrauch vor, und die des Juristen, der Beweise sehen will.

Dieses Tauziehen, das notwendig ist, um Inzest rechtskräftig zu beweisen, kann ein Kind förmlich zerreißen. Der Anwalt wird weder Kosten noch Mühe scheuen, um nachzuweisen, daß der Beschuldigte unschuldig ist. Und der Beschuldigte ist solange unschuldig, bis das Gegenteil bewiesen ist. Bevor es dann zu einer Hilfe kommen kann, muß also rechtskräftig und überzeugend nachgewiesen werden, daß sexueller Mißbrauch vorliegt. Aber wie soll man den Beweis liefern, wenn in den meisten Fällen nach einigen Tagen keine physischen Spuren des Mißbrauchs mehr zu sehen sind? Die Geschichte der mißbrauchten Kinder ist dann sehr wichtig. Aber häufig werden die Kinder eingeschüchtert sein und nichts erzählen, oder sie erfinden Geschichten, wenn sie wiederholt und suggestiv vernommen werden. Die Geschichte der Mutter kann der Anwalt mit irgendwelchen Vermutungen in Zweifel ziehen. Die Mutter wird dann während der Sitzung mit suggestiven Fragen konfrontiert, beispielsweise mit Fragen über Rachegefühle. Es kann auch suggeriert werden, daß sie wegen Hysterie, »Borderline«-Störungen, exzessiver Ängste oder aufgrund von Schuldgefühlen im sexuellen Bereich die Wirklichkeit verdreht.

Wenn es dann zu einem Freispruch kommt, dann heißt das noch lange nicht, daß wirklich nichts passiert ist. Der Täter kehrt in die Familie zurück und das Kind wird erneut das Opfer. Aber auch wenn der Täter verurteilt wird, kann dies zu heftigen Schuldgefühlen führen.

Für den Vater als Täter gibt es schließlich die Wiedereingliederung, aber wer hilft der Mutter? Und wer hilft dem Kind? In den Niederlanden ist es vorerst immer noch besser, Täter zu sein als Opfer, wenn man sich die derzeit so eingeschränkte Hilfe für Verbrechensopfer einmal ansieht.

Kinder als Zeugen

Wie zuverlässig sind die Berichte von Kindern? Können Kinder zwischen Phantasie und Wirklichkeit unterscheiden? Lassen sich Kinder nicht vom erwachsenen Fragesteller beeinflussen? Kinder, das hat sich gezeigt, beobachten nicht schlechter als Erwachsene, vorausgesetzt, man berücksichtigt bestimmte Restriktionen. Visuell sind Kinder voll auf der Höhe. Das visuelle Orientierungsvermögen ist ein evolutionäres, altes Vermögen, das auch bei Tieren gut entwickelt ist. Selbst debile Kinder sind manchmal hervorragend, wenn es darum geht, Orte im Gedächtnis zu behalten, und das gilt sicher dann, wenn sich dort beeindruckende Dinge ereignet haben. Kinder können Handlungen und Ereignisse gut beschreiben, doch ihr Zeitbewußtsein ist schlecht entwickelt. Auch Personenmerkmale werden weniger gut wiedergegeben oder sie werden vom Kind verdreht, weil das Kind alles aus einer »Kinderperspektive« sieht. Erwachsene sind häufig nicht in der Lage, sich in ein Kind hineinzuversetzen.

Bei der Befragung von Kindern ist es wichtig, zu berücksichtigen, daß Kinder oft geneigt sind, den erwachsenen Fragesteller zufriedenzustellen. Ein Kind sagt dann nicht so schnell: »Das weiß ich nicht«, sondern es erfindet einfach eine Geschichte. Ein Kind, das befragt wird, muß also wissen, daß es nicht auf alles eine Antwort zu geben braucht.

Andere Punkte, die es zu beachten gilt, wenn man Kinder befragt, sind folgende:

- Der Fragesteller muß Erfahrung und Kenntnisse im Zusammenhang mit der normalen kognitiven und emotionalen Entwicklung von Kindern haben. Als Befrager ist beispielsweise ein Kinderpsychiater, ein Psychologe oder ein Pädagoge mit Erfahrung in diesen Bereichen geeignet. Eventuell kann auch mit einem geschulten Fahnder in einer kinderfreundlichen Umgebung mit Video zusammengearbeitet werden.
- Der Fachmann muß ausreichend Zeit haben, um ein Vertrauensverhältnis zum Kind herstellen zu können. Kinder haben nun einmal ein ganz eigenes Tempo.

- Um die Wiederholung suggestiver Fragen zu vermeiden, müssen Videoaufzeichnungen benutzt werden. Das Gespräch mit dem Sachverständigen kann dann eventuell als zusätzliche Information herangezogen werden.
- Die sexuellen Termini, die in der Familie benutzt werden, müssen bekannt sein.
- Aus verschiedenen Perspektiven muß man mehr über das Kind und vor allem über das Verhalten des Kindes in Erfahrung bringen. Auch Verhaltensveränderungen in der Schule müssen beachtet werden.
- Manchmal ist es wichtig, zu beobachten, wie sich das Kind im Beisein der Eltern verhält (wenn das Kind davor nicht zuviel Angst hat).
- Indirekte Informationen, die über Spielen (auch mit anatomisch korrekten oder nicht korrekten Puppen), durch Zeichnen oder aus einer freien Spielsituation erhalten werden, können nützlich sein, doch dafür braucht man Zeit und Geduld. Eine freie Sitzung erbringt die meisten Informationen, wenn das Verhalten gut festgelegt wird. Der Befrager muß auf Details rasch reagieren. Kinder sind häufig stark, wenn es um visuelle Wahrnehmung alltäglicher Details geht. Sie neigen zur Reproduktion von regelmäßig wiederkehrenden Dingen (erzählen Sie einmal eine häufiger vorgelesene Geschichte aus Zeitgründen in abgewandelter Form, Sie werden darauf sofort aufmerksam gemacht). Gerüche (man kann jemanden nicht riechen oder sehen) führen zu ausgeprägten Assoziationen mit Emotionen. Auditive Wahrnehmungen sind weniger zuverlässig, Kinder hören nun einmal schlecht, es gibt ja so viele Geräusche.

Wie ernst man Kinder als Zeugen nehmen kann, hängt von dem Maß ab, in dem es einem gelingt, Suggestivität zu vermeiden. Wie ernst man ihre Zeugenaussagen nehmen soll, hängt von der Position ab, die man als Untersuchungsperson im Interessenstreit zwischen dem vermeintlichen Opfer und dem vermeintlichen Täter einnimmt. Einem Kind ist schlecht mit einem untersuchenden Erwachsenen gedient, der dem Kind schon im voraus nicht glaubt, doch ein Kind hat auch nichts an einer Person, die ihm per se alles glaubt.

»SAID«-Syndrom

Die Glaubwürdigkeit eines Inzestopfers ist ein »heißes Eisen«. Man muß grundsätzlich davon ausgehen, daß Kinder nicht daran interessiert sind, ihre Eltern anzuklagen und daß sie zuverlässige Informationen geben. Es gibt allerdings auch Fälle, bei denen das nicht so ist. 10% der Erwachsenen und 5% der Kinder erfinden den Inzest offensichtlich.

So gibt es Kinder, die am sogenannten »SAID«-Syndrom leiden, was bedeutet: »Sexual Allegations In Divorce«. Die falschen Beschuldigungen bei einer Scheidung beziehen sich auf den Inzest durch die »Gegenseite«. Das Kind ist in diesen Fällen indoktriniert. Das macht die Tatsache deutlich, daß die Antworten des Kindes ohne Nachdenken gegeben werden. Darüber hinaus scheinen die Antworten aus dem Munde des beschuldigenden Elternteils zu stammen; die verwendeten Worte passen einfach nicht zu dem Kind. Ein anderes Merkmal für Kinder mit einem »SAID«-Syndrom ist, daß sie spontan und automatisch über Inzest berichten. »Wirkliche« Opfer eines Inzests hingegen wurden sehr wirkungsvoll aufgefordert, zu schweigen. Sie fühlen sich schuldig und haben Angst vor dem Täter, verhalten sich ihm gegenüber aber auch loyal. Darüber hinaus stimmen das Verhalten und die Emotionen von Kindern, die falsche Beschuldigungen äußern, nicht mit denen eines Opfers überein. Das wirkliche Opfer ist meist verwirrt und verweint, ein Kind mit dem »SAID«-Syndrom reagiert oftmals heftig und agiert viel.

Wie vorsichtig man hier mit der Diagnose sein muß, ergibt sich aus der Tatsache, daß sexueller Mißbrauch manchmal gerade in der Zeit der Ehescheidung beginnt. Die Familienstruktur bricht weg und der Täter kann Gefühle des Verlassenseins, der Wut und der Einsamkeit dann über Inzest bei den Besuchen äußern oder dann, wenn ihm das Kind zugewiesen wird (auch Jungen können dann sexuell mißbraucht werden).

Stets dann, wenn Kindesmißhandlung vermutet wird, muß also eine präzise Diagnose betrieben werden, und zwar mit möglichst umfangreichen Informationen auf somatischem, psychischem und sozialpädagogischem Gebiet. Das gesamte klinische Bild ist von Bedeutung und nicht nur die berühmten (oder berüchtigten?) anatomisch korrekten Puppen.

Meldungen und das Büro der Vertrauensärzte (BVA)

Der Begriff »BVA« ist in diesem Buch schon mehrfach benutzt worden, ohne daß darauf näher eingegangen wurde. Aber gerade weil das Büro der Vertrauensärzte eine zentrale Rolle bei der Registrierung und Hilfe spielt, ist es sinnvoll, auf die Arbeit des BVA einzugehen. Weshalb wurde das BVA gegründet, und was ist sein Ziel?

1972 wurde das BVA gegründet, um es zu ermöglichen, daß Ärzte im Falle von Kindesmißhandlung bei einem Vertrauensarzt Meldung erstatten können, ohne hiermit gegen ihre Geheimhaltungspflicht zu verstoßen. Sowohl der meldende Arzt als auch der Vertrauensarzt sind an das Berufsgeheimnis gebunden. Gerade durch Konsultation eines Vertrauensarztes kann ein Arzt vernünftig abwägen und dafür sorgen, daß im speziellen Fall ein wohlüberlegtes Vorgehen möglich ist.

Beim BVA können Fälle von Kindesmißhandlung – aber auch diesbezügliche Vermutungen – gemeldet werden. Im Prinzip kann jeder Meldung erstatten. Derjenige, der Meldung erstattet, bleibt stets anonym, es sei denn, man wünscht etwas anderes. Ein Beispiel: eine Mutter teilt mit, ihre Tochter werde mißbraucht. Die Frau erstattet anonym Meldung, weil sie sich vor ihrem Mann fürchtet. Dadurch, daß sie den Vorfall mitteilt, hofft sie, dem Kind über einen Umweg helfen zu können.

Das BVA untersucht die Meldungen. Art und Schwere der Probleme werden berücksichtigt, und es wird untersucht, welche Möglichkeiten der Hilfe es gibt. Das BVA kann die Hilfe einleiten und überwachen. Manchmal ist hier eine multidisziplinäre Besprechung notwendig. Häufig zeigt sich dann erst, wieviele Menschen mit einer Familie zu tun haben und daß die Situation schlimmer ist, als man glaubt. Dann können sinnvolle Vereinbarungen getroffen werden, und zwar dahingehend, wer was mit wem tut. Zusammenarbeit ist bei Kindesmißhandlung sehr wichtig.

Darüber hinaus kann das BVA die Nachsorge übernehmen. Das ist wichtig, weil die Motivation bei den fraglichen Familien, Hilfe zu erbitten, nur gering ist. Manchmal geht es wieder eine Weile gut, und dann kommt die nächste Krise. Viele Familien haben so jahrelange Hilfe nötig, manchmal etwas mehr, manchmal etwas weniger. Eine weitere Aufgabe des BVA ist es, gezielt Berufsgruppen, die mit Kindesmißhandlung zu tun haben können, mit Informationen zu versorgen. In diesem Bereich gibt es intensive Zusammenarbeit mit der Vereinigung gegen Kindesmißhandlung (VKM) in Den Haag, die die Informationen einem breiten Publikum zugänglich macht. Eine letzte Aufgabe des BVA ist es, Daten über Registrierung und wissenschaftliche Untersuchungen zu sammeln. Es ist selbstverständlich, daß die Sammlung von Daten erforderlich ist, um einen Einblick in Art und Ausmaß von Kindesmißhandlung zu bekommen. Darüber hinaus ist es notwendig, diese Erscheinung zu analysieren, so daß man eine Vorgehensweise erarbeiten kann.

Das BVA ist also eine Einrichtung, die berät, diskutiert und vermittelt, ohne direkt Hilfe zu leisten. Jeder, der sich über ein Kind Sorgen macht – die Eltern selbst, das Kind, ein Familienmitglied, ein Lehrer, ein Arzt, eine Nachbarin – ist beim BVA gut aufgehoben. Das BVA hat nicht das Ziel, Kindesmißhandlung als strafrechtliches Delikt zu verfolgen und mit Schuldzuweisungen auf die Eltern zuzugehen. Zunächst untersucht das BVA, ob überhaupt Kindesmißhandlung vorliegt. Es kann sich nämlich auch um etwas völlig anderes handeln: Streit zwischen Nachbarn, Ehescheidung oder Familienstreitigkeiten, wobei man sich dann gegenseitig zu Unrecht beschuldigt. Wenn es irgendwelche Zweifel gibt, wird das BVA zuweilen beschließen, »vorsichtig etwas zu unternehmen«. Das ist besser, als die Eltern fälschlich zu beschuldigen. Damit ist dem Kind nicht gedient, weil die Verhältnisse innerhalb der Familie schwer geschädigt werden können. Es ist beabsichtigt, Eltern und Kind so zu helfen, daß sie gemeinsam weiterleben können, und zwar auf eine Art und Weise, die weniger schädlich für die Familie ist. In aussichtslosen Situationen oder dann, wenn die Formel der »horizontalen« (freiwilligen) Hilfe scheitert, muß der nicht anonyme Schritt hin zu mehr »vertikaler« (eher mit Zwang verbundener) Hilfe beim Kinderschutzrat gesucht werden. Dann muß jemand eine Klage einreichen.

Melden

Wenn eine Situation sehr bedrohlich ist – beispielsweise dann, wenn eine Mutter damit droht, das Kind vom Balkon zu stoßen oder wenn der Vater das Kind mit einer Pistole unter Druck setzt – ruft man am besten die Polizei. In größeren Städten gibt es glücklicherweise noch oft eine Abteilung der Jugend- und Sittenpolizei. Diese Polizisten unterhalten gute Kontakte zu den Nachbarschaften und sind dank der Schutzpolizisten über die Probleme in der Nachbarschaft ausgezeichnet informiert. Die Jugendpolizei kommt nicht – wie viele Leute leider denken – mit heulenden Sirenen, um die Kinder aus dem Haus zu holen. Manchmal braucht man die Jugendpolizei einfach, um einem Kind helfen zu können. Bei Inzest beispielsweise sind die Täter geneigt, alles abzustreiten, und es ist richterlicher Druck notwendig, um den Täter zum Umdenken zu bewegen. Die Jugendpolizei kann eine Familie genau dazu bewegen, verstärkt die notwendige Hilfe zu ermöglichen.

Wenn der Fall der Kindesmißhandlung weniger akut ist, oder wenn nur eine Vermutung vorliegt, kann dies beim BVA gemeldet werden. Eine Meldung, die beim BVA eingeht, kann zu folgenden Schritten führen:

- das Büro spricht eine Empfehlung aus, ohne zu registrieren
- das BVA registriert, ohne etwas zu unternehmen, beispielsweise dann, wenn derjenige, der Meldung macht, das Problem selbst lösen kann
- das BVA leitet Hilfemaßnahmen ein. Das muß vorzugsweise nach Rücksprache mit »professionals« geschehen, die die Familie kennen
- das BVA sucht direkt Kontakt zu den Eltern. Das geschieht dann, wenn niemand etwas unternehmen will oder etwas zu unternehmen wagt und wenn die Situation wirklich aus den Fugen zu geraten droht
- wenn Gespräche nicht helfen und die Situation für das Kind nicht besser wird, kann das BVA den Eltern mitteilen, daß sie selbst oder jemand anders beim Kinderschutzrat Meldung erstatten, um so eine Maßnahme einzuleiten
- das BVA kann den Kinderschutzrat um eine Untersuchung bitten. Das geschieht dann, wenn niemand seinen Namen nennen oder Klage erheben will (Repressalien kommen nicht selten vor!).

Wenn auch der Kinderschutzrat der Ansicht ist, daß das Kind »mit körperlichem und sittlichem Untergang« bedroht ist, kann er eine Untersuchung durchführen. Der Rat informiert sich dann bei jedem, der das Kind oder die Familie kennt und hält seine Erkenntnisse in einem Bericht fest. In diesem Bericht werden die Namen der Informanten genannt (aufgrund des Gesetzes über die Öffentlichkeit der Verwaltung). Der Bericht geht dann als Empfehlung zum Jugendrichter, der letztendlich darüber entscheidet, was zu geschehen hat.

Das kann die Durchführung von Beaufsichtigungsmaßnahmen (OTS), eine Aussetzung oder eine Aufhebung der elterlichen Gewalt sein, doch die beiden letzten Möglichkeiten sind sehr selten. Wenn der Jugendrichter eine OTS beschließt, wird häufig ein Familienvormund benannt, der die Familie regelmäßig besucht. Es kann jedoch vorkommen, daß der Richter entscheidet, das Kind aus dem Haus zu nehmen, es in ein Kinderheim oder in eine Pflegefamilie bzw. in eine Einrichtung zur Behandlung oder Beobachtung zu schicken. Eine OTS wird jedes Jahr neu überprüft. Wenn die Angehörigen der Familie nicht mitarbeiten, hat eine OTS keinen Sinn. Man muß dann ohnmächtig abwarten, bis ein schweres, nachweisbares Delikt gemeldet wird.

Mißhandlung bewegt sich fast immer im Rahmen einer negativen Gewaltspirale. Die Wunden werden immer schlimmer, die Schuldgefühle nehmen zu, Wiedergutmachung, um weiter zusammen leben zu können, wird immer schwieriger. Daher darf nicht zu lange mit der Hilfe gewartet werden. Wenn Sie wissen, daß ein Kind jede Woche zusammengeschlagen wird, dürfen Sie nicht sitzen und warten, bis das Kind einen Schädelbasisbruch davonträgt. Auch bei einer Vermutung, wenn Sie zweifeln oder wenn Sie Angst haben, können Sie anrufen. Nötigenfalls anonym, nötigenfalls nur, um mit jemandem zu sprechen oder nur, um eine Meldung zu erstatten, ohne daß zu diesem Zeitpunkt irgendetwas unternommen wird. Später, dann, wenn mehrere Anzeichen gegeben sind und Ihre eigenen Interventionen nicht geholfen haben, können Sie immer noch darum bitten, daß man etwas unternimmt.

Die Opfer erstatten fast niemals Meldung. Für sie ist es durchweg zu schwer, ihre Geschichte zu erzählen. Dennoch zeigt sich, daß Kinder im nachhinein erleichtert sind, wenn sie mit jemandem sprechen konnten, der emotional nichts mit der Sache zu tun hat (das gleiche gilt auch für viele mißhandelnde Eltern). Bei jedem Fall von Kindesmißhandlung gibt es immer mindestens zwei Opfer, das Kind und den betreffenden Elternteil. Für das Kind ist es gut, wenn dann auch Anzeige erstattet wird. Unterlassene Meldung heißt Fortsetzung, Legitimierung: wer schweigt, stimmt zu und ist somit indirekt mitschuldig. Melden kann der Anfang eines Lebens ohne Angst sein.

Berufsgeheimnis

Viele Menschen im helfenden Bereich unterliegen einem Berufsgeheimnis, beispielsweise Ärzte und Pfleger. Sekretärinnen und Sozialarbeiter unterliegen einer sogenannten »abgeleiteten Schweigepflicht«. Diese abgeleitete Schweigepflicht ist jedoch dann hinfällig, wenn die betreffende Person von einem Richter als Zeuge vernommen wird. Um zu ermöglichen, daß ein Arzt selbst entscheiden kann, ob er sich an das Berufsgeheimnis hält oder nicht, hat er ein »Schönungsrecht«.

Schönungsrecht

In bestimmten Situationen kann es angezeigt sein, das Berufsgeheimnis aufzuheben. Wir sprechen dann von Rechenschaftsgründen, und dazu zählen beispielsweise die Zustimmung des Geheimhaltungsberechtigten oder gesetzliche Vorschriften (wie etwa in Amerika die Meldepflicht bei

Kindesmißhandlung). Aber auch dann hat der Arzt die Möglichkeit, zu schweigen, weil er sich auf das Schönungsrecht berufen kann.

Wenn er jedoch – ohne daß Gründe dafür vorliegen – gegen sein Berufsgeheimnis verstößt, macht er sich strafbar. Ein Arzt kann auch standesrechtlich haftbar gemacht werden, wenn er durch Nachlässigkeit gegen das Berufsgeheimnis verstößt. In diesem Fall kann ein Arzt also nicht strafrechtlich verfolgt werden, sondern er ist standesrechtlich haftbar, wenn Klage gegen ihn erhoben wird.

In der Literatur werden drei Rechtfertigungsgründe genannt:

Gesetzliche Vorschrift. Das Gesetz kann die Schweigepflicht aufheben. Man macht sich nicht strafbar, wenn man ein Geheimnis offenbart. In verschiedenen Gesetzen können solche Bestimmungen enthalten sein, beispielsweise im Gesetz zur Bekämpfung von Infektionskrankheiten, das den Arzt verpflichtet, ansteckende Krankheiten wie Kinderlähmung und Gehirnhautentzündung zu melden.

Zustimmung des Geheimhaltungsberechtigten. In der Praxis zeigt sich, daß die Zustimmung des Geheimhaltungsberechtigten (desjenigen, der das Geheimnis mitgeteilt hat) der wichtigste Rechtfertigungsgrund für den Verstoß gegen das Berufsgeheimnis ist. Ein Patient kann den Arzt also von seiner Schweigepflicht entbinden. Dann allerdings muß tatsächlich die freie Zustimmung vorliegen und es muß gewährleistet sein, daß die Tragweite der Zustimmung erkannt wird. Wenn ein Arzt daran zweifelt, gilt die Schweigepflicht auch weiterhin. Bei Minderjährigen, die nicht so ohne weiteres über ihre Rechte entscheiden können, ist die Zustimmung des Interessenvertreters des Kindes entscheidend.

In manchen Fällen kann die Zustimmung stillschweigend vorausgesetzt werden. Von jemandem, der sich in ein Krankenhaus aufnehmen läßt, erwartet man, daß die Daten den Kollegen des behandelnden Arztes mitgeteilt werden. Nur dann, wenn der Patient ausdrücklich darum bittet, ist der Arzt auch gegenüber den anderen Ärzten schweigepflichtig. Die Zustimmung zum Verstoß gegen die Schweigepflicht darf auch dann vorausgesetzt werden, wenn der Patient den Arzt dazu veranlaßt, als Zeuge oder Sachverständiger in einem Verfahren aufzutreten.

Wenn der Arzt auf unerlaubte Weise gegen das Berufsgeheimnis verstößt, gilt das ärztliche Standesrecht. Das Vertrauen in den ärztlichen Stand wird dann schließlich untergraben. (Frage: Wird das Vertrauen in den ärztlichen Stand nicht auch dann untergraben, wenn ein Kind jahrelang mißhandelt und mißbraucht wird und der Arzt davon wußte?)

Konflikt der Pflichten (höhere Gewalt). Es gibt Situationen, in denen man von einem Notstand sprechen kann, und bei denen es angezeigt ist, die Schweigepflicht zum Schutz eines höheren Interesses zu brechen. Das Strafrecht nennt diesen Rechtfertigungsgrund »höhere Gewalt« oder »Konflikt der Pflichten«.

Ein Arzt wird selbst entscheiden müssen, ob von höherer Gewalt die Rede ist. Er wird alle Umstände abwägen und zu der Schlußfolgerung kommen müssen, daß er berechtigt ist, das Geheimnis zu offenbaren. Eine solche Offenbarung ist nur dann erlaubt, wenn es sich um Interessen handelt, die wichtiger sind als der Anspruch auf Geheimhaltung. Das wird meist dann der Fall sein, wenn durch Befolgung der Schweigepflicht ernsthafte Folgen für den Patienten, für Dritte oder für die Allgemeinheit zu erwarten sind. Von höherer Gewalt kann beispielsweise dann gesprochen werden, wenn der Arzt von einer Mutter erfährt, daß ihr Kind mißhandelt wird, während sie selbst sich nicht traut, Hilfe zu erbitten. Der Arzt wird bei einer Meldung bei der Polizei oder beim Kinderschutzbund weder standesrechtlich noch strafrechtlich zur Verantwortung zu ziehen sein, weil er sich auf höhere Gewalt beruft.

Die Strafbarkeit von Kindesmißhandlung

Die Gesetzgebung kennt keinen Artikel, in dem die Kindesmißhandlung explizit unter Strafe gestellt wird. Bei der Verfolgung bedient man sich einiger allgemein gefaßter Artikel, etwa der folgenden:

- Unzucht mit Minderjährigen
- Versetzung in einen hilfsbedürftigen Zustand, beispielsweise bei mißhandelten Minderjährigen (mit Straferschwerung dann, wenn diese Taten schwere körperliche Verletzungen oder den Tod zur Folge haben)
- Freiheitsberaubung
- Mißhandlung; im Falle der Mißhandlung eines eigenen Kindes wird die Strafe noch um ein Drittel erschwert.

Es liegt auf der Hand, daß Kindesmißhandlung strafbar ist. Die Frage bleibt bestehen, ob Ärzte aufgrund dessen befugt sind (oder vielleicht sogar verpflichtet), Fälle von Kindesmißhandlung zu melden.

Der Arzt unterhält sowohl zum Kind als auch zu den Eltern eine Vertrauensbeziehung. Darf der Arzt dennoch gegen sein Berufsgeheimnis verstoßen und die Mißhandlung Dritten melden? Wenn er das nicht tut, gibt er dem Kind nur ungenügenden Schutz, und er kann einer schweren

Nachlässigkeit bezichtigt werden. Dabei ist er sowohl strafrechtlich als auch zivilrechtlich haftbar, und zwar mit dem Argument der »unterlassenen Leistung aufgrund des ärztlichen Vertrags«. Wenn der Arzt gegen die Geheimhaltungspflicht verstößt, kann er aufgrund eines Verstoßes gegen das Berufsgeheimnis vom Standesrichter verurteilt werden. Der Arzt steht also vor einem Dilemma.

Berufsgeheimnis und Kindesmißhandlung, muß der Arzt Meldung erstatten oder nicht?

Am 28. September 1972 hat das Zentrale Medizinische Standeskollegium hierzu Stellung bezogen, und zwar im Zusammenhang mit einem Arzt, der einen Fall von Kindesmißhandlung dem Kinderschutzrat vorlegte, um so entsprechende Maßnahmen einzuleiten.

»Das Berufsgeheimnis des Arztes – wie auch immer es aus praktischen Gründen mit Garantien ausgestattet ist – ist nicht absolut. Es gibt dem Arzt niemals einen Freibrief, nicht zu handeln, wenn seine Pflicht ihn dazu zwingt, die Grenzen zu überschreiten, die das Berufsgeheimnis stellt. Die Vertrauensposition, die der Arzt in der Gesellschaft hat, bringt es mit sich, daß die Bewertung dessen, was seine Pflicht als Arzt von ihm verlangt, jedem anderen einzelnen Arzt überlassen werden muß. Ärzte werden mit Situationen konfrontiert, bei denen äußerst subtile Faktoren eine Rolle spielen. Es ist kaum vorstellbar, daß die Bewertung dieser Situationen von verschiedenen Ärzten völlig identisch ausfallen könnte. Das bringt gleichwohl mit sich, daß es Situationen gibt, in denen der Arzt sich einem Pflichtenkonflikt ausgesetzt sieht, wobei seine persönliche Einsicht in die Situation und seine eigenen Auffassungen bezüglich der Ethik, der Moral und der Gesellschaft den Weg zu einer Lösung weisen müssen.«

»Die Pflicht des Richters, der zu bewerten hat, ob eine Anzeige begründet ist, beschränkt sich auf eine Untersuchung bezüglich der Frage, ob der Arzt, der angeklagt wird, die Untersuchung, auf der seine Erkenntnisse beruhen, in medizinisch vertretbarer und somit ausreichend sorgfältiger Weise durchgeführt hat.«

»Daneben muß der Richter nur Rechenschaft bezüglich der Frage ablegen, ob der Arzt aufgrund dieser Ergebnisse in vernünftiger Weise zu der Schlußfolgerung gelangen durfte, seine Pflicht als Arzt habe ihn dazu gezwungen, so zu handeln, wie er tatsächlich handelte.«

Also: Ein Arzt braucht nicht zu sprechen, er darf auch schweigen. Aber das heißt nicht, daß er immer schweigen muß.

Behandlung und Prävention

In den zurückliegenden 9 Jahren habe ich etwa 300 Fälle von Kindesmißhandlung gemeldet und auch weiterverfolgt. Ein Teil der Kinder ist spurlos verschwunden (umgezogen, und niemand weiß, wohin), einem Teil geht es – weil die Kinder inzwischen größer geworden sind, einigermaßen gut. Aber der größte Teil dieser Kinder macht immer noch Sorgen, trotz aller möglichen Formen von Hilfe über die Jahre hinweg. Manche Kinder sind inzwischen gestorben, aus dem Haus genommen worden, haben einen Selbstmordversuch hinter sich oder sind mehr oder minder selbständig geworden. Manche dieser Kinder rufen gelegentlich noch an, schicken eine Karte oder schauen auch einfach einmal vorbei.

Manchmal begegnet eine Mutter einem guten Partner, der die Angelegenheit nicht so einfach abtut, manchmal wird sie zum wiederholten Male von irgendeinem Partner betrogen und/oder mißhandelt. Manche Eltern sind inzwischen invalide geworden infolge Autofahrens unter Alkohol- oder Drogeneinfluß, manche sind inzwischen gestorben. Manche haben im Gefängnis gesessen, und manche müssen noch ins Gefängnis.

Kinder sind vom einen Partner zum anderen gegangen oder fortgelaufen. Mißhandelte und vernachlässigte Jungen wurden zu Jugendlichen, die in die Kriminalität abgerutscht sind. Mißbrauchte Mädchen wurden zu jungen Frauen, die sehr lebhaft sind und ständig die Partner wechseln, die in die Drogenszene gerieten oder bei einem Hostessenservice landeten. Viele problematische allochthone Kinder sehe ich herumhängen. Oder sie wurden in ihr Heimatland zurückgeschickt, manche schreiben noch Briefe oder schicken Kassetten mit der Bitte, ihnen bei der Rückkehr zu helfen. Manche Eltern führen noch erbitterte Kämpfe um die Vormundschaft oder um Besuchsregelungen, oder sie liegen mit dem Gericht im Streit.

Manche Kinder wurden von der Familie aufgefangen, ohne daß irgendjemand oder irgendeine Einrichtung hier zum Zuge kam.

Vielen Kindern wird nie wirklich richtig geholfen, sie müssen ihre Erfahrungen mit Mißhandlung, Mißbrauch usw. selbst verarbeiten. Ihre Eltern wollen keine Hilfe, und es gibt noch nicht genügend Argumente, um verstärkt »Pflichthilfe« zu leisten.

Die Behandlung von Kindesmißhandlung ist eine frustrierende Arbeit. Manchmal geht es ganz von alleine ein bißchen besser, manchmal stolpert die Familie von einer mehr oder minder selbst produzierten Krise in die nächste. Und gerade dann, wenn man glaubt, eine Lösung sei in Sicht, geht es wieder schief. Manchen Familien, in denen Mißhandlung vorkommt, ist bereits mit einem bißchen Hilfe und Aufmerksamkeit seitens der Nachbarn gedient, sicherlich dann, wenn die Mißhandlungen gerade begonnen haben. Andere Familien benötigen jahrelange Unterstützung von professionellen Helfern. Und manchmal sind auch rechtliche Schritte erforderlich. In diesem Kapitel werde ich einen Überblick über die Hilfemöglichkeiten geben, die es im Bereich der Kindesmißhandlung und des sexuellen Mißbrauchs gibt. Mit der Verurteilung oder der Negierung von Mißhandlung ist niemandem gedient, allein Hilfe kann hier helfen. Und hier gilt: je früher desto besser.

Hilfe

Die verschiedenen Arten von Hilfe kann man ganz grob in vier Kategorien einteilen: Laienhilfe, Gesundheitsfürsorge (körperlich und geistig), gesellschaftliche Hilfe und rechtliche Hilfe.

Laienhilfe

Laienhilfe ist nicht per definitionem die beste Form der Hilfe (professionelle Hilfe übrigens auch nicht), es ist allerdings die nächstliegende und am ehesten kultur-eigene. Laienhilfe kann aus der Familie, von Freunden, aus der Nachbarschaft oder von anderen Bekannten der Familie kommen, die das Kind oder eine andere Person innerhalb der Familie unterstützen. Die wichtigste Auswirkung der Hilfe ist die, daß die Familie und das Kind aus der Isolation gerissen werden. Manchmal bedeutet ein Gespräch schon viel, manchmal ist es viel, die Kinder mal einen Tag mitzunehmen. Manchmal ist Einkäufe erledigen schon eine Hilfe, manchmal geht es darum, Meldung zu erstatten oder vorübergehend ein Unterkommen zu verschaffen, manchmal geht es auch nur darum, dafür zu sorgen, daß wieder etwas Wärme in die Familie gelangt. Manchmal geht es darum, jemanden bei sich wohnen zu lassen, manchmal darum, Formulare auszufüllen oder das Telefon zur Verfügung zu stellen.

Ein Sportclub oder ein Spielplatz oder ein Nachbarschaftshaus kann soviel tun, indem Menschen eine Aufgabe gegeben wird oder indem Kindern ein eigenes Netzwerk mit vertrauten Gestalten geboten wird, wo man eine Sprache spricht, die die anderen verstehen. Darüber hinaus gibt es in der Nachbarschaft diese »Tanten« oder »Omas«, die eine ganze Familie ins Schlepptau nehmen. Zwar ist das nichts Professionelles, häufig aber originell und ganz in der Nähe und der Subkultur angepaßt, und geöffnet ist nicht nur zu normalen Bürostunden.

Gesundheitswesen

Bei der Mißhandlung kleiner Kinder bis zu etwa 4 Jahren kann man sich fragen, ob das Beratungsbüro des Roten Kreuzes etwas tun kann. Das Beratungsbüro kann das Kind vorladen, den Pfleger aus der Nachbarschaft zu einem Hausbesuch schicken oder beispielsweise für Impfungen sorgen. Der Arzt in diesem Beratungsbüro kann eventuelle weiterreichende Schritte unternehmen.

Schulärzte unterstehen den Gesundheitsämtern. Ein Schularzt arbeitet häufig mit einem Pfleger, einer Logopädin und manchmal auch mit einem Physiotherapeuten oder Psychologen zusammen. Der Arzt oder die Ärztin kann das Kind zusätzlich vorladen oder anläßlich einer periodischen medizinischen Untersuchung besonders berücksichtigen. Der Lehrer weiß meist genau, wo der Schularzt zu erreichen ist, oder er kann beratend tätig werden. Ein Schularzt kann das Kind häufiger sehen, er ist Spezialist für das »normale Kind«, er denkt kindorientiert und präventiv, er kann auf diese Weise rascher eine Meldung machen. Außerdem ist der Arzt gut über die sozialen Umstände in der Nachbarschaft informiert. Auch bei Lern-, emotionalen und Verhaltensproblemen kann der Schularzt um Rat gefragt werden. Der Schularzt kann als Vermittler zwischen Schule, ärztlichen Einrichtungen und Familie auftreten. Er kann eine wichtige Rolle spielen, wenn das Kind an einer geeigneten Schule untergebracht werden soll.

Meist geht es um eine Versetzung in eine LOM-Schule für Kinder mit Lern- und/oder Erziehungsproblemen oder in eine Schule für MLK (Schule für schwer lernende Kinder).

Eine LOM-Schule ist für Kinder mit Lern- und/oder Erziehungsproblemen gedacht. Dabei handelt es sich um Kinder mit normaler Intelligenz, die auf irgendeine Weise mit dem normalen Unterricht nicht klarkommen, beispielsweise weil sie leseblind sind oder Konzentrationsschwierigkeiten haben. Verhaltensprobleme können durch die Lernprobleme entstehen. Typisch für den LOM-Unterricht ist, daß man besonderes Augenmerk darauf legt, was das Kind kann, daß es logopädische, physiotherapeutische und pädagogische Hilfe gibt, daß in der Schule Sozialarbeit geleistet wird und daß die Klassen kleiner sind.

Die zweite, häufig zu findende Form der Sonderschule ist die MLK. Kinder, die nur schwer lernen, haben sehr viel Mühe, Wissen zu erwerben und zu verarbeiten. Sie kommen kaum dazu, das schwer Erlernte in die Praxis umzusetzen. Im allgemeinen liegt ihre Intelligenz unter dem Durchschnitt. Neben den LOM- und den MLK-Schulen gibt es in den Niederlanden 13 Arten von Sonderschulen. Dabei handelt es sich um Schulen für

Taube, für Hörgeschädigte, für Blinde oder für sehbehinderte Kinder. Schulen für Kinder, die lange Zeit krank waren, Mytyl-Schulen sowie Tyltyl-Schulen für behinderte Kinder – geistig und/oder körperlich behindert –, Schulen für Kinder mit sehr großen Lernschwierigkeiten (ZMLK) und IOBK-Abteilungen: Vorschulen für Kinder, die in ihrer Entwicklung gefährdet sind. Es gibt PI-Schulen (Pädologisches Institut), die einem pädologischen Institut angehören, speziell für Kinder mit ernsthaften Entwicklungsproblemen, und es gibt ZMOK-Schulen (Schulen für äußerst schwer erziehbare Kinder). Alle diese Schulen verfügen über eine Zulassungs- und Begleitungskommission mit einem Schularzt, einem Psychologen und/oder Pädagogen sowie einem Sozialarbeiter.

Eine weitere Form der Hilfe im Bereich des Gesundheitswesens stellt der Hausarzt dar. Dieser ist mit der Familie sehr vertraut und müßte also helfen können, doch in der Praxis zeigt sich, daß er rasch in Loyalitätskonflikte gerät, weil er schließlich mit der gesamten Familie zu tun hat. Kinder sind zudem nicht immer über das Berufsgeheimnis bei Ärzten informiert. Außerdem sehen Kinder im Hausarzt häufig den verlängerten Arm ihrer Eltern.

Familien, in denen Mißhandlungen vorkommen, wechseln häufig den Hausarzt, suchen ihn nie oder – im Gegenteil – sehr häufig mit allerlei Beschwerden auf, was dann wiederum zu Irritationen führt. Wenn dann tatsächlich einmal etwas Ernstes vorliegt, besteht die Gefahr, daß der Hausarzt die Beschwerden bagatellisiert.

Auch Kinderärzte sind in hohem Maße kind- und familienorientiert. Sie betrachten ein Kind in seiner gesamten Erscheinung und nicht nur den erkrankten »Teil« des Kindes. Je schlimmer die Mißhandlung ist, um so intensiver wird ein Kinderarzt hinzugezogen. Eine Aufnahme kann häufig rasch geregelt werden, und ein medizinisches Fähnchen ist kaum stigmatisierend. Manche Kinderärzte verfügen über Sozialarbeiter oder einen Pädagogen/Psychologen. In Kinderkrankenhäusern gibt es manchmal eine eigene psychosoziale Abteilung.

Jeder Niederländer hat bei psychosozialen Problemen einen gesetzlichen Anspruch auf die Hilfe eines regionalen Instituts für ambulante geistige Gesundheitspflege oder RIAGG. Die Hilfe eines RIAGG ist kostenlos, nur für die Psychotherapie ist ein geringer Beitrag zu zahlen. Es gibt rund 60 RIAGGs. Formal führt der Weg dorthin ausschließlich über den Hausarzt oder den Sozialarbeiter. Doch in der Praxis sieht man das nicht so eng. Eine nachträgliche Überweisung ist möglich. Man kann dort auch anrufen, um sich beraten zu lassen. Kinder kommen dann zu einem RIAGG, wenn psychische oder psychosoziale Probleme vorliegen. Das

RIAGG kann ein Kind testen oder es in eine Verhaltens- oder Spieltherapie geben. Darüber hinaus bietet das RIAGG eine Familientherapie an.

Wenn bei der Behandlung festgestellt wird, daß man das Kind vorübergehend aus der Familie nehmen sollte, kann die Abteilung dabei vermitteln. Die Abteilung Jugendpflege arbeitet oft mit anderen Bereichen der Jugendhilfe zusammen und ist Netzwerken zum Thema Kindesmißhandlung angeschlossen.

Ein MKD ist ein medizinischer Kindertageshort, eine Einrichtung für Kinder zwischen etwa 1½ und 6 Jahren. Dabei handelt es sich um eine Form der Tagesbehandlung – Kinder werden täglich gebracht und wieder abgeholt – für Kinder mit körperlichen, psychischen und/oder sozialen Entwicklungsproblemen. Dort arbeiten Pädagogen, Psychologen, Logopäden, Physiotherapeuten, ein Kinderarzt und Gruppenleiterinnen. Prinzipiell geht es um normal begabte Kinder. Im MKD bemüht man sich, durch sorgfältige Beobachtung die Ursachen für die Probleme herauszufinden. Aufgrund der Diagnose wird dann ein Maßnahmeplan für das Kind erarbeitet. Die Eltern werden parallel dazu ebenfalls intensiv unterstützt, weil häufig eine gestörte Beziehung zwischen dem Kind und den Eltern vorliegt. Man widmet sich besonders der emotionalen Sicherheit des Kindes. Die Eltern müssen allerdings an der Behandlung mitwirken. Es muß deutlich sein, daß die richtige Behandlung und Unterstützung zur Lösung der Probleme führen kann. Das MKD ist also nicht für geistig oder körperlich behinderte Kinder geeignet. Die Unterbringung in einem MKD ist nur nach Überweisung durch eine andere Hilfseinrichtung, beispielsweise einen Arzt oder ein RIAGG möglich.

Ein MKT ist ein medizinisches Kinderheim, früher auch Ferienkolonie genannt. Es handelt sich dabei um eine Weiterführung des MKD, doch hier für ältere Kinder und für ständigen Aufenthalt (Tag und Nacht) gedacht. Das Kind wird für einige Monate zur Beobachtung und Behandlung unterschiedlicher körperlicher und psychischer oder psychosomatischer Beschwerden aufgenommen. An den Wochenenden dürfen die Kinder nach Hause. Einige medizinische Kinderheime bieten auch die vorübergehende Ferienaufnahme. Ein Hausarzt, das RIAGG, der Kinderarzt oder der Schularzt können die Überweisung ausstellen.

Sozialarbeit

Das Kindertelefon ist eine anonyme Einrichtung für Kinder, bei der die Nutzungsschwelle sehr niedrig ist. Kinder können sich mit allen möglichen Fragen dorthin wenden. Die meisten Kinder, die anrufen, sind jedoch älter als 8 Jahre. Das Kindertelefon bietet ein offenes Ohr und kann durch Stellen bestimmter Fragen die Probleme gemeinsam mit dem Kind beseitigen. Die Schwelle hin zur BVA oder einer anderen Einrichtung kann auf diese Weise zwar ein wenig gesenkt werden, in akuten Situationen allerdings kann die Anonymität dazu führen, daß das Kind nicht die Hilfe erhält, die es eigentlich braucht. Darüber hinaus muß ein Telefon vorhanden sein, von dem aus man ungestört anrufen kann.

Es gibt auch Mädchentelefone (von der Stiftung »Tegen Haar Wil« [Wider ihren Willen]) und der Rutgers-Stiftung, wohin sich Mädchen mit ihren Fragen wenden können.

In jüngster Zeit kommt verstärkt das sogenannte »home-training« auf. Die Interaktionen von Eltern und Kindern zu Hause werden auf Video festgehalten und diskutiert. Durch positive Bestätigung erfolgreicher Momente dabei kann man im Verlaufe einiger Sitzungen lernen, den Umgang miteinander zu verbessern. Schwierigkeiten und Frustrationen können offen besprochen werden. Ein großer Vorteil des »home-training« ist die tief angesetzte Hemmschwelle. Auch bei allochthonen Familien ist diese Methode erfolgreich. Zudem ist »home-training« als Vorbereitung oder Nachbehandlung bei einem MKD oder einer anderen Aufnahme ein gutes Mittel, zu vermeiden, daß es zu erneuten Aufnahmen kommt. Einrichtungen wie RIAGG und Vormundschaftsvereinigungen beschäftigen sich mit »home-training«. Das SPIN (niederländische Stiftung zur Förderung intensiver Behandlung zu Hause) ist ein Dachorgan des »home-training«.

Sozialpädagogische Einrichtungen (SPDs) sind helfende Einrichtungen, die für körperlich und/oder geistig behinderte Kinder gedacht sind. Meist handelt es sich um Kinder, die eine Sonderschule besuchen. Aber auch Eltern, die selbst Probleme bei der Erziehung haben, können hier Hilfe erhalten. Diese Hilfe ist kostenlos.

Die Vereinigung gegen sexuelle Kindesmißhandlung unterstützt Kinder, die zum Opfer sexueller Kindesmißhandlung innerhalb der Familie geworden sind. Überall im Land gibt es Ansprechpartner.

Beratungsstellen für Kinder und Eltern unterstützen in den meisten Fällen Kinder, häufig ab dem 12. Lebensjahr, sowie Eltern mit Kindern in diesem Alter. Kinder und Eltern können gemeinsam, aber auch jeweils einzeln zur Beratungsstelle kommen. Man erhält dort eine Beratung und Hilfe zu den unterschiedlichsten Fragen und Problemen. Das kann von Familienkrach und Problemen in der Schule bis hin zu Kontakten mit (Stief)Eltern reichen. Es ist möglich, sich telefonisch anzumelden, und Hilfe ist kostenlos. Einige Stellen arbeiten auch im Vormundschaftsbereich.

Die allgemeine Sozialarbeit (AMW) ist überall in den Niederlanden zu finden. Jedermann kann sich ohne Überweisung dorthin wenden, das gilt auch für Kinder. Hilfe erhält man bei den unterschiedlichsten Fragen und Problemen: finanziellen Problemen, Erziehungsproblemen, Fragen zu Formularen, Regelungen und Verfahren. Man bemüht sich dort ständig, herauszufinden, ob es eine andere Einrichtung gibt, die bei der Lösung der betreffenden Probleme helfen kann.

Klub- und Nachbarschaftshäuser können ein wichtiger Ausweichpunkt und eine große Hilfe für Kinder und Eltern sein. Eltern können dort Unterstützung finden, Kontakte knüpfen, mithelfen, und Kinder können sich dort an allerlei Betätigungen beteiligen. Eine Einrichtung, bei der die Hemmschwelle niedrig ist, die leider aber immer häufiger immer weiter von zu Hause fort liegt.

Boddaert-Zentren sind Einrichtungen, in denen Kinder mit Verhaltensproblemen oder Erziehungsschwierigkeiten nach der Schule ein Unterkommen finden. Sie leben dort in einer Gruppe, essen mit und kehren gegen 19.00 Uhr wieder nach Hause zurück. Die Eltern müssen bereit sein, mitzuarbeiten. Eine Vergütung je nach den Möglichkeiten der Eltern ist notwendig. Kinder gehen auch an freien Nachmittagen zu den Boddaert-Zentren, und jedes Jahr ziehen sie dann in ein Ferienlager. Der Aufenthalt kann zwischen einigen Monaten und einem Jahr liegen. Es gibt Zentren für Schulkinder und für jüngere Kinder. Eine Aufnahme in ein gewöhnliches Kinderheim ist häufig eine Krisenlösung. Manche Kinder bitten selbst um die Aufnahme in ein solches Kinderheim. Leichtere Lösungen sind Gasteltern-Familien oder Pflegefamilien, doch eine begleitende Einrichtung muß dann im Hintergrund da sein, beispielsweise ein RIAGG oder ein Beratungsbüro.

Wenn eine Familie jedoch total und chronisch zerrüttet ist und man will trotzdem miteinander auskommen, dann bietet Triangel in Amsterdam die Aufnahme der ganzen Familie, wobei die multiple Problematik im Rahmen einer sehr intensiven Behandlung angegangen wird. Häufig dauert eine solche Aufnahme längere Zeit.

Juristische Hilfe und Interventionen

Die Kinderrechtsbüros sind beratende Stellen mit Juristen oder Pädagogen, die dort freiwillig tätig sind. Meist werden die etwas älteren Kinder zu ihnen kommen, etwa ab dem 12. Lebensjahr. Diese Kinderrechtsbüros unterstützen das Kind beispielsweise beim Schreiben von Briefen an den Jugendrichter und sie beraten, wenn es um Ehescheidung,

Besuchsregelungen, Adoptionen, Remigrationsregelungen und Namensänderungen geht. Kinder bis zum 18. Lebensjahr können jedoch nicht selbst Klage erheben. Formaljuristisch ist es nicht möglich, hier rechtliche Hilfe zu leisten. Die Unterstützung ist kostenlos.

In den größeren Städten verfügt die Polizei über eine eigene Jugendpolizei. Dazu zählt dann auch die Sittenpolizei. In den Niederlanden gibt es kaum allgemeine Richtlinien zum Jugendstrafrecht. Daher kann die Vorgehensweise der Kinderpolizei in jedem Ort anders aussehen. Das gilt für die Behandlung von Beschwerden seitens Minderjähriger sowie über Minderjährige, es gilt für den Umgang mit Kindern, die fortgelaufen sind, es gilt aber auch für die Frage, wann bzw. wann kein Protokoll angefertigt wird.

Es gibt zwei Situationen, in denen Jugendliche mit der Jugendpolizei zu tun bekommen können. Zum einen dann, wenn man sie verdächtigt, eine strafbare Handlung begangen zu haben, zum zweiten bei akuten familiären Konflikten. Bei ernsthaften familiären Konflikten wird der Kinderschutzrat hinzugezogen. Heute legt die Jugendpolizei immer mehr Gewicht auf Hilfe, sowohl bei strafrechtlichen Dingen als auch bei zivilrechtlichen Problemen. Bei familiären Konflikten ist die Polizei bemüht, Eltern bzw. Elternteile und Kinder bzw. Jugendliche in Einrichtungen unterzubringen, zu denen man freiwillig gehen kann, etwa JAC oder Beratungsbüro. In einigen großen Städten ist die Jugendpolizei an Kooperativen zur Bekämpfung der Kindesmißhandlung beteiligt.

Wenn Kindesmißhandlung oder eine andere Gewalttat in der Familie vorliegt, wobei die Eltern nicht mehr in der Lage sind, die Erziehung der Kinder zu gewährleisten, kann man eine Klage beim Kinderschutzrat einreichen. Eine solche Klage kann von jedem erhoben werden. Zuvor kann man sich darüber informieren, ob der Kinderschutzrat genügend Anlaß sieht, eine Untersuchung vorzunehmen.

Der Kinderschutzrat berät den Jugendrichter bei Kindesmißhandlung, bei Vormundschaftsregelungen sowie bei problematischen Besuchsregelungen im Falle von Ehescheidungen. Auch bei Adoption und Fragen zur Unterhaltszahlung hat der Kinderschutzrat etwas zu sagen.

Wie bereits erwähnt, kann der Kinderschutzrat Untersuchungen vornehmen. Man wird sich an diejenigen Leute wenden, die die Familie gut kennen, und sie um Auskunft bitten. Die Informanten bleiben im Bericht nicht anonym. Im Zusammenhang mit dem Gesetz über die Öffentlichkeit der Verwaltung erhalten die Eltern Einsicht in den Bericht und können Einspruch einlegen oder Klage erheben. Die Beratungsstelle für Kinderschutzkonflikte (AKK) kann hierbei helfen.

Wenn man Repressalien befürchtet oder anonym bleiben will, darf man sich also keinesfalls an den Kinderschutzrat wenden, sondern muß zur BVA gehen. Nur bei der BVA ist es möglich, anonym eine Meldung zu machen.

Der Jugendrichter trifft aufgrund der Empfehlungen des Kinderschutzrats eine Entscheidung über die Art der Hilfemaßnahme. Das kann eine Beaufsichtigungsregelung (OTS) oder bei schwerer Mißhandlung eine Aussetzung der elterlichen Gewalt und bei noch schwerwiegenderen, äußerst selten vorkommenden Fällen eine Entziehung der elterlichen Gewalt sein. Diese Maßnahmen können bei einer Veränderung der Lage auch wieder aufgehoben werden.

Bei einer sehr ernsten und gefährlichen akuten Situation kann der Kinderschutzrat das Kind vorläufig dem Kinderschutzrat selbst unterstellen, wobei dann meist eine Unterbringung außer Haus erforderlich ist. Bei einer OTS (der häufigsten Maßnahme) kann man zu Hause bleiben oder aber außer Haus untergebracht werden, und es wird ein Familienvormund benannt, der die Interessen des Kindes wahrnimmt. Die Eltern sind verpflichtet, sich an die Anweisungen des Vormunds zu halten.

Die Auflistung oben sollte deutlich machen, daß es zahllose Einrichtungen gibt, die Familien und Kindern, die in Kindesmißhandlung verwickelt sind, zu helfen. Das ändert aber nichts daran, daß es sehr schwer bleibt, den ersten Schritt zu tun. In vielen Fällen wird die betroffene Familie nicht bereit sein, um Hilfe zu bitten. Man mißtraut der Außenwelt sehr. Doch wenn wir etwas für die Kinder tun können, wenn wir ihnen ein wenig Vertrauen in die Erwachsenen zurückgeben, ohne daß sie sich von den Eltern abwenden, dann ist meist schon viel gewonnen. Einige Kinder können sich für den Rest ihres Lebens auf die Tatsache stützen, daß in ihrem Leben immer jemand da war, der mehr oder weniger regelmäßig zur Verfügung stand, auch wenn dies in den Augen der betreffenden Person kaum der Rede wert zu sein scheint.

Manchmal braucht man auch nur zuzuhören. Wir möchten immer so gerne irgendetwas tun, aber zuweilen reicht es völlig aus, wenn wir nur zuhören. Wenn wir tief seufzen, uns zurücklegen und nachdenken, dann ist das in den meisten Fällen schon sehr sinnvoll. Das Kind lebt schließlich schon seit Jahren in dieser Situation, und Panik ist dann ein schlechter Ratgeber.

Probleme bei der Hilfe

Wenn die Familie dann endlich den Entschluß gefaßt hat, Hilfe von außen zu akzeptieren, sind die Probleme noch nicht gelöst. Häufig ist ein jahrelanger Prozeß der Unterstützung erforderlich, wobei die verschiedenen Einrichtungen miteinander kooperieren. Leider läuft bei dieser Kooperation nicht selten etwas schief. Die traurige Wahrheit sieht so aus, daß diejenigen, die helfen, manchmal mehr mit Machtkämpfen untereinander beschäftigt sind als mit den betroffenen Familien. Oder gelegentlich ist auch einfach aus Zeitmangel die Möglichkeit nicht gegeben, Termine zu vereinbaren. Manchmal laufen Kooperationen ins Leere, weil das Berufsgeheimnis der betroffenen Seiten ein vernünftiges Gespräch verhindert. Einige dieser Probleme bei der Kooperation zwischen den verschiedenen Stellen, die Unterstützung anbieten, möchte ich daher an dieser Stelle besonders beleuchten.

Unterschiedliche Betrachtungsweisen

Hilfseinrichtungen haben unterschiedliche Betrachtungsweisen, wenn es um körperliche, psychische und sexuelle Gewalt geht. Die Auffassungen über die Ursachen der Kindesmißhandlung sind verschieden. Der eine gibt Hormonen die Schuld, der andere der Gesellschaft, der verdorbenen Jugend oder der aus den Fugen geratenden Emanzipation. Die Folge ist, daß es keine einheitliche Vorstellung darüber gibt, wie die beste Behandlung aussieht.

Mißtrauen

Einrichtungen müssen bei einer Kooperation ihre Betrachtungsweise auf den Tisch legen und bereit sein, diese zur Diskussion zu stellen. Doch man fürchtet Kritik und mißtraut den anderen Einrichtungen. Und es halten sich zahlreiche Vorurteile: Hausärzte tun nichts, die Polizei tut zuviel, der eine ist zu nuanciert und der andere zu autoritär.

Und wie sieht die Aufgabe eines jeden im Rahmen der Kooperation aus? Wer trifft die Entscheidungen? Wer ist eigentlich Fachmann?

Was hierbei auffällt, ist die Tatsache, daß die gleichen Mechanismen auch in den betreffenden Familien von Bedeutung sind: Zeitmangel, Unklarheit über die Rollen, unterschiedliche Sichtweisen, wenn es darum geht, wie mit den Kindern zu verfahren ist, Mißtrauen, Machtdenken,

Familiengeheimnisse und Rollenmuster. Was das angeht, so unterscheiden wir uns gar nicht so sehr von unseren Mitmenschen!

Die verschiedenen Hilfseinrichtungen haben also häufig Probleme bei der so notwendigen Kooperation. Und dies obgleich sie doch so sehr der gegenseitigen Hilfe und des Verständnisses bedürfen, um ihre Arbeit ordentlich tun zu können. Eine Erscheinung, auf die ich in diesem Zusammenhang noch hinweisen will, ist das sogenannte »burn-out«. Dabei handelt es sich um das emotionale »Ausgebranntsein« derjenigen, die Hilfe anbieten. Sich mit Kindesmißhandlung zu befassen, ist eine schwierige Aufgabe, und das gilt sicher dann, wenn man sich mehr oder weniger spezialisiert. Man schiebt die Aufgaben einander zu.

Es ist von grundlegender Bedeutung, dafür zu sorgen, daß man selbst über ein emotionales Ventil verfügt. Helfende können einander dabei unterstützen. Der Helfende muß sich natürlich die Probleme zu eigen machen, gleichzeitig aber muß er Abstand wahren. Wenn er das nicht tut, verbraucht er sich. Die Folge ist die, daß das Kind und die Familie (zuweilen auch die Familie des Helfenden) im Regen stehen.

Prävention

Wenn sich Fachleute zusammensetzen, kann sich im weit gefächerten Bereich »Kindesmißhandlung und sexueller Mißbrauch« viel verbessern. Das gebündelte Wissen ist hilfreich bei der Erkennung und bei der Behandlung, ganz gewiß aber auch bei der Vermeidung. Um eine solche Bündelung zu erzielen, plädiere ich für eine zentrale Einrichtung, deren Ziel die primäre, sekundäre und tertiäre Prävention bei Kindesmißhandlung und sexuellem Mißbrauch ist.

Ich habe mich in diesem Buch hauptsächlich mit all dem beschäftigt, was bei Eltern und Kindern schiefgehen kann – und natürlich auch bei der Hilfe. Die Gründung eines landesweiten Koordinationszentrums Kindesmißhandlung (LCK) wäre ein großer Schritt vorwärts. Dieses LCK muß sich landesweit mit Information, Registrierung, Behandlung, Untersuchung und mit Schulungsmaßnahmen beschäftigen. Die Verwaltung des Zentrums kann von dem bereichsübergreifenden Beirat Kindesmißhandlung wahrgenommen werden.

Durch die Zusammenfassung der Erfahrungen kann man dann bessere Verfahrensempfehlungen aussprechen, ohne sich in einem Hickhack um Projekte und Subventionen zu verlieren. Durch eine bessere Ausbildung von Berufsgruppen würde man genauere und umfassende

Protokolle erhalten, damit auf diese Weise Kindesmißhandlung effizienter angegangen werden kann. Die Kosten eines solchen Zentrums sind angesichts der körperlichen, psychischen und gesellschaftlichen Schäden in Form von Fremdunterbringung, psychiatrischer und medizinischer Hilfe, Sonderschule, Gefängnis, Vandalismus, unnötiger Diagnostik und Medikalisierung von Kindern wirklich unerheblich.

Primäre Prävention

Primäre Prävention hat das Ziel, Kindesmißhandlung zu verhindern. Eine ordentliche Dokumentation und Information sind dabei unentbehrlich. Primäre Prävention müßte sich an die Familie, an die Schule, an die Nachbarschaft und an die Politik wenden.

Auf diese vier Bereiche möchte ich näher eingehen.

Die Familie ist für Kinder als primäre Sozialisationsquelle von lebenswichtiger Bedeutung. Die Erziehung von Kindern ist eine schöne und dennoch schwierige Aufgabe. Eltern könnten sehr gut mehr Hilfe dabei gebrauchen, beispielsweise in Form von Elternkursen und Informationen über geeignete Zeitschriften. Die Medien können mit Hilfe von Programmen über Gewalt, Erziehung, Kinder und Kindesmißhandlung daran mitarbeiten. Auch eine umfassende, landesweite Kampagne des Staats in Zusammenarbeit mit der Vereinigung gegen Kindesmißhandlung und den Medien kann zur Aufklärung der Eltern beitragen.

Kindern, die unter schwierigen Bedingungen aufwachsen, ist häufig schon gedient, wenn sie ihre Gefühle äußern können. Daher ist es sinnvoll, die Bekanntheit der leicht zugänglichen Hilfsmöglichkeiten zu erhöhen. Aktivitäten, die für Ablenkung sorgen, sind ebenfalls wichtig. Es kann schon eine große Hilfe sein, wenn mißhandelte Kinder einen Film sehen, in dem Kinder, die unter vergleichbaren Umständen leben, diese Situation meistern.

Den Kindern selbst können die folgenden praktischen Empfehlungen helfen:

- Verschließe dich nicht, suche aktive Hilfe und Unterstützung, sprich mit einer Person, der du vertraust.
- Besuche andere Menschen und tue etwas.
- Versuche, dich zu äußern, damit du Hilfe erhältst.
- Versuche, selbst Informationen zu bekommen.
- Fühle dich nicht für die Situation zu Hause verantwortlich, du kannst nichts daran tun.

- Versuche, eher die guten Seiten zu sehen, etwa nach dem Motto: »Es hätte noch schlimmer kommen können«.
- Mache dir nicht zuviel aus den Vorurteilen anderer. Menschen sind dumm, bösartig und auf Sensationen aus.
- Mache in der Schule Zeichnungen, schreibe Aufsätze, bastele, beteilige dich an Projekten über Kindesmißhandlung, so daß du selbst einen besseren Einblick gewinnst und daß die Umgebung mehr darüber erfährt. Dann weißt auch du, wer wie darüber denkt, und du weißt, bei wem du Hilfe und Verständnis finden kannst.

Eltern sollten Kindern ein realistisches Selbstverständnis dadurch vermitteln, daß sie mehr Feedback über das erhalten, was sie gut und was sie weniger gut können. Eltern sollten den Kindern die Fähigkeit vermitteln, über Gefühle zu sprechen. Verhalten von Kindern sollte mehr im Lichte von Familienproblemen betrachtet werden und nicht als abzulehnende Eigenschaft des gesamten Kindes. Eltern sollten lernen, ihren Kindern zuzuhören und wie man sie trösten muß.

Eltern dürfen ihrem Kind nicht ständig ihren Willen aufzwingen, sondern sie müssen dem Kind die Entscheidungsfreiheit lassen: »Willst du um 7.00 Uhr ins Bett gehen mit einer Gutenachtgeschichte oder um 7.15 Uhr ohne Geschichte?« »Willst du dich am Waschbecken waschen oder möchtest du baden?«. Die Auswirkungen solcher Entscheidungen sind die gleichen – rechtzeitig ins Bett, sauber und gewaschen –, aber das Kind hat das Gefühl, selbst entscheiden zu können. Dadurch wird verhindert, daß man immer wieder in Machtkämpfe verstrickt wird, die dann in Mißhandlung münden können.

Die Schule ist als zweiter wichtiger Bereich für ein mißhandeltes Kind zuweilen Himmel und Ruhepol, manchmal aber auch die Hölle. Die Schule kann an der primären Prävention mitarbeiten, indem sie beispielsweise über Gewalt, Erziehung, das Recht des Stärkeren, Mißhandlung sowie Lern-, Gefühls- und Verhaltensprobleme informiert. Das Verhalten von Lehrkräften in Konfliktsituationen kann Kindern ein Beispiel sein. Sie lernen durch Sehen und Vormachen mehr als durch schöne Geschichten. Wenn der Lehrkörper oder eine Lehrkraft eine offene und zugängliche Haltung ausstrahlt und wenn in der Schule ganz normal über Dinge wie Mißbrauch und Mißhandlung gesprochen wird, wird ein Kind auch früher bereit sein, sich mitzuteilen.

Primäre Prävention im dritten Bereich – in der Nachbarschaft und im Wohnviertel – kann darin bestehen, in Klubs und Nachbarschaftshäusern über Kindesmißhandlung zu informieren. Auch gute und bezahlbare

Hilfe für Kinder in der Nachbarschaft zählt dazu. Spielplätze und andere Spielmöglichkeiten können dem Kind Gelegenheit geben, sich auszuleben.

Die Information innerhalb unserer Gesellschaft – das ist der vierte Bereich – sollte zu allererst die Bekanntheit des BVA erhöhen. Politiker müßten an der Prävention von Kindesmißhandlung arbeiten, indem sie die sozialökonomische Situation der chancenarmen Familien verbessern. Soziale Erneuerung – Wiedereingliederung sozial in die Isolierung geratener Menschen in die Gesellschaft – kann hier vieles bewirken. Auch gesetzliche Regelungen, die sich beispielsweise auf die Strafbarkeit, den Meldungscode, die Intimsphäre, die Öffentlichkeit der Verwaltung, die Rechte von Minderjährigen und Subventionen für Ausbildungen sowie Methodikentwicklungen beziehen, können angepaßt werden, so daß eine kinderfreundliche Politik daraus erwächst.

Sekundäre Prävention

Die frühzeitige Erkennung von Kindesmißhandlung ist der Kernpunkt der sekundären Prävention. Diese zu erkennen und bei der BVA zu melden, kann durch Sachkenntnis und erhöhte Sensibilität verbessert werden. Eine wichtige Aufgabe für das von mir verlangte landesweite Koordinationszentrum Kindesmißhandlung bestände dann darin, ein niederländisches Handbuch Kindesmißhandlung zu schreiben, für das alle betroffenen Disziplinen einen Beitrag liefern müßten. Dieses Handbuch kann das Wissen zusammenfassen, das für jeden erforderlich ist, der mit Kindern arbeitet, um Kindesmißhandlung rechtzeitig zu erkennen.

Sekundäre Prävention in der Familie kann vom Hausarzt, vom Pflegepersonal in der Nachbarschaft, vom Beratungsbüro sowie von Nachbarn und Familienmitgliedern geleistet werden. Schulärzte können durch gründliche Kenntnis von Signalen und Symptomen zusammen mit dem Lehrer und dem Hausarzt oder anderen Helfenden als Advokat für das Kind eine wichtige Rolle spielen.

Sekundäre Prävention in der Schule kann dadurch verbessert werden, daß die Lehrkräfte, Eltern und Kinder über die Auswirkungen von Kindesmißhandlung informiert werden. Themen wie Gewalt, Erziehung, Macht und Ohnmacht können im Rahmen von Gesellschaftslehre, Religion oder Geschichte behandelt werden. Eine früher erfolgende Meldung von Lern-, emotionalen und Verhaltensproblemen durch Lehrkräfte ist ebenfalls ein gutes Mittel, Kindesmißhandlung frühzeitig zu erkennen. Dann muß allerdings in den Schulen mehr Ruhe einkehren. Die Angst vor Schülerschwund, die zahlreichen Wechsel bei den Lehrkräften, behördlich veranlaßte Versetzungen und die großen Schulklassen sind hier allerdings alles andere als zuträglich.

Sekundäre Prävention in der Nachbarschaft kann dadurch gefördert werden, daß jeder, der mit Kindern zu tun hat, über Kindesmißhandlung Bescheid weiß und daß man die BVA verbessert. Hier ist an die Information von Kindergartenleiterinnen, Mitarbeitern in Klub- und Nachbarschaftshäusern, Jugendleitern, Stadtteilpolizisten und Sportclubtrainern zu denken. Es ist selbstverständlich, daß dies nicht in eine Hexenjagd ausarten darf. Es handelt sich nicht darum, die Eltern zu verurteilen, sondern um ein Hilfsangebot in einem möglichst frühen Stadium. Man muß wissen, was getan werden kann, vor allen Dingen, um zu vermeiden, daß man unter der Maske der Intimsphäre einen weiten Bogen um die Probleme macht.

Die sekundäre Prävention auf gesellschaftlicher Ebene muß durch Kooperation gesellschaftlicher Einrichtungen, Staat und Politik Gestalt annehmen. Das Ministerium für Wohlfahrt, Volksgesundheit und Kultur muß untersuchen, was Einsparungen in der Jugendhilfe und im (Jugend-) Gesundheitswesen für gefährdete Kinder bedeuten. Die Justiz wird verstärkt im Bereich von Kindesmißhandlung Informationsarbeit leisten müssen, und zwar bei Staatsanwälten, Jugendrichtern, Mitarbeitern des Kinderschutzrats und Polizei. Klare Verfahren und eine eindeutige Verfahrensweise können Klarheit schaffen, wenn es um Hilfe für Eltern und Kinder geht.

Das Schul- und Wissenschaftsministerium kann dafür sorgen, daß im Rahmen der Ausbildung bei vielen Berufsgruppen, die mit Kindern zu tun haben, »Kindesmißhandlung« in den Lehrplan aufgenommen wird. Zudem kann es die Erforschung der Ursachen, Folgen und Auswirkungen fördern.

Das Gesundheitsministerium kann bei der Bekämpfung des Alkoholismus eine wichtige Rolle spielen (800 Gläser pro Jahr und Niederländer bedeutet zwei bis drei Gläser pro Tag im Durchschnitt!). Selbst das Wohnungsbauministerium kann dafür sorgen, daß der Streß in den Familien abnimmt, indem Häuser mit mehr Platz und mit mehr Spielgelegenheiten in der Nähe gebaut werden.

Tertiäre Prävention

Unter tertiärer Prävention (der Beschränkung der negativen Folgen) zählt die Hilfe. Die Hilfe müßte landesweit vom LCK koordiniert werden. Beim LCK müßten daher alle örtlichen Netzwerke bekannt sein, so daß jeder für seinen Bereich wissen kann, wo die nächste Stelle für Hilfe bei Kindesmißhandlung möglichst leicht und möglichst unbürokratisch eingreifen kann. Das LCK müßte dann über alles informiert sein, was auf politischer Ebene landesweit, in den Provinzen und in den Gemeinden im Bereich der Kindesmißhandlung getan wird. Zudem könnte das Zentrum einen wichtigen Beitrag zur Ausbildung der Menschen liefern, die damit zu tun haben.

Die tertiäre Prävention – oder Hilfe – kommt immer zu spät. Das Kind hat seine Prügel bereits erhalten, die Familie steckt in einer Krise. Und wenn die Hilfe dann in Gang kommt, muß jemand für die Koordinierung und den »follow-up« verantwortlich sein, ein »case manager«.

Ein RIAGG bietet insbesondere für »Multi-Problem»-Familien eine hohe Hemmschwelle. Allgemeine Sozialarbeit verlangt häufig Motivation, etwas, das kaum zu fassen ist, wenn die Familie von einer Krise in die nächste stolpert. Kinder stehen nach sexuellem Mißbrauch häufig allein da, weil Therapie von den Eltern für unsinnig gehalten wird. Es gibt viel zu wenig geschulte Kindertherapeuten. Pflichthilfe für Täter bei sexuellem Mißbrauch ist noch selten, Väter, die einfach alles abstreiten, stehen dann prima außerhalb der Schußlinie.

Die Hilfe für Kinder in jedweder Form ist daher wichtig. Vorübergehende oder dauerhafte Unterbringung in Gast-, Hilfs- oder Pflegefamilien ist noch viel zu selten. Die Unterbringung außer Haus ist häufig eine sehr aufreibende Geschichte. Manchmal ist es sinnvoll, bei einer Familie, in der buchstäblich und im übertragenen Sinne Kälte herrscht, einfach damit zu beginnen, daß der Ofen angezündet wird, daß für Gas und Licht und Wasser gesorgt wird, und daß man dann erst mit der Therapie beginnt. Ein neues Schloß oder ein Telefon wie »lifeline« kann bei Gefährdung von lebenswichtiger Bedeutung sein. Das Hinzuziehen von Hilfsstrukturen rund um die Familie kann eine große Unterstützung darstellen. Manchmal kann eine Großmutter den Hilfeprozeß »unsichtbar« behindern, sie kann ihn aber auch in hohem Maße fördern.

Die Schule kann das Kind, das sich in einer Krise befindet, dadurch unterstützen, daß beispielsweise ein vom Kind gewählter Mentor berufen wird. Abwesenheit ist immer eingehend zu untersuchen und Hausbesuche können häufig Klarheit schaffen. Ein guter Kontakt zwischen

Eltern und Schule ist wichtig. Leider wechseln die Lehrkräfte zu häufig und sind zu stark belastet: »Soll ich das vielleicht auch noch tun?«. Wenn das Kind von der Schule genommen wird, ist dies dem Schularzt mitzuteilen, der für »follow-up« sorgen kann. Auch wenn die Eltern nicht an einer umfassenden körperlichen Untersuchung interessiert sind, muß die Schule hier fördernd einwirken. Gerade die am meisten gefährdeten Kinder kommen nicht zur Untersuchung. Viele dieser Kinder sind nicht oder nur unzureichend geimpft, entwickeln sich langsamer und drohen einfach unterzugehen.

Tertiäre Prävention in der Nachbarschaft findet häufig bereits statt. Die meisten Meldungen kommen von Nachbarn. Obgleich die Meldungen nicht immer gleich zuverlässig sind – beispielsweise weil es Streit mit den Nachbarn gibt –, muß man sie doch ernstnehmen. Ein guter Nachbar ist hier besser als ein Helfender in der Ferne. Das Nachbarschaftshaus kann ebenfalls viel für die Unterstützung von Eltern und Kindern tun. Immer wieder geht es um eines: man muß die Familie aus der Isolierung befreien.

Auch die Gesellschaft als Ganzes kann die Hilfe verbessern. So kann der Staat die tertiäre Prävention dadurch gestalten, daß die Polizei beispielsweise besser ausgebildet wird, daß Verfahren klarer werden und daß die Arbeit des Kinderschutzrats verbessert wird. Der Staat kann auch das verfügbare Fachwissen im Bereich von Mißhandlung und sexuellem Mißbrauch bündeln, indem das bereits genannte landesweite Zentrum Kindesmißhandlung (LCK) aufgebaut wird.

Kurze Zusammenfassung des Textes der Kinderrechtskonvention

1 **Definition von »Das Kind«.** Alle Menschen unter 18 Jahren, es sei denn, durch nationale Gesetzgebung wird die Volljährigkeit auf ein geringeres Alter festgelegt.

2 **Keine Diskriminierung.** Das Prinzip, daß alle Rechte für alle Kinder gelten, ohne irgendwelche Ausnahmen. Die Pflicht des Staates, das Kind gegen jede Form von Diskriminierung zu schützen. Der Staat darf gegen keinerlei Recht verstoßen, und er hat die ausdrückliche Pflicht, die Rechte zu fördern.

3 **Das Interesse des Kindes.** Alle Maßnahmen, die das Kind betreffen, müssen sich am Interesse des Kindes orientieren. Der Staat hat die Pflicht, für die notwendige Versorgung des Kindes einzustehen, wenn Eltern oder andere, die hierfür verantwortlich sind, versagen.

4 **Die Einhaltung von Rechten.** Der Staat ist verpflichtet, die in der Konvention genannten Rechte in die Tat umzusetzen.

5 **Elterliche Unterstützung und die Entfaltung des Kindes.** Die Pflicht des Staates, die Rechte und Verantwortungen von Eltern und Familienangehörigen zu respektieren, wenn es darum geht, das Kind zu unterstützen, damit es sich nach seinen Möglichkeiten entfalten kann.

6 **Überleben und Entwicklung.** Das ererbte Recht auf Leben und die Verpflichtung des Staates, das Überleben und die Entwicklung des Kindes zu gewährleisten.

7 **Name und Staatsangehörigkeit.** Das Recht auf einen Namen von Geburt an und auf eine Staatsangehörigkeit.

8 **Erhaltung der Identität.** Die Pflicht des Staates, die grundlegenden Aspekte der Identität des Kindes, wie Name, Staatsangehörigkeit, Familienbande, zu schützen und – falls notwendig – wieder herzustellen.

9 **Elterliche Fürsorge und Scheidung der Eltern.** Das Recht des Kindes, mit seinen Eltern zusammenzuleben, es sei denn, dies würde seinen Interessen schaden. Das Recht, zu beiden Elternteilen Kontakt zu haben, wenn es von einem Elternteil oder von beiden Elternteilen getrennt ist. Die Pflichten des Staates in den Fällen, in denen solch eine Trennung die Folge staatlicher Maßnahmen ist.

10 **Familienzusammenführung.** Das Recht des Kindes und seiner Eltern, ein Land zu verlassen, um in das Heimatland zu gehen,

damit die Familie zusammengeführt wird oder das Verhältnis zwischen Eltern und Kind erhalten bleibt.

11 **Ungesetzlicher Umzug ohne Rückkehr.** Der Staat hat die Pflicht, alles zu unternehmen, um zu vermeiden oder rückgängig zu machen, daß Kinder von einem der beiden Elternteile oder von einem Dritten entführt und festgehalten werden.

12 **Die Meinung des Kindes.** Das Kind hat einen Anspruch auf freie Meinungsäußerung, und es hat auch ein Recht darauf, daß seine Meinung berücksichtigt wird, und zwar bei jeder Angelegenheit oder jedem Verfahren, die/das das Kind betrifft.

13 **Freiheit der Meinungsäußerung.** Das Recht des Kindes, Informationen zu erhalten und zu geben und seine Vorstellungen zu äußern, außer dann, wenn dies die Rechte anderer schädigen würde.

14 **Freiheit der Gedanken, des Gewissens und der Religion.** Das Recht des Kindes auf Freiheit der Gedanken, des Gewissens und der Religion, je nach der geltenden elterlichen Fürsorge und abhängig von der nationalen Gesetzgebung.

15 **Das Recht des freien Umgangs und der Beitrittsfreiheit.** Das Recht von Kindern auf freie Wahl hinsichtlich des Umgangs und des Zusammenschlusses mit anderen und die Freiheit, Gruppierungen beizutreten und diese zu bilden, es sei denn, dies würde zu einer Schädigung der Rechte anderer führen.

16 **Schutz des Privatlebens.** Das Recht auf Schutz vor jeglichem Angriff auf das eigene Leben, die Familie, die Wohnung und den Briefwechsel, der Anspruch auf Schutz gegen üble Nachrede und Rufmord.

17 **Recht auf angemessene Information.** Die Rolle der Medien bei der Gewährung korrekter Informationen für Kinder mit Blick auf deren moralisches Wohlbefinden, deren Entwicklung des Wissens und mit Blick auf gegenseitiges Verständnis der Menschen. Dies alles unter Berücksichtigung des kulturellen Hintergrundes des Kindes. Der Staat muß Maßnahmen ergreifen, um dies zu fördern und das Kind vor schädlichen Informationen zu schützen.

18 **Verantwortung der Eltern.** Das Prinzip, daß beide Elternteile in erster Linie gemeinsam für Erziehung und Entwicklung der Kinder verantwortlich sind, und die Pflicht des Staates, sie dabei zu unterstützen.

19 **Schutz gegen Mißbrauch und Vernachlässigung.** Es ist die Pflicht des Staates, Kinder gegen jegliche Form der Mißhandlung durch Eltern oder durch andere, die für die Versorgung der Kinder verantwortlich sind, zu schützen und Maßnahmen zu ergreifen,

um so etwas zu verhindern, Auffang- und Behandlungsmöglichkeiten zu bieten.

20 **Schutz von Kindern ohne Familie.** Die Pflicht des Staates, für den speziellen Schutz von Kindern zu sorgen, die keine Familie haben und dafür Sorge zu tragen, daß sie ersatzweise von einer anderen Einrichtung versorgt werden, wobei der kulturelle Hintergrund des Kindes zu berücksichtigen ist.

21 **Adoption.** In Staaten, in denen Adoption anerkannt und zulässig ist, darf sie nur dann praktiziert werden, wenn dies im Interesse des Kindes liegt. Hierbei müssen alle erdenklichen Sicherheitsmaßnahmen ergriffen werden und dafür zuständige Einrichtungen müssen dies überwachen.

22 **Flüchtlingskinder.** Besonderen Schutz erhalten Kinder, die Flüchtlinge sind oder den Flüchtlingsstatus beantragen. Der Staat muß mit den zuständigen Organisationen kooperieren, die einen solchen Schutz und entsprechende Hilfe bieten.

23 **Behinderte Kinder.** Das Recht behinderter Kinder, spezielle Pflege, Ausbildung und Therapie zu erhalten, die darauf abzielen, ihnen dabei zu helfen, möglichst selbständig zu sein und vollwertigen, aktiven Anteil an der Gesellschaft zu haben.

24 **Gesundheit und Einrichtungen des Gesundheitswesens.** Das Recht von Kindern, einen möglichst hohen Gesundheitsgrad zu erhalten und das Recht auf Gesundheitsfürsorge, wobei besonderes Augenmerk auf der medizinischen Basisversorgung, auf medizinischer Information und auf der Bekämpfung der Kindersterblichkeit liegt. Die Pflicht des Staates, schädliche traditionelle Praktiken abzuschaffen. Besonderes Gewicht liegt hierbei auf der internationalen Zusammenarbeit zur Verwirklichung dieses Rechts.

25 Kontrolle der staatlich angeordneten Unterbringung. Das Recht von Kindern, die auf staatliche Anweisung in einer Einrichtung oder in einem Institut untergebracht sind – im Zusammenhang mit Schutz, Fürsorge oder Behandlung –, auf regelmäßige Kontrolle und Bewertung im Hinblick auf alle Aspekte dieser Unterbringung.

26 **Soziale Sicherheit.** Das Recht von Kindern, soziale Sicherheit zu erhalten.

27 **Lebensstandard.** Kinder haben einen Anspruch auf einen angemessenen Lebensstandard, und die Eltern haben dafür zu sorgen, daß sie einen solchen Lebensstandard erhalten. Der Staat hat dafür zu sorgen, daß diese elterliche Pflicht erfüllt werden kann und auch erfüllt wird, nötigenfalls durch Gewährung einer Unterhaltsunterstützung.

28 **Ausbildung.** Jedes Kind hat einen Anspruch auf Ausbildung. Der Staat muß dafür sorgen, daß die Basisausbildung auf jeden Fall frei und kostenlos ist. Die Fürsorge im Zusammenhang mit der Schulausbildung ist ein Spiegelbild des menschlichen Werts des Kindes. Die Betonung bei der Verwirklichung des Anspruchs auf Ausbildung liegt auf der Notwendigkeit einer internationalen Kooperation, um dieses Ziel zu erreichen.

29 **Ziel der Ausbildung.** Die Anerkennung durch den Staat, daß die Ausbildung auf die Entfaltung der Persönlichkeit und der Begabung des Kindes abzielt. Das Kind muß auf das Leben als erwachsener Mensch vorbereitet werden. Seine Ehrfurcht vor den Grundrechten des Menschen muß gefördert werden. Respekt vor der eigenen Kultur und den nationalen Werten des Kindes und anderer hat dabei als Ausgangspunkt zu dienen.

30 **Kinder von Minderheiten oder inländischen Bevölkerungsgruppen.** Das Recht der Kinder von Minderheiten und inländischen Bevölkerungsgruppen auf eigene Kultur, eigene Sprache und eigenen Glauben.

31 **Freizeit, Erholung und kulturelle Aktivitäten.** Das Kind hat einen Anspruch auf Entspannung, auf Spiel und auf kulturelle sowie kreative Aktivitäten.

32 **Kinderarbeit.** Der Staat muß Kinder davor schützen, in Arbeiten eingebunden zu werden, die ihre Gesundheit und Entwicklung gefährden. Hierbei müssen gesetzlich Mindestalter und Arbeitsbedingungen festgelegt werden.

33 **Drogenmißbrauch.** Das Kind hat einen Anspruch auf Schutz vor dem Gebrauch betäubender und halluzinogener Mittel und vor der Einbindung in deren Herstellung und Verbreitung.

34 **Sexuelle Ausbeutung.** Das Recht des Kindes auf Schutz vor sexueller Ausbeutung und sexuellem Mißbrauch, einschließlich seiner Ausnutzung im Rahmen von Prostitution und Pornographie.

35 **Verkauf, Handel und Entführung.** Die Pflicht des Staates, alles zu unternehmen, um den Verkauf von Kindern, die Entführung von Kindern und den Handel mit Kindern zu verhindern.

36 **Andere Formen der Ausbeutung von Kindern.** Das Recht des Kindes auf Schutz vor jeglicher Form von Ausbeutung, das in den Artikeln 32, 33, 34 und 35 nicht aufgeführt ist.

37 **Folter und Freiheitsberaubung.** Das Verbot der Folter, der grausamen Behandlung oder der Bestrafung, der Todesstrafe, der lebenslänglichen Gefängnisstrafe und der ungesetzlichen Arrestierung oder Freiheitsberaubung. Darüber hinaus die Prinzipien der

angemessenen Behandlung, Trennung von erwachsenen Gefangenen, des Kontakts mit Familienmitgliedern und des Zugangs zu gesetzlich vorgeschriebener und anderer Hilfe.

38 **Bewaffnete Konflikte.** Die Pflicht des Staates, das Gesetz der Menschlichkeit zu respektieren, wenn es um Kinder geht. Das Prinzip, daß kein Kind unter 15 Jahren an Gewalttaten beteiligt werden und zum Kriegsdienst einberufen werden darf. Daß alle Kinder, die unter Kriegen gelitten haben, geschützt und versorgt werden müssen.

39 **Hilfe bei der Gesundung.** Die Pflicht des Staates, Kinder, die vernachlässigt, mißhandelt oder ausgebeutet wurden, in geeigneter Weise bei der Genesung und sozialen Wiedereingliederung zu unterstützen.

40 **Rechtsprechung und Strafverfahren.** Das Recht des Kindes, das gegen Gesetze verstoßen hat, seine Rechte als Mensch respektiert zu sehen und ihm das Recht auf normalen Rechtsgang mit gesetzlicher oder anderer Hilfe im Zusammenhang mit seiner Verteidigung zu verleihen. Das Prinzip, daß Zuflucht in gerichtliche Verfahren und Unterbringung in Einrichtungen möglichst zu vermeiden ist.

41 **Ehrfurcht vor geltenden Normen.** Das Prinzip, daß dann, wenn irgendeine Norm, die einem nationalen Gesetz oder in anderen geeigneten internationalen Körperschaften niedergelegt ist, mehr gilt als die Konvention, der Konvention vorgezogen wird.

42 **Die Konvention und die öffentliche Bewußtwerdung.** Der Staat ist verpflichtet, die Rechte des Kindes, die in der Konvention niedergelegt sind, sowohl bei Erwachsenen als auch bei Kindern bekannt zu machen.

Wer hilft bei sexuellem Mißbrauch?

In vielen Städten gibt es inzwischen Beratungsstellen, wo sexuell mißbrauchte Kinder und Jugendliche Hilfe finden. Die hier genannten Einrichtungen nennen auch Adressen in der Nähe des Wohnortes.

Deutschland

- Wildwasser
  Arbeitsgemeinschaft gegen sexuellen Mißbrauch an Mädchen e.V.
  Mehringdamm 50,
  1000 **Berlin** 61,
  Tel. 0 30/7 86 50 17
- Deutscher Kinderschutzbund
  Drostestraße 14–16,
  3000 **Hannover** 1,
  Tel. 05 11/66 20 56
- Arbeitsgemeinschaft Ärztliche Beratungsstellen gegen Kindesmißhandlung
  Prof. Dr. Hermann Olbig,
  Universitätskinderklinik Essen,
  Hufelandstr. 55, 4300 **Essen** 1,
  Tel. 02 01/7 23 28 10
- Kinderschutzambulanz
  Dr. med. Eugen Jungjohann,
  Fürstenwall 91,
  4000 **Düsseldorf** 1,
  Tel. 02 11/19 37 00
- Zartbitter e.V.
  Stadtwaldgürtel 89,
  5000 **Köln** 41,
  Tel. 02 21/40 57 80
- Violetta e.V. Mädchenberatung
  Wittekindstr. 17,
  3000 **Hannover** 91,
  Tel. 05 11/44 51 35
- Mädchenberatung
  Hansemannstr. 43, 5000 **Köln** 30,
  Tel. 02 21/54 22 23
- Dolle Deerns
  Juliusstr. 16, 2000 **Hamburg** 50,
  Tel. 0 40/4 39 41 50
- Wildwasser Stuttgart e.V.
  Kernerstr. 31, 7000 **Stuttgart**,
  Tel. 07 11/29 64 32
- Imma-Mädchenhaus
  Westermühlstr. 22,
  8000 **München** 5,
  Tel. 0 89/01 47 70
- Stip-Institut
  Beratung für sexuell mißbrauchte Mädchen
  Roonstr. 57, 2800 **Bremen,**
  Tel. 04 21/7 45 77
- Notruf für Mädchen
  Dortmunder Str. 11,
  4400 **Münster,**
  Tel. 02 51/5 58 66
- Verein zur Prävention von sexuellem Mißbrauch an Mädchen und Jungen
  Oberntorwall 11, 4800 **Bielefeld,**
  Tel. 05 21/6 41 83
- Notruf für Frauen und Mädchen
  Nauwieser Str. 19,
  6600 **Saarbrücken,**
  Tel. 06 81/3 67 67

Schweiz

- Verein gegen sexuellen Mißbrauch von Kindern und Jugendlichen
  Postfach 8052,
  CH-8030 **Zürich**

Österreich

- Frauen beraten Frauen
  Lehargasse 9/2/2/17,
  A-1090 **Wien,**
  Tel. 0222/586750

Literatur

Acker, J. van *Ouders en kinderen in conflict. Theorie en praktijk van de hulpverlening aan gezinnen,* Van Loghum Slaterus, Deventer, 1988.

Bilo, R. A. C. *Vroege signalering von kindermishandeling,* De Tijdstroom, Lochem, 1989.

Baartman, H. E. M. *Tussen te kort komen en te kort doen,* Inaugurele rede, VU, Amsterdam, 21 juni 1988.

Blankman, K. en Stegmann, L. C. M. (red.) *Het recht of het belang van het kind,* Van Gorcum, Assen, 1989.

Breeuwsma, G. en v. Geert, P. (red.) *Psychologen over kindermishandeling. Een ontwikkelingspsychologische benadering,* Dekker & v. d. Vegt, Nijmegen, 1987.

Clara, R. et al, *Kindermishandeling en -verwaarlozing in Vlaanderen,* Acco, Leuven, 1990.

Clemens-Schroner, B. F. L. *Psychische kindermishandeling.* VKM-reeks, Den Haag, 1985.

Deug, F. *En dan ben je pas echt ver van huis. Turkse en Marokkaanse vrouwen en meisjes over seksueel geweld en de hulpverlening,* Stichting tegen Seksueel Geweld, Utrecht, 1990.

Doek, J. *Het kind en zijn recht, beschouwingen over en voorstellen tot verbetering van de rechtspositie van het kind,* Kooyker, Rotterdam, 1980.

Dorrestijn, H. *Brandnetels en andere verhalen oder kindermishandeling,* VKM, Den Haag, 1984.

Drayer, N. *Een lege plek in mijn geheugen. Seksueel misbruik van meisjes door verwanten,* Min. v. SoZaWe, Den Haag, 1988.

Dijkstra, S. en Swets-Gronert, F. *Dilemma's rond kindermishandeling,* NCGV, Utrecht, 1989.

Haanstra, R., Kooijman, K. en Schoof, P. *Geweld tegen kinderen, opstellen over preventie en hulpverlening bij kindermishandeling,* VKM, Den Haag, 1987.

Hekken, S. M. J. van en Melse, J. *Ernstig verwaarloosd,* Swets & Zeitlinger, Lisse, 1988.

Kempe, R. S. en Kempe, C. H. *Kindermishandeling.* Wetenschappelijke Uitgeverij bv, Amsterdam, 1981.

Koers, A. J. *Kindermishandeling,* Ad Donker, Rotterdam 1984.

Noordhof, A. (red.) *Signalen van incest,* Swets & Zeitlinger, Lisse, 1988.

Lichtenburcht, C., Bezemer, W. en Gianotten, W. (red.) *Verder na incest. Hulpverlening bij het verwerken van incestervaringen,* Ambo, Baarn, 1986.

Marneffe, C. en Lampo, A. (red.) *De ontbrekende schakel. Kindermishandeling en kinderbescherming in België,* VUB-Press, Brussel, 1989.

Rensen, H. B. H. *Kinderen en spanningen. Kindergedrag als signalen voor ouders,* Kosmos, Utrecht, 1990.

Rensen, H. B. H. Kinderen en spanningen. *Kindergedrag als signalen voor ouders,* Kosmos, Utrecht, 1990.

Rutter, M. R. *Verwaarlozing van jonge kinderen,* Het Spectrum, Utrecht, 1979.

Rijnaarts, J. (red.) *De straf op zwijgen is levenslang,* Sara, Amsterdam, 1983.

Rijnaarts, J. *Dochters van Lot. Over incest,* Muntinga, Amsterdam, 1989.

Weer, J. de *Recht, hulpverlening en minderjarigheid,* Nelissen, Baarn, 1987.
Woelinga, H., van Staa, M. en Eeland, K. *Hulpverlening aan seksueel misbruikte kinderen en hun gezin,* VU, Amsterdam, 1989.
Woelinga, H., *Seksueel misbruik van kinderen in het gezin. Signalering en opvang,* Boom, Meppel, 1988.
Wolters, W. H. G. *Het mishandelde kind,* Callenbach, Nijkerk, 1980.
Wolters, W. H. G. (red.) *Seksueel misbruik van kinderen en jonge adolescenten,* Intro, Nijkerk, 1982.